中医入门系列

三个月学懂中医

姬领会 罗凯匀 编著

第二版

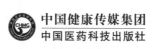

中国健康传媒集团

中国医药科技出版社

内容提要

　　《三个月学懂中医》是中医入门系列之一，作者为了让更多的人在三个月内学懂中医，对中医理论解构重建，使其不但通俗易懂，而且拿来就能用。本书将引领读者登堂入室，在较短的时间内就能领悟岐黄奥旨，掌握中医实用技能。本书为所有中医学子及众多中医爱好者指出了一条学懂中医的捷径。

图书在版编目（CIP）数据

　　三个月学懂中医 / 姬领会，罗凯匀编著 . —2 版 . —北京：中国医药科技出版社，2019.8

　　（中医入门系列）

　　ISBN 978-7-5214-1267-3

　　Ⅰ . ①三… 　Ⅱ . ①姬… ②罗… 　Ⅲ . ①中医学—基本知识 　Ⅳ . ① R2

中国版本图书馆 CIP 数据核字（2019）第 146688 号

美术编辑　陈君杞

版式设计　也　在

出版　**中国健康传媒集团** | 中国医药科技出版社

地址　北京市海淀区文慧园北路甲 22 号

邮编　100082

电话　发行：010 - 62227427　　邮购：010 - 62236938

网址　www.cmstp.com

规格　710×1000mm $\frac{1}{16}$

印张　22 $\frac{1}{4}$

字数　359 千字

初版　2014 年 6 月第 1 版

版次　2019 年 8 月第 2 版

印次　2022 年 7 月第 3 次印刷

印刷　三河市万龙印装有限公司

经销　全国各地新华书店

书号　ISBN 978-7-5214-1267-3

定价　**58.00 元**

获取新书信息、投稿、为图书纠错，请扫码联系我们。

祝賀姬領會醫師論著梓行

精悟醫理　執簡馭繁
深入淺出　舉一返三
砥迪心智　引領精進
弘揚岐黃　造福民康

九六庚辰朱良春題

国医大师朱良春题词

再版前言

很多人初学中医，不知道学什么，如何学。《三个月学懂中医》这本书，给中医初学者以方向，让大家从"中医的对象是人，中医的目的是防治疾病"开始，了解人，了解疾病，并掌握简单的防治疾病的工具、方法和有关技巧等，学了就会用。

《三个月学懂中医》第一版出版之后，得到广大读者的认可，使很多中医爱好者从不知道如何学到很短时间内学好中医诊断，我甚是欣慰，自己的付出能帮助到别人，不辜负我的老师对我的期望。不争中医之存废，只做中医之研究；不管地上之线，只管在旁划长。

虽然，也有人质疑《三个月学懂中医》之书名，但是，当我把书中的内容给他们看了之后，质疑者们最后还是选择了支持。这里，我很是感谢他们！

中医之难，难在理论，难在系统。没有老百姓接受的理论，就不会有现在老百姓认可的中医，故而，中医的理论很重要。我的知识有限，只想让中医的理论有理可讲、有理可推。不过甚幸的是，好些做了多年中医临床的人看到书后反馈给我的信息是"好用"。

《三个月学懂中医》这本书第一次系统地从中医的角度介绍了人、介绍了病，且书中理论经过多人临床验证之后，对于不同的病种，不管是简单的还是复杂的，都可以较快地理出头绪，找到病根，根据具体情况而进行标本治疗。由于读者对学习中医的渴望，对本书的期待，我进行了《三个月学懂中医》的二版修订。

此次再版，很多概念谈得更透彻，比如寒热的诊断，就从阴阳、脏腑、气血津液这三个不同的层面上论述；更提出了"实者更宜补之"的理论及临床验证之有效；加了更多病案，使得读者更能体会中医的真谛；加了很多生活实例，以解释中医之理，使读者能更好地理解"中医之理就是生活之理，生活之理也就是中医之理"。

久居基层，水平有限，疏漏不足之处，还需同道朋友斧正。

姬领会

2019 年 7 月 1 日

曹序

用心学中医，关键在开悟

姬领会的书稿《三个月学懂中医》摆在我的面前，我的第一感觉是很意外，一是他写书的速度之快，出乎我的预料，他已经出版了几部著作，虽然看上去大多是科普作品，细读起来也包含着很多他自己的原创思想，对于中医学术理论的整体构建，他有自己"大道从简"的描述。二是这本书的名称，"很雷人"，也很容易让人产生误解。不用说三个月，有人说三十年也不一定学好中医。广西就有一个王教授，学了一辈子中医，教了一辈子中医，却写了"我负中医，中医负我"的万言长文，背弃中医，污损中医。由此看来，学习中医，谈何容易。

但是翻开历史，学中医很快就成功，或者"一夜成名"的也不少，扁鹊受长桑君秘术，饮上池之水，三十日隔垣见物，"以此视病，尽见五脏症结"，记载于《史记》；刘完素夜梦神人以大斧子劈开胸膛，纳万卷书于胸中，醒后还觉得心口痛，但是突然之间洞明医道，成为《金史》的美谈。人们也常听说这样的例子，某人得到祖传秘授，或者"开了天目"，就"开物成务"，成了名医。难道姬领会也有了这样"点石成金"的本事？

带着这样的疑问，我打开书稿仔细阅读，其中虽然有一些观点未必稳妥，或者大有商榷的必要，但是，从整体上看，他遵循的仍然是传统中医教育的基本套路，也是从基础理论、诊断治疗入手，通过自己或者历代名医的典型案例，讲述中医的治疗方法，既有药物运用的基本原则，更突出了针灸、按摩、火罐、捏脊、刮痧、放血等非药物疗法的作用，非常适合基层中医临床使用，或者为自学中医的人士提供方便，是一部简明扼要的中医学概论。其内容简要而不简单，精炼而不乏独到见解，是一本很好的科普读物，或者属于中医的入门捷径。

三个月，说起来似乎有些短，但是，如果每天几个小时都用来学习中医知识，其"课时"累积起来不亚于中医学院两个学期的课程，因为学院里还要学习西医知识、外语、文体、自习、实习、见习等等，都需要占用很多时间。假

1

如一个人有了中学生物学的基础，再有中华传统文化的素养，或者"带着问题学、带着感情学"，这样的人学习中医，有三个月的时间一定是大有收获，成为一个合格的针灸师、按摩师、拔罐师、刮痧师都是不成问题的，而且也为辨证论治使用中药打下了基础。这样看来，"三个月学懂中医"不是空言，更不是狂言欺世，而是发奋学习中医，立志成才，传承中医学术的一个进步阶梯。学无止境，国医大师朱良春先生早年倡导"日有一得"，九十岁之后主张"止于至善"，年且百岁，仍然每天看书学习，与时俱进。由此可见，学习是一个人一生的任务，靠的是不断进取的决心和不知满足的求知欲望。这说明另一个道理，"三个月"只是人生很短暂的一瞬，无论做哪一行，三个月都不可能"一劳永逸"地坐上时代前进的火车头，而必须"日日新，作新民"。

姬领会的新作，使我想到另一个问题：什么是好中医？我认为，其标准不是具有多高的职称，有多少头衔，而是能够用中医的方法诊治疾病，有比较好的治疗效果。有的人，虽然是中医学院毕业的，甚至是硕士、博士学位，或者有教授的职称，但是不会用中医思维看病，这种现象已经不是个别的了。"回归中医，做铁杆中医"是国医大师邓铁涛先生针对"自我从属，泡沫中医"提出来的治疗良方。"读经典，做临床"，是国家中医药管理局培养中医优秀临床人才的基本策略。我想，假如这些优秀中医临床人才、中医的未来人，都像姬领会这样勤于思考，勇于创新，积极探索传播中医学术的方法，那么，中医的未来一定会是春光满园、百花齐放的乐园，硕果累累的金秋。

愿《三个月学懂中医》成为大家进步的阶梯，成为大家诚心敬意，格物致知、开物成务、以利天下的一个帮助。

"知我者，谓我心忧；不知者，谓我何求。"《诗经》作者两三千年之前有这样的感慨，可见古人是多么善于思考。"其亡，其亡，系于苞桑。"这是居安思危的先见之明。现代信息时代，传承中医学术，需要不断总结，深入研究和阐发，把中医优秀的文化传统，传播到五湖四海，为全世界人民的健康，贡献力量。

曹东义

写于求石得玉书屋

2013 年 11 月 12 日

刘序

  我与姬领会先生交往多年，近期都在抽时间看他出版的几部中医科普专著，无不赞叹他才华出众。姬先生中医学得好，功底扎实，实干精神强，悟性又极高，近日寄来刚脱稿的《三个月学懂中医》一书，使我对就学中医到底有没有捷径，如何才能学好中医这一问题进行重新思考和反思，并对此有了新的认识。

  先是在中医药论坛杨先生提出他能够教中医爱好者三个月学会中医，我的反应是：这怎么可能呢？于是与他针锋相对地辩论。我从来就认为要学好中医不是一件容易的事。我曾经针对就怎样才能学好中医问题撰写过《学习中医没有捷径》《做中医何止五难》文章在《健康报·中医周刊》发表。认为要学好中医是一件十分困难的事，因为中医成才周期较长。

  前不久，姬领会先生在一次网聊中告诉我，他最近正在撰写的《三个月学懂中医》，书稿已经进入出版程序，让我感到惊愕。并且发给我部分书稿内容，让我提点意见，言辞恳切。此时，我对到底三个月能不能学懂中医仍然是半信半疑，但是等到读完书稿，我的疑虑顿时就消除了，反而认为姬先生三个月就能学懂中医观点很有道理。

  其实我国古代早就有人提出"秀才学医，笼中捉鸡"观点，是说中医具有形象直观，好学容易掌握的特点；只要具备一定文化基础，学中医也是一件比较容易的事。清代医家陈修园也认为中医并不难学，还著了一本《医学实在易》的中医普及图书，影响很大。由此看来，学习中医只要有一定的文化知识，有好的老师指导，学好中医并不是一件十分困难的事。

  有句熟语叫作"条条道路通罗马"，也就是说通罗马的道路可能有千条万条，但是仍然有一条是最近能最快到达的路，也就是捷径。介绍中医入门的书籍有很多，姬领会先生撰写的这一本无疑是其中的佼佼者。该书深入浅出，通俗易懂，姬先生将自己近20年学习中医的经验体会与感悟浓缩在一本书中介绍出来。书中从中医基础知识，中医的诊断，针刺、艾灸、火罐等中医的基本治法三个方面入手详细介绍，简便易学，方便实用。使初学者通过对该书的学习，用较短的时间就能够轻轻松松学会学懂中医，确实是一件大好事，也是中医学子、中医爱好者的福音。

话又说回来，中医是一门实践性很强的学科，中医不只是一门技术，同时也是一门艺术，也就是说中医是技艺。学习中医不仅要有文化知识，而且要悟性好才能事半功倍，学有所成。俗话说：师傅引进门，修行在个人。学会了中医，掌握了中医基本知识和技能，有机会的话最好是进一步通过师承教育跟师学习方式，在老师指导下经过耳提面命，口口相传，学习临床经验丰富名老中医的诊病思路，经验和技艺。因为中医确实存在有只可意会不能言传因素。虽然说江山代有才人出，中医后浪推前浪，但毕竟伯乐之后无伯乐！这大概就是为什么有不少中医"独门绝技"已经或即将濒临失传，中医现在重提和重视师承教育的缘故吧。

随着社会的快速发展，物质生活日益丰富，社会竞争更加激烈，以及西医学的普及，抗生素的滥用，各种慢性病，身心疾病，医源性、药源性疾病的大量出现，为中医、中药、针灸、推拿、按摩等非药物疗法提供了很大的发展空间。人们希望得到中医救治，社会呼唤有真才实学的中医人才，众多中医爱好者中医学子也渴望尽快成才。姬领会先生以传承中医为己任，不辞辛劳为广大中医学子指出了一条学懂中医的捷径，《三个月学懂中医》将引领你登堂入室，在较短的时间内就能领悟岐黄奥旨，掌握中医实用技能。我也衷心希望中医学子通过对该书的学习能够尽快领悟中医，读懂中医学会中医，早日成为中医有用之才。

刘世峰

于荣昌昌元街道上河城

2013 年 11 月

前言

提起中医，更多人，不管是业内人还是普通老百姓都会用"博大精深"来形容，故而，对于《三个月学懂中医》这个书名，好多人会怀疑，甚至有人会说绝无可能。

曾记得一句话，其意思是"没有做不到，只有想不到"，也许是以前很少有人或者没有人敢想让不懂中医的人在三个月的时间内学懂中医的缘故，所以，也就没有人来做这件事。

现在，速成班多的是，比如英语，一周就能掌握语言交流；数学，一节课下来就能掌握心算法。神奇吗？不神奇，因为，这是掌握了规律的缘故。

同样道理，只要掌握了学习中医的规律，那么，中医的学习也将变得简单，完全可以在三个月的时间内学懂：中医的对象是人，中医的目的是防治疾病，故而，只要了解了人、了解了疾病，掌握了有关防治疾病的工具、知识和技巧，那么，中医就学懂了。

三个月学习中医的时间安排是这样的：第一个月，学习中医的基础知识，掌握阴阳、五行、脏腑、经络等有关内容；第二个月，学习中医的诊断，把诊什么、如何诊、断什么、如何断四个问题搞清楚就成了；第三个月，学习中医常用的治病方法，比如针刺、艾灸、刮痧、火罐、捏脊、刺血、推拿、中药等的应用。

只要每天拿出 4~6 个小时来学习中医，即使以前没有接触过中医的人也会在三个月的时间内学懂中医的，最少明白中医是怎么回事，是怎么看病的。

这里，我必须要说的是，中医不神秘。

中医，来源于生活，中医之理就是生活之理，只要我们懂得了生活，就能很快地懂得中医。

以前的中医，不能指导临床的理论太多了，让人不懂的理论也太多了，不破不立，为了让更多的人在三个月内学懂中医，我对其理论解构重建，使其不但通俗易懂，而且拿来就能用。

由于这本书是《其实中医很简单》的升级版，其他的我就不多说了，只想给在 1950 年全国卫生工作会议上提出的"如何用今天的科学知识对中医丰富的实践经验和理论进行整理和研究"这个问题一个答案，也按照其要求"用现代的方法来整理和研究中医丰富的经验和理论，保持中医学术的独立性和它固有的价值并发扬下去"。

本书在写作过程中，承蒙我的师爷朱良春先生题词并赐改书名、恩师曹东义先生指导，我的同学张玉红女士、师妹王红霞女士的帮助，这里，鞠躬感谢！

由于知识文化程度所限，本书的内容定会有一些不到之处，敬请同道不吝赐教。

姬领会

2013 年 12 月 1 日于绿芸堂

中医，可以分为三大部分，一部分是基础知识，一部分是诊断，一部分是治疗。三个月学懂中医的规划就是一个月学习一部分。

目录

第一个月
学习中医的基础知识

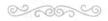

阴阳不难懂

溯本求源，阴阳的理解就很简单。

认识阴阳 …………………… 2

一、阴阳的本义 ……………… 2

二、阴阳的关系特点 ………… 4

三、阴阳的延伸含义 ………… 9

四、阴和阳的特性 …………… 10

阴阳在中医临床上的应用 …… 11

一、人的阴阳划分 …………… 12

二、病邪的阴阳划分 ………… 12

三、药物的阴阳划分 ………… 16

四、如何利用药物的阴阳属性

来治疗人体之阴阳病 ……… 18

五、狭义的阴阳病诊治 ……… 18

六、也谈八纲辨证 …………… 22

七、阴阳养生法 ……………… 25

五行很简单

五行，是五和行的结合，
是概括世间万物的五种运动变化规律。

五行的本源 ………………… 30

五行的含义 ………………… 31

五行字义的延伸 …………… 32

五行之间的关系概述 ……… 33

一、相生 ……………… 34

二、相克 ……………… 35

三、五行之间的生克制化关系 … 36

五行在中医上的应用 …………… 37

一、提供战术指导 …………… 37

二、五脏的自然归属 …………… 38

三、五脏之间的关系 …………… 39

四、五脏病变的治疗 …………… 40

脏腑理论很实用

知其然还要知其所以然，虽然五脏的功能只有十个字，但是，每一脏和其功能的搭配关系。

脏 ……………… 52

一、肾的职能 ……………… 53

二、脾的职能 ……………… 60

三、肺的职能 ……………… 64

四、肝的职能 ……………… 68

五、心的职能 ……………… 71

腑 ……………… 72

气是脏腑发挥功能的物质 ……… 73

经络不神秘

我们不能穿越到《黄帝内经》时代，但是，我们完全可以用倒推法来了解经络的起源问题，只要用古人简单的思维来思考，经络真的不神秘。

定性而很少定量的中医学 ……… 77

经络是古人根据实践总结

出来的 ……………… 78

经脉的起源很简单 …………… 79

经脉的发展很有必要 …………… 81

经脉的命名有说道 …………… 85

运用经络知识防治疾病

很简便 ……………… 87

第二个月
清楚中医的诊断

诊什么

诊什么？由于中医的对象是"人"，所以，诊的肯定就是"人"了。如果我们不了解正常情况下"人"的有关知识，何以辨异常？

形体 ……………………… 90

一、精 …………………… 90

二、骨 …………………… 96

三、脉 …………………… 100

四、筋 …………………… 101

五、肉 …………………… 103

六、皮 …………………… 104

功能 ……………………… 108

一、运动功能 …………… 109

二、神志活动 …………… 109

饮食物的进入利用和代谢 ……… 113

一、饮食物的进入 ………… 113

二、饮食物的下降 ………… 119

三、饮食物的消化吸收 ……… 121

四、营养物质和水液的运送 …… 122

五、浊物的外排 ………… 122

六、营养物质的利用 ……… 125

空气的进入利用和外排 ……… 142

一、空气的进入 ………… 142

二、气的分类 …………… 144

三、气的特性 …………… 145

四、清气的输送 ………… 147

五、清气的作用 ………… 147

六、浊气的外排 ………… 149

如何诊

四肢不全行动不便，四诊不全辨证不严。临床诊病，望闻问切需面面俱到。

望 ……………………… 155

闻 ……………………… 162

问 ……………………… 163

切 ……………………… 165

断什么

断什么？由于中医的目的是防治疾病，所以，断的当然就是病了。如果对"病"的构成因素不了解，何以断病？

病因 ················ 170

一、疾病发生的直接原因 ········ 170

二、疾病发生的根本原因 ······· 176

病位 ················ 176

一、结构定位 ·········· 177

二、功能定位 ·········· 177

病性 ················ 177

病态 ················ 179

一、虚性病态 ·········· 179

二、实性病态 ·········· 180

表象 ················ 180

病势 ················ 181

病时 ················ 182

病程 ················ 183

如何断

中医虽然有经验的成分在，但中医更是讲理和推理的医学，如果用直接诊断法和寻根诊断法来判断疾病，则无经验亦可。

直接诊断法的运用 ········ 184

寻根诊断法的运用 ········ 213

一、舌脉寻根法 ········· 213

二、推理寻根法 ········· 214

三、排除寻根法 ········· 214

四、归纳寻根法 ········· 214

中医辨证也辨病 ········· 228

一、内科 ············ 228

二、外科 ············ 230

三、妇科 ············ 230

四、儿科 ············ 231

五、皮肤科 ··········· 231

六、眼科 ············ 232

七、耳鼻喉科 ·········· 233

八、口腔科 ··········· 234

第三个月
掌握中医的基本治法

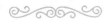

中医治疗的原则

没有规矩，不成方圆。
掌握中医治疗的原则很重要。

一、正常平衡原则 ……………… 236

二、治病求本原则 ……………… 237

三、扶正抑邪原则 ……………… 239

四、因时因地因人制宜原则 …… 240

五、简廉原则 …………………… 240

提高临床疗效的方法

没有最好，只有更好。
要想疗效更好，我们就需做到位。

一、准确诊断是前提 ………… 242

二、治疗必须到位 …………… 243

三、患者配合 ………………… 245

针刺疗法

针刺就如做饭，说简单，
很简单，说复杂，一辈子想不全。

一、什么是针刺疗法 ………… 247

二、针具 ……………………… 247

三、练针 ……………………… 248

四、针刺前的消毒 …………… 248

五、持针方法 ………………… 248

六、针刺角度 ………………… 249

七、针刺的深度 …………… 249　　九、针刺异常情况的处理 ……… 250

八、针刺后的手法 …………… 250　　十、针刺治疗部位的选择 ……… 252

艾灸疗法

我们都知道艾灸治疗寒证、虚证效果很好，其实，艾灸治疗热证、实证，效果也不错，当然，选对艾灸的部位很关键。

一、什么是艾灸疗法 ………… 253　　三、灸法的种类 ……………… 255

二、艾灸的功能 ……………… 254　　四、艾灸时的注意事项 ……… 256

火罐疗法

拔火罐，很简单，但如果没有掌握一点点技巧的话，可就害苦病人了。

一、什么是火罐疗法 ………… 260　　四、拔罐时的注意事项 ……… 262

二、拔罐的种类 ……………… 260　　五、火罐疗法的禁忌证 ……… 262

三、拔罐的方法 ……………… 261　　六、常见病症的拔罐部位 ……… 263

捏脊疗法

捏脊疗法很实用，家家户户都能用。

一、什么是捏脊疗法 ………… 264　　三、捏脊时的注意事项 ………… 265

二、捏脊的方法 ……………… 264

刮痧疗法

刮痧不简单，如果补泻手法没用对，不但会使病人疼痛难忍，而且还会治病不成反致病。

一、什么是刮痧 ……………… 268

二、刮痧的工具 ……………… 268

三、持板方式和刮拭方法 ……… 269

四、刮拭顺序和方向 ………… 270

五、刮拭后的反应 …………… 270

六、刮痧的补泻 ……………… 270

七、刮痧的作用 ……………… 271

八、刮痧的注意事项 ………… 271

九、刮痧的禁忌 ……………… 272

刺血疗法

要想见效快，刺血疗法要当帅；要想疗效好，刺血疗法不能少。

一、什么是刺血疗法 ………… 273

二、刺血疗法的作用 ………… 273

三、刺血疗法的适应证 ……… 274

四、刺血时的禁忌 …………… 275

五、刺血时的注意事项 ……… 275

六、刺血疗法的做法 ………… 276

七、从血色辨病情 …………… 277

八、从出血动态辨病情 ……… 277

九、刺血治疗后的反应 ……… 278

十、异常反应的处理 ………… 278

十一、刺血之秘 ……………… 279

推拿疗法

推拿很常用，按摩按摩就舒服。

一、什么是推拿 ……………… 280

二、推拿的作用 ……………… 280

三、推拿的手法 ……………… 281

四、推拿的补泻 ……………… 283

五、推拿的适应证 …………… 284

六、推拿的注意事项 ………… 284

七、推拿的禁忌证 …………… 285

八、异常情况的处理 ………… 285

药物疗法

药物疗法比较难，临床规矩相当严，只要坚持明药理，总有一天会成贤。

一、中药功效的来源 ············· 287

二、中药的治病原理 ············· 297

三、中药的应用原则 ············· 300

四、中药的炮制 ············· 302

五、中药的剂型 ············· 303

六、中药的配伍 ············· 304

七、中药的应用注意及禁忌 ······ 305

八、八纲用药法 ················· 307

九、五脏用药法 ················· 311

十、症状用药法 ················· 312

十一、传统用药法 ············· 314

十二、中药剂量的把握 ··········· 318

附录　访谈实录　/　325

学习中医的基础知识

中医基础知识有四：阴阳、五行、脏

腑、经络，第一个月，我们只要把这四个

内容掌握即可。

阴阳不难懂

溯本求源，阴阳的理解就很简单。

　　中医给人最初的印象很"玄"，很神秘，非常不好理解，尤其是基础概念阴阳，一些人更是云里雾里地搞不清楚。

　　有次看到某个论坛里搞了一个阴阳擂台赛，吸引了各路中医豪杰纷纷表述自己的观点：学院派，大谈其哲学意义；民间派，谈《黄帝内经》、论《周易》。虽然热闹之极，可是，论坛还是很快就关闭了这个"擂台"，我想，原因之一大概就是怕给一些不良分子一个口实：更多中医人，不懂阴阳。

　　我们要了解阴阳，首先要知道阴阳的本义及延伸含义。

▶ 认识阴阳

一、阴阳的本义

　　阴，古时候写作"陰"，阳，古时候写作"陽"。

　　陰，是"阝"加"侌（yīn）"组成的；陽，是"阝"加"昜（yáng）"组成的。

　　"侌"的意思为"正在旋转团聚的雾气"；"昜"的意思为"发散气体"；"阝"是"阜"字作左边偏旁时楷书的写法，而"阜"字的本义为土山。

　　由此可以知道：阴的最初含义为"土山旁正在旋转团聚的雾气"；阳的最初含义为"土山旁的雾气正在发散"。这也许就是《黄帝内经》中谈到的"阴成形，阳化气"。

　　如果把阴阳两个字合在一起，我们就会发现其表明的最初含义是"土山旁雾气聚散"的这一变化过程。

　　透过现象看本质：雾气团聚是"有"的变化过程，雾气发散则是"无"的变化过程，也就是说因为"团聚"才"有"了雾气，因为"发散"才使雾气消失至"无"。故而，阴阳两个字合在一起的本质含义就是"有无"的变化过程。

古代先哲们通过长久的观察发现，世间所有的事物和现象都是"有无"的变化过程，所以，《黄帝内经》中《素问·阴阳应象大论》里就谈到"阴阳者，天地之道也，万物之纲纪，变化之父母，生杀之本始，神明之府也"。用我们现在的话来说，就是"聚散"这种"有无"的变化是自然界事物运动的基本规律和普遍法则，是认识万物的纲领，是事物发生、发展和衰退、消亡的根本变化之概括。由于中医认为是"心主神明"，所以"神明之府"的意思就是说这些都是需要用心才可领会得到的。

关于对阴阳的论述，在《黄帝内经》中其他的篇章里谈的也是相当的多。

如《灵枢·营卫生会》中谈到"阴阳相贯，如环无端"，看看自然界任何事物和现象，哪一个不是"无、有、无、有"的连续转化？而"无、有、无、有"的连续转化，就是阴阳的连贯，就和无缝的环一样。

在《素问·上古天真论篇》中谈到"乃问于天师曰：余闻上古之人，春秋皆度百岁，而动作不衰；今时之人，年半百而动作皆衰者，时世异耶？人将失之耶？岐伯对曰：上古之人，其知道者，法于阴阳，和于术数，饮食有节，起居有常，不妄劳作，故能形与神俱，而尽终其天年，度百岁乃去"。这里的阴阳，也是"有无"的自然变化规律，用现在的语言来说就是"（黄帝）问天师岐伯说：听说古时候的人其年龄都能够超过百岁，动作却不显得迟钝；而现在的人，年龄刚刚过了五十其动作便衰退了，这是因为时代变迁的缘故还是由于今天的人们违背了自然规律而造成的？岐伯说：上古时代那些懂得养生之道的人，能够按照自然的有无变化规律而加以保养，合乎正确的养生标准，饮食节制，作息规律，不妄操劳，因而能够使形体和精神协调统一，活到应该活到的寿数，超过百岁才离开人世"。

看看我们现在的人，按照自然有无变化规律来保养身体的有几个？虽然有些人是身不由己地要违背这个规律来生活，比如夜班工作，但是，更多的人是明知有害，却偏要行之，比如：晚上不睡觉熬夜玩游戏，吃酒食肉到凌晨的人。

如何按照有无的变化规律来养护身体？

首先，根据太阳的变化规律来养护身体。日出而作，日落而息，这是我们人类一直遵循的规律，故而，白天工作，晚上休息，这是养护身体第一要。

其次，根据人类食物的四季变化规律来养护身体。天人合一，我们平时要多吃时令菜；一方水土养一方人，我们平时更应该多吃本地菜。

二、阴阳的关系特点

对于雾气而言，阴是正在"团聚"，阳是正在"发散"，"团聚"是"有"的过程，"发散"是"无"的过程。很早以前，《老子》就对"有"和"无"的辩证关系说得很详细、很到位，这里，我简单地从阴阳的本义及有无的变化过程来谈谈阴与阳之间的关系。

1. 阴阳的对立制约

什么是对立？

对立就是两种事物或一种事物中的两个方面之间的相互排斥、相互矛盾、相互斗争和（或）互相抵触。

阴是"正在团聚的雾气"，阳是"雾气的发散"。对于"雾气"而言，由于"团聚"和"发散"这两种现象本身就存在着相互排斥、互相抵触的关系，故而，阴和阳具有相互对立的关系。

制约，是限制约束之义。阴阳的相互制约就是说：阴制约着阳，阳制约着阴。

为什么要相互制约呢？

这是因为要保持一个相对的稳定态，就必须相互制约。拿雾气来说，要保持一个相对的稳定态，就必须使雾气的团聚和雾气的发散达到一个相对的稳定平衡。一旦团聚的雾气增多，即"阴"盛的时候，为了要保持先前的稳定态，这时就要用"阳"来制约，即加速雾气的发散；一旦团聚的雾气减少，即"阴"虚的时候，为了要保持先前的稳定态，这时，也需要用"阳"来制约，即减少雾气的发散。同理，一旦雾气的发散增多，即"阳"盛的时候，为了要保持先前的稳定态，这时也需用"阴"来制约，使团聚的雾气增加；一旦雾气的发散减少，即"阳"虚的时候，为了要保持先前的稳定态，这时也需用"阴"来制约，减少雾气的团聚。

拿我们的身体来说，进饮食物是"阴"的过程，消耗是"阳"的过程，为了保持平衡，一旦消耗过度，我们就需多进饮食；一旦消耗减少，我们则需少进饮食；反过来，当饮食增多的时候，我们就需较多的消耗以保持平衡，当饮食物进入减少的时候，我们则需少消耗。

现在的很多人，还是正常的三顿饭，饭量不减，但是，运动很少，消耗不多，故而造成进入的"饮食物"堆积，这是肥胖产生的最主要原因。

现在，我们再从有、无的变化过程来谈谈阴阳的对立制约关系：首先，有和无是对立的，这点，我们都知道；其次，阴是"有"的变化过程，阳是

"无"的变化过程，"有"为"增加"，"无"为"减少"，"增加"能抑制和抵消"减少"，"减少"同样也能抑制和抵消"增加"，即"增加"能限制约束"减少"，而"减少"也能限制约束"增加"，这就是阴阳的制约。

比如，长时间地下暴雨，水库的水位急剧上升，对于水库里的水来说，这是"增加"，是"有"的变化过程，由于"有"得太快为阴盛；为了达到先前的水位上升过高，就要开闸排水，这是"减少"，是"无"的变化过程，为阳盛。从这里我们可以看出，阳是制约阴的，只要掌握好度，完全可以达到之前的状态。

公园里的小湖，一般情况下每隔一段时间就要加水一次，这是因为湖水的蒸发而导致水量减少的缘故。蒸发，是"无"的过程，为阳；注水，是"有"的过程，为阴。从这里也可以看出，要让小湖的水位保持先前的水位，我们就要用阴来制约阳，并且要注意把握好度。

生活当中，人们更多时候都是在不自觉地应用着"阴阳的制约"来行事：吃饭是补充人体能量的过程，相当于"阴"，干活是消耗人体能量的过程，相当于"阳"。吃饭之后，我们就要干活，用现在的话来说就是"要工作"；干活之后，我们就要吃饭。为了维持人体的正常活动，我们的人生就在吃饭、干活、再吃饭、再干活中度过的。这就是以阳制阴或者以阴制阳。

夏天，天气炎热，室外工作的人在不停地出汗，为了防止虚脱，人们每隔一小会儿就要喝水。这里的出汗，就相当于"雾气的发散"，为阳；喝水，就相当于"雾气的团聚"，为阴。为了防止人体因出汗过多而出现虚脱，我们就需以"阴"制"阳"。

生活当中，吃一顿或者几顿饭之后，就会去厕所排泄。对人体而言，吃饭，是"有"的过程，为"阴"；排泄，是"无"的过程，为"阳"。如果只吃不排，其结果，我就不用多说了吧！这就是以"阳"制"阴"。

花盆里的水分由于蒸发的原因变少了，我们来浇水；钢笔里的墨水用完了，我们给里面重新加墨水；家里的粮食快用完了，我们赶快再买粮食；地里的庄稼收割之后，我们重新再种等等。这些都是以阴制阳或者以阳制阴的实例。

一旦阴阳的制约关系减弱了甚或没有了，那么，机体有可能就会"摊上大事了"。比如，出汗太多，而没有及时地补充水分，那么就有可能会出现虚脱而亡的情况；只饮食而不能排泄，则会出现尿毒症之类的情况。

生活当中还有一个现象，就是老鼠磨牙。由于老鼠的牙齿生长较快，一旦没有把过长的部分给磨掉，想想看，过长的牙齿还能正常地咬吃东西吗？肯定不能，上下牙齿咬合不到一块儿，怎么进行咀嚼？这也是以阳制阴的实际应用。

2. 阴阳的互根互用

根，是来源之义；用，就是利用。

阴阳的互根，其中一个意思就是说阴是阳的来源。我们想想看，没有阴，即没有"团聚的雾气"，何来阳，何来"雾气的发散"？所以，阴是阳的来源。

阴阳的互根，第二个意思就是说阳也是阴的来源。古人通过观察看到：太阳出来了，雾气化为水湿，晚上，水湿又凝聚成雾气；如果没有白天散掉的水湿，也就没有晚上凝聚的雾气。想想看，如果把雾气化成的水湿取走，不久之后，局部还能再形成雾气吗？肯定不能，为什么？因为这个局部的空气和土地干燥，没有雾气形成的基本条件。

由于雾气的发散为"阳"，凝聚的雾气为"阴"，故而，通过上面的推理可知，阳也是阴的来源。

阴阳的互根，第三个意思就是说阴阳都具有相同的根源。离开了具体事物或现象，就无从谈阴和阳。比如"团聚"和"发散"，是针对"雾气"来说的。所以，对阴和阳而言，其具体的事物或现象就是它们共同的根源，也就是说有了具体的事物或现象，才有了"阴"和"阳"。

记得以前有段时间，相当多的人在讨论先有鸡还是先有蛋的问题，过程是大家争得面红耳赤，结果却是不了了之，为什么？就是因为蛋生鸡，鸡生蛋，没有蛋，何来鸡？没有鸡，蛋又是怎么来的？这里，我们不参与讨论，不过，关于鸡和蛋的关系，就像阴和阳的互根互用关系：蛋是鸡的来源，鸡又是蛋的来源。

现在，我们再从有无的变化关系来谈谈阴阳的互根互用问题：

阴阳是"有、无"的变化过程，早在《老子》时代就已经提出来"有无相生"，即"无"是"有"的来源；"有"又是"无"的来源。

我们常说的"无中生有"，就是"无"产生了"有"，"无"是"有"的根。看看世间万物，机器的生产、房子的落成、人的出生等等，哪一个不是从"无"到"有"的？

有一个笑话，讲父亲要给儿子娶个媳妇。他去找比尔盖茨，说我给你女儿找了个老公，是世界银行的副总裁；又找到世界银行总裁，说我推荐一个副总裁给你，是比尔盖茨的女婿。这桩婚事就成了。这位父亲深通老子哲学，把本来不存在的"无"变成双方都想要的"有"，这就是"无中生有"。

而"有"产生"无"的现象更是常见：白天还在房子里睡觉，晚上就下起了暴雨，形成泥石流之后，瞬间房子被冲毁；刚才碗里还有饭，饥饿的你狼吞虎咽之后，饭没了，等等。这些都是"有"产生了"无"的例子。

明代医家张景岳谈道："阴阳之理，源自互根，彼此相须，缺一不可。无阳则阴无以生，无阴则阳无以化。"提出阴阳病症的治法是"善补阳者，必欲阴中求阳，则阳得阴助而生化无穷；善补阴者，必欲阳中求阴，则阴得阳升而泉源不竭""又有阳失阴而离者，不补阴何以收散亡之气？水失火而败者，不补火何以甦垂寂之阴？此又阴阳相济之妙用也"。张氏基于阴阳互根理论，创制了许多著名方剂。例如左归丸以滋阴补肾为主，方中有熟地、山药、山萸肉、枸杞、龟甲胶、牛膝以滋阴养精，又有鹿角胶、菟丝子以补阳，是"阳中求阴，阴得阳而泉源不绝"之意；右归丸温补肾阳为主，方中有肉桂、附片、菟丝子、杜仲、鹿角胶以温补肾阳，又有熟地、山萸肉、枸杞、当归以滋阴，即"阴中求阳，阳得阴助而生化无穷"之义。其他如左、右归饮，温散与补益营血兼用的大温中饮，附子、人参与熟地、当归同用的六味回阳饮，以及归、地与二陈同用的金水六君煎等著名方剂，都是阴阳互济观点的体现。

3. 阴阳的长消

长消，就是盛衰的意思，比如苏轼在《获鬼章二十韵》中就谈道："帝道有强弱，天时或长消。"

从阴阳的本义来看：首先，阴是"团聚的雾气"，而"团聚"是"盛"的过程；阳是"雾气的发散"，而"发散"，是"衰"的过程。故而，阴阳本身就存在有长消的关系。其次，"团聚"有时多时少的情况出现，"发散"也有时快时慢的情况出现，而这个"多、少"和"快、慢"更是"长、消"。

从有无的变化过程来看：我们知道，一切物质都是以运动的形式而存在的，只要运动，就会产生变化，而这种变化只有增多和损耗两种情况。增多为"长"，是"有"的过程，为阴；损耗为"消"，是"无"的过程，为阳。所以，世间万物均是在阴阳的长消中存在的，当然，阴阳也不例外。

比如对人体而言，摄入的饮食，是身体受纳变强壮的过程，为"长"，犹如"雾气的团聚"，是"阴"；劳动，是身体消耗的过程，为"消"，犹如"雾气的发散"，是"阳"。人的一生，就是在这个阴阳的长消中度过的。

正常人 24 小时的尿量为 1000~2000ml，某天因为出汗多的缘故只尿了900ml，这就是"消"；某天因为喝了太多啤酒而出现了 2200ml 的尿量，这就是"长"。由于尿出就如"雾气的发散"，所以，单纯对于尿量而言，其少与多，就是阳的消和长。

城市道路，应该是平整的，可是，不管是主观因素还是客观因素，道路上总是会出现垃圾和凹凸不平之处，这时，我们的环卫工人清扫垃圾和平整凹凸的路面，这就是随时在调整着相对于路面的"平衡"，使"长"者"消"，"消"者"长"。

4. 阴阳的相互转化

在一定的条件下，阴阳可以相互转化。即阴可以转化成阳，阳也可以转化成阴。

首先，我们从阴阳的本义来看：阴，即"团聚的雾气"，在太阳出来后，就快速地发散，而"雾气的发散"就是阳，这就是阴向阳的转化；在雾气发散的过程中，太阳落下去了，寒湿之气再次团聚，又出现了雾气，这就是阳向阴的转化。

这里，我多说一点，阴向阳的转化，即团聚的雾气在太阳出来后开始发散，我们能直观地看到，而发散的雾气再次团聚，也许有人还是不好理解，我更深地解释一下：我们买来的新衣服，穿一段时间后变脏了，然后，我们用水来洗，不管你加多少洗衣粉，最后的洗涤结果是污渍变淡，甚至肉眼根本就看不出来，但是，不可能完全消失（这里不谈脏东西在洗的过程中经过化学变化而形成其他的物质）。不管是晾晒还是继续穿用，衣服又会慢慢地变脏。同样的道理，早上，太阳出来后，团聚的雾气开始发散，不管速度有多快，晚上，太阳下山后，总有一些雾气还是在继续发散。虽然，这个雾气也许我们用肉眼看不见。由于太阳下山了，寒湿之气又可以再次团聚了，当团聚之力超过了发散之力，于是，我们又感觉到了雾气的存在。这就是雾气"发散"向"团聚"的转化。

其次，从有无的变化过程来谈阴阳转化的问题，可以看看前面阴阳互根互用中的有关内容。不过，这里需多说一点的就是阴阳的相互转化，是有条件的。如果不能满足所需的条件，阴阳就不可能转化。

生活当中，好多人都在喊叫着自己太胖了，需要减肥，但是，对于如何正确减肥，却知道得很少。

人们常说"胖人先胖肚"，我们的肚子，以阴阳来分话，属于阴中之阴，为什么这么说？前属阴，后属阳，肚子在人体的前面，故而，属阴；上属阳，下属阴，肚子在人体的下面，故而，也属阴，综合一下，肚子就属于阴中之阴。由于肥胖就如"雾气的团聚"一样，根据"同气相求"原则，这些堆积的脂肪首先就侵犯人体属阴的部位，由于肚子是阴中之阴，阴成形，故而，"胖人先胖肚"。看看腿和臂的脂肪堆积部位，是不是都是在"阴侧"？极少数人是阴侧的脂肪堆积过多，而向"阳侧"发展，以至于阳侧也有较多的脂肪。其实，减肥很简单，只要把"阴"转化成"阳"，即把堆积的脂肪"发散利用"，即"阳化气"后就可以了。

由于阴阳的转化需要条件，故而，当我们满足一定条件的时候，就可以进行正确而快速有效地减肥了。

三、阴阳的延伸含义

两千多年前的《黄帝内经》时代，我们中国人更多地把文字写在龟甲或者兽骨上，由于写字相当困难，故而，就经常用一个字来表示多种意思，于是，就出现了一字多义现象。

阴阳两个字，虽然它们合在一起的含义是"有无"变化的自然现象，但是，我们睁眼看的一瞬间，却是事物或现象发展变化过程中的一个时间点，是一个画面，这时，阴阳从合二为一的规律概念就延伸出一分为二的象意含义。

每一个字义的延伸都是有规律的，这个规律就是"应象"，"应"，是相应、相合的意思；"象"，是自然界事物或现象的外在表象或征象。

翻开《黄帝内经》，里面有一篇《阴阳应象大论》的文章，看后，我们就可以根据阴阳的最初含义而"应象"推广延伸出其他的象意含义。

①团聚的雾气是在日落之后的晚上发生的，雾气的发散是在太阳出来之后形成的，所以，人们就把阳光的有无当作区分阴阳的一个指标。

如晚上为阴，白天为阳；背日为阴，向日为阳。我们国家位于北半球，其山脉更多的是东西走向，由于山的北面没有阳光，山的南面有阳光，故而，山之北属阴，山之南属阳。由于河流更多的是夹在两山之间，故而，水之南即山之北，属阴；水之北即山之南，属阳。古时候的人类是爬行的，由于胸腹部不能见太阳，所以，胸腹属阴；背部能见到太阳，所以，后背属阳。

②有阳光则温热，无阳光则寒凉，故而，温热属阳，寒凉属阴；有阳光则明亮，无阳光则晦暗，所以，明亮属阳，晦暗属阴。四季当中，春夏温热，秋冬寒凉，所以，春夏属阳，秋冬属阴。对水火而言，水为寒，火为热，所以水属阴，火属阳。对地理位置而言，东南方温热，西北方寒凉，所以，东南方属阳，西北方属阴。

③雾气是从下由内而团聚的，从上向外而发散的，所以，下面的、内生的

属阴；上面的、向外的属阳。

④由于"雾气的形成"相对为静（晚上雾气不知不觉地就产生了），"雾气的发散"相对为动（太阳快出来了，可以看到雾气快速地消散），故而，"应象"之后，人们就把相对静的东西看作是属阴的，把相对动的东西看作是属阳的。比如对男女而言，女性相对安静，男性相对好动，故而，女属阴，男属阳。再比如对虚实而言，由于"虚"这个字的本义是大土山，为静态；"实"这个字的本义为货物充于屋下，为动态。故而，虚属阴，实属阳。

⑤"团聚的雾气"是一个实体，"雾气的发散"是一种功能，应象之后，人们就说形体属阴，功能属阳。

总之，把阴阳二字分开之后，古代的思想家就将相互关联的事物或现象都用阴或阳的属性来概括：凡是相对静止的、凉寒的、晦暗的、下面的、里面的……都归属于阴；凡是运动的、温热的、明亮的、上面的、外面的……都归属于阳。

所以，我们现在谈到的阴和阳，更多的是延伸含义。

四、阴和阳的特性

1. 阴和阳具有相对性

阴与阳本义的"团聚"和"发散"，"有"和"无"的过程都是相互对立、相互对应的，阴和阳两个字义延伸之后的属性所归也是相互对立、相互对应的，一方是另一方的参照，谁也离不开谁，这就是阴阳的相对性。如热是相对于寒而言的，寒也是相对于热而言的，没有寒的参照，我们就不能定性为热；同样，没有热的参照，我们也不能判断为寒。

2. 阴和阳具有无限可分性

世间万物及各种自然现象都是一个从无到有、从有到无的变化过程，都可以用阴阳来概括；由于所有的物质都是以运动的形式而存在的，有运动，就有"长消"，就有阴阳。通过这两点，我们可知阴和阳具有无限性。

阴和阳延伸之后，其归属很多，这些分别归属于阴、阳范畴的东西又具有可分性，如用铅笔的上下而言，上半部为阳，下半部为阴；对上半部而言，又有上下之分，在上者为阳，在下者为阴；对下半部而言，也有上下之分，在上者还是为阳，在下者还是为阴。不管我们取多少次，总有上下之分，按照上为阳，下为阴的原则，总有阴阳之分，这就是阴和阳的无限可分性。

故而，《黄帝内经》中讲道："阴阳者，数之可十，离之可百，散之可千，推之可万。"

正是由于阴和阳具有无限可分性，所以，就有了"阴中有阳，阳中有阴"的"中华第一图"——太极图的出现，在阴阳鱼之中，鱼眼所代表的就是"你中有我，我中有你"这一现象。

比如，春夏属阳，秋冬属阴；白天属阳，晚上属阴。所以，春夏两季的晚上就是阳中之阴了；秋冬两季里的白天就是阴中之阳了。这就是"阴中有阳，阳中有阴"。

不过，在这里我们要注意的是，虽然阴还是阴这个字，阳还是阳这个字，但是，"阴中有阳，阳中有阴"中的"阴"却不是以前的那个"阴"，"阳"也已经不是以前的那个"阳"，或是性质发生改变，或是量发生改变。

比如，上面谈的"春夏两季的晚上就是阳中之阴了；秋冬两季里的白天就是阴中之阳了"中的"阳中之阴"，其中的"阳"表示"春夏"，"阴"表示"晚上"，而后面"阴中之阳"中的"阳"却表示"白天"，"阴"却表示"秋冬"。这就是阴和阳的"性"发生了改变。

再拿一支铅笔的阴阳来说：下半部为阴，上半部为阳。这时，如果能给阴和阳定量的话，此时的阴和阳各代表二分之一的铅笔。然后，不管是用上半部分还是下半部分来分阴阳，这个时候的阴和阳各代表的是四分之一的铅笔。越往下分，阴和阳所代表的量则越小。这就是阴和阳的"量"发生了改变。

看到这里，我们应该知道"阴阳"不容易理解的原因了！

只知阴阳的现在含义，没有从阴阳的本源来了解；只知道阴还是写作阴，阳还是写作阳，但是此阴和阳与彼阴和阳的含义没有搞清楚，此阴和阳与彼阴和阳的程度、数量也没有搞清楚；还有一点，就是阴和阳分开之后的含义与阴阳两个字合在一起的含义没有分清楚。

故而，当我们在谈论阴阳的时候，首先要搞清楚谈的是阴阳两个字合在一起的含义还是两个字分开后的延伸含义；其次，所说的阴和阳是永久的阴阳属性含义还是某个时间段的阴阳属性含义、是整体的阴阳属性含义还是局部的阴阳属性含义，还有阴和阳所表示的量及阴和阳是对什么现象和事物来谈的，等等。

▶ 阴阳在中医临床上的应用

知识不在于拥有多少，只在于能用上多少。我们掌握中医的理论就是为了中医的临床，前面我们已经认识了阴阳，下面，就来谈谈阴阳在中医临床上的应用。

一、人的阴阳划分

中医的对象是人，所以要谈阴阳的中医应用，首先就要谈人的阴阳划分。

从阴阳的本义来说，阴是"有"的变化过程，阳是"无"的变化过程，人的一生，受孕是"有"的变化过程开始，之后形体变强大；中年之后，是"无"的变化过程开始，之后形体变弱小。这个"有和无"的变化过程要符合规律。如果不符合自然规律，像"发育迟缓""未老先衰"等现象就是病态。

《素问·上古天真论》里谈到"女子七岁，肾气盛，齿更发长；二七而天癸至，任脉通，太冲脉盛，月事以时下，故有子；三七，肾气平均，故真牙生而长极；四七，筋骨坚，发长极，身体盛壮；五七，阳明脉衰，面始焦，发始堕；六七，三阳脉衰于上，面皆焦，发始白；七七，任脉虚，太冲脉衰少，天癸竭，地道不通，故形坏而无子也。丈夫八岁，肾气实，发长齿更；二八，肾气盛，天癸至，精气溢泻，阴阳和，故能有子；三八，肾气平均，筋骨劲强，故真牙生而长极；四八，筋骨隆盛，肌肉满壮；五八，肾气衰，发堕齿槁；六八，阳气衰竭于上，面焦，发鬓颁白；七八，肝气衰，筋不能动，天癸竭，精少，肾藏衰，形体皆极；八八，则齿发去"。这就是古人对形体"有与无"正常变化过程的真实描写。

《黄帝内经》中还谈到"人生有形，不离阴阳"，人的形体与功能、上与下、内与外、表与里、前与后、脏与腑、气与血和津液之间，都有阴阳属性。

正常的人是由形体和功能两部分构成的，形体属阴，功能属阳。

上属阳，下属阴，当人在站立的时候，腰腹以上属阳，腰腹以下属阴；体表属阳，体内属阴；前面的胸腹属阴，后面的背腰属阳。

五脏是"藏精气而不泻"，犹如"雾气的团聚"，故而五脏属阴；六腑是"传化物而不藏"，犹如"雾气的发散"，故而六腑属阳。

由于血和津液都是在气的推动作用下运行的，所以，气为动属阳，血和津液为静属阴。

二、病邪的阴阳划分

中医的目的是防治疾病，故而，要谈阴阳的中医应用，就必须要了解病邪的阴阳划分。

病邪，分开来说，由病因、病位、病性、病态、表象、病时、病程、病势组成。

1. 病因的阴阳划分

病因，就是引起疾病发作的原因。准确地说，这种引起疾病发作的原因称为诱因。比如气候变化、磕碰外伤、心情郁闷等，就是诱因。

换句话说，我们常说的病因，实际上是指诱因。

让人体生病的病因有两种，一种是外来的，一种是内生的，不管是外来的还是内生的，都如"雾气的团聚"一样从无到有的存在，属阴。

2. 病位的阴阳划分

病位，就是疾病存在的位置。

病位在形体者，属阴；病位在功能者，属阳。

病位在下、在里者，属阴；病位在上、在表者，属阳。

病位在胸腹者，属阴；病位在背腰者，属阳。

病位在血和津液者，属阴；病位在气者，属阳。

病位在脏者，属阴；病位在腑者，属阳。

比如：前属阴，后属阳。有人出现的病症，向前弯腰没有什么不舒服的，但向后背的时候，却出现疼痛等不适，这就属于阳病；如果向后背没有什么不舒服，但向前弯腰的时候，却出现疼痛等不适，这就属于阴病。比如，我以前治疗过的一个患者，喝多白酒之后，猛然昏不知人，摔倒在地，经过抢救之后，没有其他症状，可就是不能向后弯腰，否则，腰就特别痛。但是，当向前弯腰的时候，腰却没有什么不适。这个腰痛就属于阳病。

再比如：下属阴，上属阳。有人只是头部异常出汗；有人只是脚的异常出汗。单纯头部出汗的，为阳病；单纯脚部出汗的，为阴病。有人只是脸肿；有人只是腿肿。单纯脸肿的，为阳病，单纯腿肿的，为阴病。

还有：平躺属阴，站立属阳。有人患有的疾病，站立时没事，平躺时则会出现身体不适；有人患有的疾病，平躺没事，站立时却会出现不适。平躺时出现身体不适的，属阴病；站立时出现身体不适的，属阳病。当然，平躺时病情加重的，也属于阴病；站立时病情加重的，也属于阳病。比如，有些头晕患者，站立时头不晕，但平躺的时候，则出现很严重的头晕情况，这就属于阴病；有些头晕患者，平躺时不晕，但站立时则头晕得很厉害，这就属于阳病。

1992年，上大二的我遇见一个病人，30多岁。平躺时没有任何不适，站立时也没有任何不适，但是，当坐位或蹲位时，则腰痛得厉害，当时在西安也做过好多治疗，结果都不理想。有病乱投医，知道我是陕西中医学院的，故而，想让我找学院的老师给她治疗，当时的我和其他老师也不熟，而班主任又很忙，于是，就自己找资料。想到平躺属阴、站立属阳，就推理出坐或者蹲时则为半阴半阳，而肝胆属半阴半阳之脏，于是，翻开朱进忠老先生编写的《难病奇治》一书，见到一个病案和这个人病情较为相符，于是，抄朱进忠老先生原方给这个病人，没想到，2周后，病人寄来感谢信，说是腰痛已经痊愈，可以正常上班了。

3. 病性的阴阳划分

病性，就是疾病的性质。寒属阴，热属阳。病性为寒者属阴，病性为热者属阳。

4. 病态的阴阳划分

病态，就是疾病存在的状态，有虚态和实态两种，也就是我们常说的虚证和实证。

虽然"虚"这个字属阴，"实"这个字属阳。但对于虚实病证而言，刚好相反：虚证，是"大土山"不足，要么体积变小，要么重量（密度）变小，总之，比正常的少。此时需要更多"动"以补其不足，由于"动"属阳，故而，虚证属阳；实证，是"货物充于屋下"太多，此时需要更多的"静"而少"充"，也就是需要减少补充量，少动，而"少动"相对为静，故而，实证属阴。

5. 表象的阴阳划分

表象包括症状和体征两种。

表象之"冷、白、稀、润、静"者，属阴；表象之"热、黄（赤）、稠、燥、动"者，属阳。体征表现不红者属阴，体征表现发红者属阳。

寒凉属阴，温热属阳。患病之后，有人感觉到凉，有人感觉到热。感觉到凉的属阴病，感觉到热的属阳病。比如有人经常出现的手脚发凉，这就属于阴病；有人经常感觉到手脚发热，这就属于阳病。

以色泽来辨别疾病的阴阳属性：色泽鲜明的属阳，如脸红目赤之人就是阳病；色泽晦暗的属阴，如脸色青紫之人就是阴病。

以声息来辨别疾病的阴阳属性：声音高亢者属阳，声音低微者属阴；呼吸微弱者属阴，呼吸气粗者属阳。

以脉象来辨别疾病的阴阳属性：脉跳动快者属阳，脉跳动慢者属阴；脉洪大者属阳，脉细小者属阴。

6. 病时的阴阳划分

病时，就是疾病发作的时间。晚上发病者，属阴；白天发病者，属阳。秋冬发病者，属阴；春夏发病者，属阳。休息时发病者，属阴；活动工作时发病者，属阳。

比如：晚上属阴，白天属阳。有的疾病，白天平安无事，晚上发作；有的疾病，晚上平安无事，白天发作。晚上发作的，为阴病；白天发作的，为阳病。当然，晚上病情加重的，也属于阴病；白天病情加重的，也属于阳病。比如有些病人患有的咳嗽，白天没事，晚上出现，这就属于阴病；有些病人患有的咳嗽，晚上没事，白天出现，这就属于阳病。

比如：休息属阴，活动属阳。有人患有的疾病，活动时没事，但休息时则出现不适；有人患有的疾病，休息时没事，但活动时却出现不适。休息时出现不适的，为阴病；活动时出现身体不适的，为阳病。比如有些人患有的腿疼，活动时没事，但休息时却疼得厉害，这就属于阴病；有些人患有的腿疼，休息时没事，但活动的时候，却疼得很厉害，这就属于阳病。

比如：阴天属阴，晴天属阳。临床上经常能见到一些病症，变天加重，也就是说遇到阴天时病情更厉害，这就属于阴病。比如很多气管炎患者、心脏病患者、骨质增生病患者的病情就是这样的。

还有：冬天属阴，夏天属阳。有的疾病，夏天轻，冬天重；有的疾病，冬天轻，夏天重。冬天加重的属阴病，夏天加重的属阳病。比如同样是牛皮癣，冬天重，夏天轻，就属于阴病；夏天重，冬天轻，就属于阳病。有些疾病，是变换季节时出现或者加重，比如好多人患有的荨麻疹，则属于半阴半阳病症，从肝论治，效果很好。

7. 病程的阴阳划分

病程，这里指疾病从发生到现在的时间段。

病程长与病程短比较的话，把病程比做"雾气的团聚"，病程长者，久而不散，属阴；病程短者，相比较是"发散"的快，属阳。

8. 病势的阴阳划分

病势，一种意思是疾病的演变趋势，另一种意思是疾病的严重程度。

病重者，活动度受限，为静属阴；病轻者，活动度大，属阳。

病轻转为病重者，犹如"雾气正在团聚"，属阴；病重转为病轻者，犹如"雾气发散"，属阳。

看到这里，也许有人会问：我们辨别病证的阴阳属性有什么意义？

不管是对现在的治疗还是对疾病的预后，都意义重大。因为相对来说，属阴的病症不好治疗，属阳的病症治疗起来比较简单容易。

用我们的肉眼来看，"团聚的雾气"形成得比较慢，而"雾气的发散"则相对较快，故而，比较之下，阴病的治疗时间要比阳病的治疗时间长。为什么会如此？原因就是阴病要比阳病难治。这一点，长期进行中医临床工作的人都有很深的体会。

形体病症比功能病症相对难治。形体病症，相当于西医上说的器质性病变。比如，两个心慌的病人，其中一人是因先天性心脏病导致的心慌，另一人是因刚参加一百米赛跑导致的心慌。哪一个容易治疗？不用我说，大家都知道是第二者，也许不用做任何治疗，让这个病人安静一会儿，心慌就会消失。

下部病症比上部病症相对难治。这里所说的"病症"，是病因病机相同而出现的表象。比如同样的水肿，眼睑肿胀要比腿脚肿胀相对的好治一些。

体内病症比体表病症相对难治。这里所说的"病症"，也是病因病机相同而出现的表象。比如同样的寒邪致病，外寒导致的病症，我们发散即可，而内寒导致的病症，则需较长时间的温里才能治好。

脏的病症相对于腑的病症来说较为难治。腑是"传化物而不藏"，只需要消食导滞就能治好，而五脏病变之后，则需较长时间的调治。注意，这里腑的病症指的是"传化物而不藏"的积滞证，并不是胃溃疡、肠癌等本身的破损癌变证。

血和津液的病症比气的病症相对难治。血瘀和痰湿停滞要比气滞难治，血虚和津液不足要比气虚难治。

当我们知道了阴阳病变的治疗难易程度之后，治疗就会胸有成竹，判断预后则是心中有数。和病人交流时就能准确地告知其疗程的长短，以便病人对治疗有个心理准备。

当然，病总是要治疗的，无论是阴病还是阳病，不管是难治还是易治。

三、药物的阴阳划分

天地万物，皆有阴阳归属，用于防止疾病的药物也不例外。

1. 根据药材在植物中的部位来分阴阳

上属阳，下属阴。所以植物类药物，药用部位位于植物上部者属阳，如花、叶等药材；药用部位位于植物下部者属阴，如根及根茎类药材。

药用部位为植物外面者，属阳；药物用部位为外属阳，内属阴。茎干等植物里面者，属阴。

2. 根据药物的质地来分阴阳

向上属阳，向下属阴。质地轻者上浮，属阳，质地重者沉降，属阴。

3. 根据药性来分阴阳

寒属阴，热属阳；凉为寒之轻，温为热之轻。药性，有寒、凉、温、热四种，寒凉属阴，温热属阳。

4. 根据药味来分阴阳

味，指的是气味和味道。由于气味善于发散，犹如"雾气的发散"，故而气味属阳；由于味道藏含于物体之中，犹如"雾气的团聚"，故而味道属阴。

味有厚薄之分，对气味而言，厚是强的意思，薄是弱的意思，气味强，走窜力大；气味弱的不容易走窜，比如气味强的，远处就能闻到，气味弱的，走近之后仍闻不到。相对而言，气味强者属动，气味弱者属静，所以，厚者为阳，薄者为阴。

对于味道而言，厚是重的意思，薄是轻的意思。由于味道藏含于物体之中，犹如"雾气的团聚"，味道重的"团聚"较强，味道轻的"团聚"较弱。相对而言，味道重的属阴，味道轻的属阳，所以，味道厚者为阴，味道薄者为阳，故而《珍珠囊补遗药性赋》中谈到"气为阳，气厚为阳中之阳，气薄为阳中之阴，薄则发泄，厚则发热；味为阴，味厚为阴中之阴，味薄为阴中之阳，薄则疏通，厚则滋润"。

由于阴和阳具有无限可分性，属于阴者，亦可有厚薄的阴阳之分，并且不同味道亦有阴阳之分。味道，一般分为辛、甘、淡、酸、苦、咸等几种，辛散、甘缓、淡渗、酸收、苦下、咸软，故《黄帝内经》中谈到"辛甘发散为阳，酸苦涌泄为阴，咸味涌泄为阴，淡味渗泄为阳"，所以，辛、甘、淡属阳，酸、苦、咸属阴。

5. 根据剂量来分阴阳

剂量大者属阴，剂量小者属阳。

四、如何利用药物的阴阳属性来治疗人体之阴阳病

1. 除病因

根据阴阳的制约关系，我们以阳制阴：从哪里来，到哪里去，对于外来之邪，我们用排散之法，比如发散风寒等法；对于内生之邪，我们用内消之法，比如行瘀化痰等。

生活当中有人患有风寒感冒之后，没有药物或者不敢（不能、不愿）用药物，怎么办？我们还是用排散法，把生姜取汁，涂抹在头部两侧和中间，不一会儿，有热辣出汗的感觉甚至会出汗，让患者再感觉一下，风寒感冒的鼻塞、头痛等立马缓解。

2. 达病位

根据同气相求原则，为达病位，我们常用属阳的药物来达属阳的部位，常用属阴的药物来达属阴的部位：比如选用植物的花、叶、果实及树皮类药材，质地轻浮类药材，气味大而味道较小的药材，小剂量应用等，来达属阳的部位；比如选用植物的根茎类、茎干类药材，质地沉重类药材，气味小而味道重的药材，大剂量应用等，来达属阴部位。

寒湿腰痛，临床上我们可以单味白术来治疗，取生白术 150g、180g 或者240g，水煎之后顿服，半个或一个小时后患者可能会去厕所，从厕所出来，感觉一下腰部，疼痛若失。白术为根茎类药物，取类比象，相当于人体腰腹部位；质地较重的药物能达人体属阴部位，剂量大也能达属阴部位，加上生白术本身的祛寒湿，故而，应用大剂量白术治疗腰痛效果较好。

3. 平病性

根据阴阳的制约关系，寒者热之，热者寒之。治疗属阴的寒性病证时，我们就要用属阳的温热性的药物来制约之，治疗属阳的热性病症时，我们就要用属阴的凉寒性的药物来制约之。

五、狭义的阴阳病诊治

狭义的阴阳，就是指物质的阴阳，即"构成人体和维持人体生命活动的物质"的阴阳。（《中医诊断学自学指导》，陕西科学技术出版社出版）

在明白狭义的阴阳之前，我们先要知道阴阳盛衰与寒热表象之间的关系。

1. 阴阳盛衰与寒热

热胀冷缩，自然之理，而胀大的过程犹如"雾气发散"的过程，收缩的过程犹如"雾气团聚"的过程，所以，从阴阳角度来说，阳多的时候，即"雾气发散"太过的时候，就说明有热存在；阴多的时候，即"雾气团聚"太过的时候，就说明有寒存在，故而《黄帝内经》中就说"阳胜则热，阴胜则寒"。

正常人体之中，阴阳就像太极图中的阴阳鱼一样，是相对平衡的，如果阴多了，阳自然就会减少；如果阳多了，阴自然也会减少，这就是《黄帝内经》中谈到的"阴胜则阳病，阳胜则阴病"。相反，当阳虚的时候，阴则增多，阴胜则寒，故而，阳虚就会出现寒象；当阴虚的时候，阳则增多，阳胜则热，故而，阴虚就会出现热象。

这里，我们要注意两点，一是不管是阳胜产生的热还是阴虚产生的热、阴胜产生的寒还是阳虚产生的寒，都是人体感知的热和寒；二是临床上我们一定要清楚寒热的产生是以胜为主产生的还是以虚为主产生的，这点，我们可以根据脉来辨别，脉有力者就是"胜"，脉无力者就是"虚"。

现在，我们就可以用推理的办法来知道人体物质的阴和阳指的是什么了。

首先，我们可以排除这里的阴和阳不是本义上的阴和阳，不是雾气的团聚和发散，因为这些和人体的构成物质无关。

下面，我们进行推理。

既然已经排除了阴和阳本义，那么，就只有延伸含义了。前面我们在"人的阴阳划分"中谈过，阴和阳在人体之中表述的是形体与功能、下与上、前与后、里与表、脏与腑、血津液与气。

那么，阴阳究竟表述的是有关人体的所有延伸含义还是其中的一部分？

既然"阳胜则热，阴胜则寒；阳虚则寒，阴虚则热"，阳虚会出现寒象，阴虚会出现热象，那么，人体之中属阳的功能、上、外、后、腑、气哪一种虚能出现寒象？人体之中属阴的形体、下、里、前、脏、血和津液哪一种虚能出现热象？

用排除法判断：气虚会出现寒象；血和津液不足会出现热象。所以，阳虚，有的人会说阳气不足；阴虚，有的人会说阴血不足或是阴液不足。

由此可以得知：阳虚体质，实际上指的是气虚加有寒象之人，阴虚体质，实际上指的是血虚和（或）津液不足加有热象之人。

继续推理：由于"气有余便是火"，故而，阳胜，指的就是气滞且有火热之象的病症；阴胜，则是指血瘀或者痰湿水饮停滞且有寒象之症。这里的火热之象，就是人体出现发热、火辣辣的感觉；寒象，就是人体出现寒冷、凉飕飕的感觉。

现在，我们已经很清楚地知道了什么是阴虚、阳虚，什么是阴胜、阳胜，接下来，我们就要对这些病症进行治疗。

2. 阴阳盛衰的治疗

生活当中，我们要把一块土地整平，则需把低凹的地方给填起来，把高凸的地方给铲掉。中医之理就是生活之理，"补其不足，泻其有余"，就是中医治疗的基本原则。

（1）阴虚者滋阴，阳虚者补阳

虽然中医里有滋阴药也有补阳药，不过，前面我们谈了阴虚证是血和（或）津液不足且出现了热象的病症，阳虚证是气虚且有寒象的病症，故而，治疗阴虚证时，除了应用补阴药之外，我们也可以用药性寒凉的补血药或者补充津液的药物来治疗；治疗阳虚证的时候，除了应用补阳药之外，我们也可以用药性温热的补气药来治疗。

当然，在直接补阴阳的同时，我们还可根据阴阳的互根互用、相互转化的特点，做到"善补阴者，阳中求阴；善补阳者，阴中求阳"，就是说在用补阳药治疗阳虚证的同时，少佐一点补阴药，则阳更得补；在用补阴药治疗阴虚证的时候少佐一点补阳药，则阴更得充。

前一段时间有个失眠的病人来找我，说在别的医生那里喝了一段时间的汤药，里面的酸枣仁用到 50g 才稍微能睡着，但不用酸枣仁的时候就睡不着。看舌、诊脉之后，我诊断该病人是阴虚之后，我说："你的病很简单，简单到一味药就可以治好，不过，中药更多时候讲究的是配伍，我给你开两味药，你拿回家，晚上熬好，临睡前一次性把它喝了，今晚也许就能睡个好觉。"处方为：生地 180g，肉桂（后煎）10g。第二天病人告知，昨晚睡得很香，很是舒服。

这里，生地就是滋阴泻火之药，大剂量以增强味之厚，使得滋阴更甚，效果更好；肉桂为补阳药，少佐之后，则"阴更得生"。

（2）阴胜者泻阴，阳胜者泻阳

前面我们谈了阴胜是指血瘀或者痰湿水饮停滞且有寒象之症，阳胜是指气滞且有火热之象的病症。故而，治疗阴胜证时需用药性温热的活血化瘀、逐痰除湿、利水消饮的药物，治疗阳胜证时则需用药性寒凉的理气、降气、散气之药。

由于阴胜则寒，阳胜则热，根据阴阳的长消和对立制约的关系特点，我们也可以根据"寒者热之，热者寒之"的原则来治疗：即针对"阳盛则热"的病症，应用寒凉性的药物来治疗，针对"阴盛则寒"的病症，应用温热性的药物来治疗。

这个道理很简单，谁都懂，在生活当中，包括一些大夫在内的更多人很有可能出错，这里，我举个例子来说明一下。

冬季的感冒，这是一个常见病，根据时令来说，更多的是风寒感冒，根据"寒者热之"的原则，我们要用温热性之药来治疗，可是，有人却偏偏在风寒感冒之后服用"大青叶"之类的寒性药物，结果是一个很普通的感冒，1周、2周，甚至1个月都不见好。由于我是民间中医，知道好多病是久治不愈后才找中医看的，这种在其他地方或者自行服用"大青叶"治疗自己的风寒感冒未愈而找我要求喝汤药的病人很多。所以，我常给病人说，你们的病更多的是用错药所致的。试想，风寒感冒之后，有谁敢吃冰糕？反正我是不敢。一块冰糕对风寒感冒之人都有很大的伤害，而"大青叶"类的寒凉之品，其对人体造成的伤害要远大于冰糕对人体的伤害。本来就感冒不适，又用药物再次伤害，病还能好吗？这里，我劝更多的病人，不要随便用药，如果非要自行用药，则一定要牢记"寒者热之，热者寒之"的治疗原则。

由于人体的病症是复杂的，更多时候不是单纯的"虚"或者"胜"，故而，在临床上还需注意，偏胜病症中有无偏衰的情况出现，或是偏衰病症中有无偏胜的情况出现。如果有，就要同时应用补泻之法。当然，要有所偏重，比如虚兼胜的，则以补虚为主，泻胜为辅；胜兼虚的，则以泻胜为主，补虚为辅。

在《中医诊断学》中还提到两个病症，一个是亡阴证，一个是亡阳证，虽然现在在临床上很少见到这两个病症，但是，由于它们都是危重病症，故而，我还是要简单地说一下。

前面我们已经谈到人体构成物质中的阴指的是血和津液，阳指的是气，故而，亡阴证就是体内津液大量耗伤，阴液严重亏损时出现的病症，其临床表现为：汗出如油、热黏味咸，呼吸短促，身体怕热，手足温热，躁妄不安，口渴喜冷饮，面色潮红，舌干没有津液，脉细数，疾而按之无力。亡阳证就是体内阳气衰竭，终致暴脱之病症，其临床表现就是汗出如水，淋漓大泄，汗冷味淡，肌肤凉，手足冷，面色苍白，呼吸气微，口不渴或者喜热饮，舌淡而润，脉微欲绝等。

一般情况下，我们常用生脉散来治疗亡阴证，用参附汤（人参、制附子）来治疗亡阳证。

不管是狭义的还是广义的，阴阳的有关内容给我们提供了战略指导，这就是"寒者热之，热者寒之，虚者补之，实者泻之"。至于寒者如何热、热者如何寒、虚者如何补、实者如何泻，这都需根据具体情况而进行具体的战术运用。关于战术指导，我们会在后面五行中来谈的。

六、也谈八纲辨证

《中医诊断学》中讲"八纲辨证"，也就是阴阳、表里、寒热、虚实的辨证。

《中医诊断学》里说："阴阳两纲是八纲的总纲，辨阳证就是辨表证、实证、热证；辨阴证就是辨里证、虚证、寒证。"这里我要说的是：书上的这种说法有些欠妥。何以言之？因为从逻辑上是根本讲不通的：既然中医谈的是八纲，虽然有顺序上的先后，但这八纲都是同一层面上的，根本就没有谁包括谁的问题。如果阴阳这两纲包括后面六纲的话，那么，准确的说法就是两纲辨证，而不是现在所谈的八纲辨证。还有，更多的书上说辨阴阳就是辨阴虚、阳虚，亡阴和亡阳。试想，如果我们在临床上见到病人没有上面这四种证，那么，这时的我们怎样进行阴阳辨证？难道我们就不辨阴阳了吗？

那么，什么才是真正的阴阳辨证？

中医的防治对象是人，而人是由形体和功能两部分构成的。对人体的病态来说，要么是形体病，要么是功能病，要么就是形体和功能同病。所以，在临床诊断时，首先要明白是形体病还是功能病。

由于形体为阴，功能为阳。所以，阴阳辨证，就是形体和功能的辨证。首辨阴阳，就是在临床诊断时要首先辨别病人的病情是形体病症还是功能病症，抑或是形体功能同病。

那么，怎样辨证形体病和功能病那？所谓形体病，就是指人的形体出现的一类病态。前面谈了，骨脉筋肉皮毛构成了人的形体。所以，只要是骨脉筋肉皮毛中的任何一个或几个出现问题，我们都诊断为形体病，相当于西医上的器质性病变。如骨折，筋断，脉管破裂，肌肉萎缩，皮肤增厚等等，结合西医检查如骨质增生，神经病变，肌腱撕裂，肌肉拉伤，血管硬化，包括现在的癌症等都属于形体上的病症。

对人体而言，只要是由于功能的下降或亢进而表现的一类病症都属于功能病。如头晕导致的思维能力下降；腰腿疼痛导致的不能走路；双手颤抖导致拿握物体困难等等。

八纲辨证，首辨阴阳，就是让医生在临床上首先要辨别出病人的病症是器质性的还是功能性的：如果是功能性的病变，不用治疗或稍加调理即好；如果是器质性的病变，则非治疗不可，且疗程比较长。比如某病人因思念亲人太久而出现失眠，心慌，纳差等，高明的医生采用心理疗法或让其所思之人归后，则诸证自除。此例病人的病就是属于功能性的，在中医上叫作阳病。例如，某患有先天性心脏病的患者，出现心慌，胸闷，失眠等，此种病就属于器质性病变，在中医上叫作阴病，在临床上治疗起来就相对麻烦点。

古人诊脉，便知生死。能辨病在皮毛和膏肓，可知能治不能治，如果阴阳不明，何以能辨？

所以，阴阳的辨证排在八纲辨证的前面，就是要我们在临床上通过四诊合参，甚至结合西医的检查手段，确定患者的病情是属于器质性的还是功能性的，并为预后做好思想准备。比如，我们在临床上见到手麻的患者，一定要先辨别是单纯性的血液循环不好即中医上的气血不通引起的，还是肿瘤压迫神经即中医上的癥瘕引起的。先明理于此，后面的治疗也就心中有数了。

当然，在用阴阳辨证时，还要注意是阴病及阳，还是阳病及阴：即要明白是先有功能病变，日久后引起器质病变——阳病及阴；先有器质病变，日久引起功能病变——阴病及阳。比如，长期卧床病人，肌肉不能正常运动而导致的肌肉萎缩；长期伏案工作之人，颈部不适日久引起的颈椎综合征等，就是阳病及阴。如骨质增生引起的疼痛，就是阴病及阳。现在更多的人都处于亚健康状态，就说明我们的身体已经出现某些器质性病变，但还没有出现明显功能变化，故而不能引起我们的注意罢了。

总之，阴阳辨证，就是要让我们在临证时首先考虑病人的情况是形体病（器质性病变），功能病（功能性病变），还是形体功能同病。如果是形体功能同病，则看是阴病及阳还是阳病及阴。

现在，我对阴阳辨证又有更深一点的感悟。

中医的思维方法很多，如比较、演绎、类比、以表知里、试探与反证等，其中，用于诊断的最常见思维方法是以表知里，也叫"司外揣内"，也就是指大夫通过外在的症状和体征来探知体内什么地方出现了什么问题。

症状，就是患者感知到的不舒服；体征，就是大夫检查时发现的异常，最常见就是舌和脉的异常。症状和体征统称为表象。

阴阳辨证，就是指对这些表象进行阴阳属性归类，这也就是《素问·阴阳应象大论》中说"善诊者，察色按脉，先别阴阳"，《景岳全书·传忠录》中谈到："凡诊病施治，必须先审阴阳，乃为医道之纲领，阴阳无谬，治焉有差？医道虽繁，而可以一言蔽之者，曰阴阳而已。"

比如，过来一个患者，头痛，发热，怕冷，咳嗽，不出汗，困乏无力，舌质淡苔白，脉浮紧。这时，我们就要进行阴阳属性归类：不通则痛，头痛，为疏通受限所致，犹如"雾气的发散"不及，属不及之阳病；气有余便是火，发热，说明气有余，而气有余犹如"雾气的团聚"太过，属太过之阴病；气有温煦作用，气不足则寒，所以，怕冷，说明气不足，犹如"雾气的团聚"不及，所以，怕冷属不及之阴病；咳嗽，是胸中的浊气一过性过多从口外出所致，见到咳嗽，则说明"胸中浊气过多"，此如"雾气的团聚"太多一样，属太过之阴病；不出汗，犹如"雾气的发散"不及，属不及之阳病；困乏无力，是气血不足所致，犹如"雾气的团聚"不及，属不及之阴病；舌淡，是气血不足，同样属不及之阴病；苔白为寒，属寒性之阴病；脉浮，说明脉之"鼓胀"，犹如"雾气的团聚"太过，属阴病之太过；脉紧为寒，属寒性之阴病。

归纳一下：头痛、不出汗属阳病；发热、咳嗽、怕冷、困乏无力、舌淡、苔白、脉浮、脉紧属阴病。

这就是阴阳辨证，然后，还有表里、寒热、虚实的辨证，也就是说把这些属阴属阳证候还要进行细分，看其病位、病性和病态，这才是完整的八纲辨证。

病位：既有头，又有胸，更有全身不适。

病性：苔白、脉紧，说明病性为寒。

病态：头痛、不出汗，说明阳病之不及；怕冷、困乏无力、舌淡说明阴病之不及；发热、咳嗽、脉浮说明阴病之太过。不及为虚，太过为实。

我再说一下治疗：寒者热之，这个病人的病性为寒，故而，治疗时需要用温热性的药物来做治疗。可以单用平病性的药物使得病愈，比如冲服姜汤等。

虚者补之：如果想要头痛、不出汗快点好，那么，就需补"阳"以发散；如果想要怕冷、困乏无力、舌淡早点好，则需补"阴"以充气血。

实者泻之：如果想要发热、咳嗽、脉浮早点好，则需以阳制阴，补"阳"以发散。这时可以全面治疗，也可以重点修复。

当然，用药的时候一定要达病位（釜底抽薪、提壶揭盖等治法间接达病位不算），比如怕冷、发热、脉浮，这些都是体表症状，头痛、咳嗽是头胸的症状，但此时如果用质地沉重且药用部位为根的附子来治疗，虽有温热作用，但不达病位，犹如服务员把你在饭店点的菜上给别人一样，别人爱不爱吃先不说，但是你一定会饿肚子。

看到网上有一些人大谈取消"阴阳"的话，我只想说一句：会用者当做宝，不会用者，连草都不当。

七、阴阳养生法

由于阴阳两个字合起来的本义是有与无的变化规律，所以，我们在养生的时候就需让我们的生活来符合这个规律，一旦违背，则"病痛"缠身。

首先，该有的要有。人生在世，吃穿二字。该吃的要吃，该穿的要穿。

生活当中，有人为了追求苗条身材而节食，穿着讲求时尚而衣着单薄，时间久后，营养不良出现了，受冻的后遗症也出现了。也有人是故意穿的很少，几年十几年后，腰腿疼、妇科病等就都出来了。看看现在的小姑娘，露腰露肚脐不说，更是经常露脚踝，这些都是患病的隐患。

养身先养心，养身必养心，该有的好心情你没有，该有的好心态你没有，今天生大气，明天生小气，心情不好，心态不正，身体自然也不会好的。

该有的朋友要有。一杯茶，一盘棋，两人对坐，修身养性；三五好友，把酒小饮，畅聊人生。美矣！

对于不同的人来说，该有的东西不大一样，只要不违法不违反道德，对得起自己的良心，那么，为了自己的身心健康，追求自己该有的和保持自己该有的，都不错。

其次，该无的要无。不良的生活习惯要"无"，不好的性格特点要"无"，那些酒肉朋友、那些在你有难时落井下石的人要"无"。

上面说了，养身必养心，养心，最简单的办法就是"放心"。所以任物者为心，心的功能是接受外界事物，所以，放心，就是放掉以前接收的杂七杂八的信息，什么十年前某某人欺负过我、什么二十年前某某某还借了我一块钱等等，这些信息都要"忘掉"。

人们常说的心累，就是因为心接收的信息太多了，放不下忘不了所致。新的不来，旧的不去，和吃饭之后才有大便外排的道理一样，要放下过去忘记从前，就需要现在接收一些好的信息，比如对老人来说，老有所为才老有所乐。

有次我在讲课的时候问大家一个问题：如何能将地里的杂草去除掉？有人说用灭草剂，有人说用锄头锄，有人说手拔等，我说，你给地里种上庄稼栽上树或盖上房子，这样，长庄稼和树的地方就没有草了，盖上房子的地方也不会有草。所以，要"放心"，要忘掉，就要给心里装上现在有用的东西。

最后，掌握其度很关键。

该吃的吃，吃得太饱却撑着了；该穿的穿，夏天穿了个冬天衣服出来，热坏了；说是不该接收外界信息，却两耳不闻窗外事，患有抑郁症；说是家里不该有灰尘，一天八个小时都在家打扫卫生，等等，这些都是对度的把握不好所致。

所以，在该有的要有、该无的要无的同时，还需要掌握程度，不能太过，也不能做的不到位。

附 阴阳篇的知识点记忆

一、认识阴阳

（一）阴阳的本义

阴的最初含义为"土山旁正在旋转团聚的雾气"；阳的最初含义为"土山旁的雾气正在发散"。

阴阳两个字合在一起的原本含义就是"土山旁雾气聚散"的这一"有无"的变化过程。

（二）阴阳的关系特点

1. 阴阳的对立制约

2. 阴阳的互根互用

3. 阴阳的长消

4. 阴阳的相互转化

（三）阴阳的延伸含义

1. 晚上为阴，白天为阳；背日为阴，向日为阳；山之北属阴，山之南属阳；水之南属阴，水之北属阳；胸腹属阴，后背属阳。

2. 温热属阳，寒凉属阴；明亮属阳，晦暗属阴；春夏属阳，秋冬属阴；水属阴，火属阳；东南方属阳，西北方属阴。

3. 下面的、内生的属阴；上面的、向外的属阳。

4. 相对静的东西属阴，相对动的东西属阳；女属阴，男属阳；虚属阴，实属阳。

5. 形体属阴，功能属阳。

总之，凡是相对静止的、凉寒的、晦暗的、下面的、里面的等都归属于阴；凡是运动的、温热的、明亮的、上面的、外面的等都归属于阳。

（四）阴和阳的特性

1. 阴和阳具有相对性

2. 阴和阳具有无限可分性

二、阴阳在中医临床上的应用

（一）人的阴阳划分

人的一生都是阴阳变化过程。

形体属阴，功能属阳；下属阴，上属阳；内属阴，外属阳；里属阴，表属阳；前属阴，后属阳；脏属阴，腑属阳；血和津液属阴，气属阳。

（二）病邪的阴阳划分

1. 病因的阴阳划分

病因，属阴。

2. 病位的阴阳划分

病位在形体、下、里、胸腹、血和津液、脏者，属阴；病位在功能、上、表、背腰、气、腑者属阳。

3. 病性的阴阳划分

病性为寒者属阴，病性为热者属阳。

4. 病态的阴阳划分

虚证属阳，实证属阴。

5. 表象的阴阳划分

表象包括症状和体征两种。

表象有"冷、白、稀、润、静"者，属阴；表象有"热、黄（赤）、稠、燥、动"者，属阳。

体征表现不红者属阴，体征表现发红者属阳。

6. 病时的阴阳划分

病情在晚上、秋冬、休息时发作者，属阴；病情为白天、春夏、活动工作时发作者，属阳。

7. 病程的阴阳划分

病程长者属阴；病程短者属阳。

8. 病势的阴阳划分

病重者属阴；病轻者属阳。

病轻转为病重者，属阴；病重转为病轻者，属阳。

（三）药物的阴阳划分

1. 根据药材在植物中的部位来分阴阳

药用部位位于植物上部、外面者属阳；药用部位位于植物下部、里面者属阴。

2. 根据药物的质地来分阴阳

质地轻者属阳；质地重者属阴。

3. 根据药性来分阴阳

药性寒凉者属阴，药性温热者属阳。

4. 根据药味来分阴阳

气味属阳，味道属阴。

气味大的为阳中之阳，气味小的为阳中之阴；味道大的为阴中之阴，味道小的为阴中之阳。

辛、甘、淡属阳，酸、苦、咸属阴。

5. 根据剂量来分阴阳：剂量大者属阴，剂量小者属阳。

（四）如何利用药物的阴阳属性来治疗人体之阴阳病

1. 除病因

根据阴阳的制约关系，以阳制阴，病因需要消除。

2. 达病位

根据同气相求原则，以阳达阳，以阴达阴，用属阳的药物来达属阳部位，用属阴的药物来达属阴部位。

3. 平病性

根据阴阳的制约关系，以阴制阳，以阳制阴。寒者热之，热者寒之。

4. 修病态

虚证，根据同气相求原则，以阳补阳，以阴补阴，用属阳的药物来补阳病之虚，用属阴的药物来补阴病之虚。

实证，根据阴阳制约关系，我们以阴制阳、以阳制阴，用属阳的药物来制阴病之实，用属阴的药物来制阳病之实。

5. 除表象

根据阴阳的相互制约关系，我们用属阳的药物来消除属阴的表象，用属阴的药物来消除属阳的表象。

6. 去病时

根据阴阳的相互制约关系，我们用属阳的药物来消除病时属阴者，用属阴的药物来消除病时属阳者。

7. 缩病程

当病因、病位、病性、病态、表象消除之后，病程和病势也就不存在了。

（五）狭义的阴阳病诊治

狭义的阴阳，就是指物质的阴阳。

阳胜则热，阴胜则寒；阳虚则寒，阴虚则热。

阳虚，指的是气虚加有寒象；阴虚，指的是血虚和（或）津液不足加有热象。

补其不足，泻其有余，就是中医治疗的基本原则。

阴虚者滋阴，阳虚者补阳。

阴胜者泻阴，阳胜者泻阳。

寒者热之、热者寒之、虚者补之、实者泻之，是阴阳给我们提供的战略指导。

（六）也谈阴阳辨证

阴阳辨证，辨形体病和功能病。

阴阳辨证，辨表象的阴阳归属。

（七）阴阳养生法

该有的有、该无的无，同时，还需要掌握程度，不能太过，亦不能不及。

五行很简单

五行，是五和行的结合，是概括
世间万物的五种运动变化规律。

▶ 五行的本源

"五行"这两个字最早见于《尚书·甘誓》："启与有扈氏大战于甘，乃召六卿。王曰：嗟！六事之人，予誓告汝：有扈氏威侮五行，怠弃三正，天用剿绝其命，今予惟恭行行天之罚"。意思是："夏启与有扈氏即将在甘（古时候的地名）进行一场大战，于是夏启召集了六军的将领。王说：啊！六军的将士们，我要向你们宣告：有扈氏违背天意，轻视五行，怠慢甚至抛弃了我们颁布的历法。上天因此要断绝他们的国运，现在我只有奉行上天之意对他们进行惩罚"。

而水、火、木、金、土就是五行，则首见于《尚书·洪范》："五行：一曰水，二曰火，三曰木，四曰金，五曰土。水曰润下，火曰炎上，木曰曲直，金曰从革，土爰稼穑。润下作咸，炎上作苦，曲直作酸，从革作辛，稼穑作甘"。翻译成现在的话就是："帝王的第一要务，就是要紧抓水、火、木、金、土这几种经济工作。原因就是注重开发水利、治理水患可使下面老百姓的生活过得滋润（润下）；抓好火种管理，防止失火之后向上燃烧而引起的烧屋毁林（炎上）；合理安排树木的砍伐与制作（曲直），既可满足眼前的需求，又可使青山常在；进行必要的矿物开采，冶炼金属（从革），以满足社会各方面的需求；大力发展农业，适时种植，加大人力保障收获（稼穑）。但物极必反，乃是世间万物的基本规则，君王必须时刻小心，不要走上极端。比如说，只注重土地的浇灌，不注意其排泄，就会造成土壤的盐碱化（润下作咸）；疏忽了火的使用和管理，就会导致火灾的接连不断，使民众痛苦不已（炎上作苦）；滥伐树木，修造建筑，会使人民感到心酸（曲直作酸）；过度地开采矿物，并进行冶炼与铸造，则会使百姓非常辛苦（从革作辛）；而大力发展农业经济，做好种植与收获的工作，则会使人民过上甘甜的生活（稼穑作甘）"。

▶ 五行的含义

"五",指的就是木、火、土、金、水这五种物质。"行",本义为走路、行走,实为运动之意。

早在几千年前的古人已经发现,世界是物质的,所有物质都是以运动的形式而存在的,故而,五行,说的就是木、火、土、金、水这五种物质的运行。

既然五行是五种物质的运行,那么,它们靠什么运行?

东汉末年的经学大师郑玄说"行者,顺天行气也",其意就是说这五种物质是依循本身固有的规律而自然运行。这里又出现了一个问题:五种物质本身固有的规律是什么?

无巧不成书,前面谈的"水曰润下,火曰炎上,木曰曲直,金曰从革,土爰稼穑"也正好是五种物质的运行规律。

生活当中,我们知道,做事,不但要做还要做到位。中医之理就是生活之理,"水曰润下,火曰炎上,木曰曲直,金曰从革,土爰稼穑"说的就是这五种物质的正常运行且到位的规律。

水曰润下:润,是滋润,而滋润实为向里运动;下,是向下,所以水的运行规律是因润而下,不但具有向下之运行规律,且还要达下才算到位。

火曰炎上:炎,是一个会意字,从二火,它本义为火苗升腾,实为向外;上,是向上。炎上,就是说火苗向外、向上的运动。所以,火的运行规律是因炎而上,不但具有向上之运行期律且达上才算到位。

木曰曲直:曲,是弯曲,直,是顺直。把弯曲弄顺直则是顺畅生长之意,所以,木的运行规律就是顺畅生长。

金曰从革:从,甲骨文字,象两人紧跟而行,是随行、跟随之意,后引申为顺从;革,是个象形字,本义为去毛的兽皮,后引申为改革、改变。从革,即顺从需要而改变,有清除旧有之意,所以,金的运动规律是顺从需要而改变,清除旧有。

土爰稼穑:爰,甲骨文字,像两手相援引;稼穑,《毛传》解释说:"种之曰稼,敛之曰穑",也就是说种植为稼,收获为穑。所以,土爰稼穑,就是说在土的援引之下,种植和收获交替进行。由于种植和收获是基于土的存在而化生的,故而,古人就把具有化生、生新这一运动都归属于土。

看看世间万物,都具有化生、生长、向上或向下、向里或向外、最后改变而被清除这一变化过程。而化生是土的运行规律,生长为木的运行规律,向上、向外为火的运行规律，向下、向里为水的运行规律，顺从改变而被清除为金的运行规律。所以，五行不但能表达事物和现象某一个时间段的运动特点，更能概括事物和现象的产生、发展、衰退、消亡的运动过程。

古人很有智慧，用五个字就表示了万事万物的运动特点，这种高度概括很是了不起。

比如对树木而言，种子变为树苗，属"土"；树苗开始生长，属"木"；向上向外的长高和长大，属"火"；向里向下的萎缩老化，属"水"；最后的死亡分解，属"金"。

看到这里，也许有人会问，我们知道这五种物质的运行规律有什么意义？

人和"自然"比较起来，简直渺小的可怜，如果人执意要改变"自然"，真如蚂蚁伸腿想绊倒大象一样的愚蠢。适者生存，这是很多人都认可的定律。生活当中，好多人也都在说"识时务者为俊杰"，故而，当人在遵循自然规律而生活的时候，"自然"与人类都"舒服"，这就是我们常说的"双赢"。一旦违背了自然规律，其结果就是人类遭殃。具体的事例，就不用我说了，网上搜一下，多的是。

由于所有的物质都是以运动的形式而存在的，所以，人的生活也处在运动当中。当人的生活刚好和自然规律一致的时候，人会安康自在，一旦人的生活和自然规律相违背，则疾病出焉。比如一年之计在于春，中国的春季始于立春，止于立夏。这个季节，对应于"木"，大自然的阳气顺畅升发，春意盎然，生机勃勃。此时，人们也要顺应自然界的规律，晚睡早起，起床后要全身放松，在庭院或者公园中悠闲地散步以舒畅自己的情志。如果此时还是"晚起"而赖在床上，必然不利于身体机能的正常发挥，而出现更多的"春困"。

火性炎上，冬天，当一个人的下身穿得很暖和的时候，这个人就不大会感觉到冷，即使上身穿的衣服较为单薄也没关系。但假如这个人的裤子很薄或者穿的是单鞋而非棉鞋，此时，则会感到特别的冷。原因就是下面的"火"不足。

临床上，对于腿脚发凉、上身怕冷的人，根据"火性炎上"的特点，在脚底部涌泉穴位处进行艾灸或者火疗，效果真的很不错。

▶ 五行字义的延伸

和阴阳两个字一样，由于在龟甲、骨头上的写作不便，所以，五行中的金、木、水、火、土就有了其他更多的延伸含义。

人们认识到自然界中不只存在有物质，更存在有现象，由于现象是由物质的运动产生的，所以，把五行的含义进一步延伸，通过取类比象，对所有的事物和现象进行归纳，这就是我们现在所谈的金、木、水、火、土。也就是说，现在所说的"五行"已经不是五种物质含义的"五材"了。

木的运行规律为顺畅生长，延伸之后，人们就把具有生长、升发、条达舒畅等作用或性质的事物和现象都归属于木。

由于炎还具有向外的运动态势，所以，火的运行规律也有向外之义，故而，火的运行规律为向外、向上。火性温热，延伸之后，人们就把具有温热、向外、向上等作用或性质的事物和现象都归属于火。

土的运行规律为生新，延伸之后，人们就把具有化生、生新等作用或性质的事物和现象都归属于土。

金的运行规律为顺从改变、清除旧有，延伸之后，人们就把具有清洁、消除等作用或性质的事物和现象都归属于金。

由于润还具有向里的运行态势，所以，水的运行规律也有向里之义，故而水的运行规律为向内、向下。水性寒凉，延伸至后，人们就把具有凉寒、向内、向下等作用或性质的事物和现象都归属于水。

拿一年的时间来说，中医上分为五季：春、夏、长夏、秋和冬，春天，万物苏醒，顺畅生长，所以，春天属木；夏天，气温升高，同于火性，所以，夏天属火；长夏，为热转为凉的季节，而凉的产生就相当于土的"生新"，所以长夏属土；秋天是农作物成熟的季节，人们顺从自然的恩赐而收获，之后，旧有的农作物被清除，所以秋天属金；冬天，天气寒冷，气温下降，"寒则收引"，等同于向下、向内的"运行"，所以，冬天属水。

再拿方位来说，有东、西、南、北、中之别，东方是太阳升起的地方，和木的生发一样，所以，东方属木；西方，是太阳降落的地方，降落，就是太阳的消失，和"被清除"一样，所以，西方属金；南方气温高，和火的特性相似，所以，南方属火；北方寒冷，气温低，和水的特性相似，所以，北方属水；不管是从南到北的气温差异，还是从东到西的太阳升落，都要经过中间的"化生"，而"化生"为土的特性，故而，中，就属于土。

▶ 五行之间的关系概述

世间的任何一个事物和现象都不是孤立存在的，而是与其他的事物和现象紧密联系的，而它们之间的联系，靠的就是五行的相生相克关系。

一、相生

生，本意是指新事物成长到一定程度（量变），打破其原有的平衡状态，突破重重障碍而展现出新的面貌（质变）。也就是说，量变为生，量变到质变也为生。

相生，就是指一事物或现象对另一事物或现象具有促使其改变的作用。

五行相生的次序是：金生水，水生木、木生火、火生土、土生金。

只要我们理解了"生"是促使量变或质变，就能很好地理解五行之间的相生关系。

1. 物质层面上的相生关系

①金生水：就是说矿物质可以改变水质。

②水生木：就是说在水的灌溉之下，树木能更好生长。

③木生火：就是说在火里加木材，可使火更旺。

④火生土：就是说火可以改变土质。如森林大火之后，其土质会发生改变；砖头的制作，更是火的杰作。

⑤土生金：就是说土质决定着矿物质的成分与含量。

2. 归属含义层面上的相生关系

①金生水：金的特性是清除，水的特性是向里，更多时候，只有清除，才能向里向下，比如削铅笔，削，是清除的过程，削了之后，铅笔出现了"向里向下"的运动，这就是金生水。

②水生木：没有里面下面东西的充养，植物不可能顺畅生长，这就是水生木。

③木生火：顺畅生长是向上向外长，越生长则越向上向外，由于生长是木的运行特点，向上向外是火的运行特点，所以说木能生火。

④火生土：向上向外会产生变化而化生新的东西，比如植物的生长，向上向外之后就会有新的枝叶等。而向上向外是火的特点，化生、生新是土的特点。所以说火能生土。

⑤土生金：化生新事物之后，旧有的事物自然就被清除，如新中国成立之后，封建旧中国自然就不存在了，所以，化生可以助推旧有事物或现象的清除。由于化生是土的特性，清除旧有是金的特性，所以说，土生金。

这里，多说一点，就是在记五行相生顺序的时候，可用按照一年五季来记：春属木，夏属火，长夏属土，秋属金，冬属水，由于春下来是夏，所以可用记忆为木生火，以此类推，就是火生土，土生金，金生水，水生木。

二、相克

克，是象形字。从甲骨文字形来看，下面像肩形，上面是物体。整个字形的意思是人扛物。所以，克的本义为胜任的意思。延伸之后，则是克制、制约之意。

所以，相克，是指这一事物或现象对另一事物或现象的生长或功能具有抑制和制约作用。

五行相克的顺序是：金克木、木克土、土克水、水克火、火克金。

1. 物质层面上的相克关系

①金克木：矿物质类可以捣毁树木。

②木克土：树根的力量强大，能突破土的障碍而生长。

③土克水：水来土挡，土能防水。

④水克火：着火了怎么办？喷水啊。看看消防车的功用就可以知道。

⑤火克金：矿物质因火而改变，即使金子也不例外。

2. 归属含义层面上的相克关系

①金克木：生长在清除的作用下就会停止，如草木生长之后，我们不停地割除，试想，您还能看到正常的生长现象吗？不能。这就是金克木。

②木克土：土的特性是化生，要防止化生，就要不停地顺畅调达。比如要防止树干在生长的过程中生化出新芽，就要让树干顺畅条达的向上生长。这就是木克土。

③土克水：水有滋润、向下的特性，一旦有了"化生、生新"的存在，则水的特性就会改变。比如：一个东西从楼上掉下来了，其方向是向下的，这是水的特性，此时，一个人用手接住了这个东西，产生了新情况，这是土的特性，此时，向下的运动就不复存在，这就是土克水。

④水克火：火性向上，而水性向下，在向下的作用下，向上的不能向上，这就是一种制约。比如一个人正在向上爬梯子，可下面有两条狗咬住其脚而往下拉，试想，这个人还能正常的往上爬吗？不能。这就是水克火。

⑤火克金：向上向外是火的特点，顺从改变、清除旧有为金的特点。

人们砍伐树木，属金；过段时间，树木又向上长出新芽，新芽又继续向上向外生长，这属火，有火的运行特点存在，金的"清除"现象慢慢地被遮掩，所以说，火能克金。生活当中我们养花卉，为了顺从我们的意思而剪枝修理以造型，过段时间，又向上向外长出现生长，这也是火对金的制约。公路边的冬青树，为了整齐平直，我们就修剪，但过段时间，又向上向外生长，由于"整齐平直"是"顺从（人们的意思）而改变"，但"向上向外"能制约这种改变，这就是火克金。

三、五行之间的生克制化关系

由于五行之间存在着相生相克的联系，所以，对于五行中的任何"一行"来说，都存在着"生我""我生""克我""我克"四个方面的关系。

"生我"和"我生"在《难经》中比喻为"母"和"子"的关系。"生我"者为"母"，"我生"者为"子"，所以，五行中的相生关系又称为"母子"关系。如以金为例，由于土生金，"生我"者为土，所以土为金之"母"，金是土之"子"；而金生水，"我生"者为水，所以金又是水之"母"，水又是金之"子"。

"克我"和"我克"，还是以金为例，由于金克木，所以，"我克"者是木；由于火克金，所以，"克我"者是火。

五行，之所以能够保持动态平衡，就是因于"制化"调节的作用。"制"，是制约；"化"，是化生。所谓制化调节，就是指五行在正常状态下，通过相生和相克的相互作用而产生的调节作用，又称为"五行制化"。

首先，从五行的整体作用可以明显看出，任何两行之间的关系并不是单向的，而是相互的。五行之中任何一行都具有生我、我生、克我、我克四方面的关系，所以才能保证"制化"关系的正常。

木能克土，土能生金，金又能克木，从而使木不亢不衰。

火能克金，金能生水，水又能克火，从而使火不亢不衰。

土能克水，水能生木，木又能克土，从而使土不亢不衰。

金能克木，木能生火，火又能克金，从而使金不亢不衰。

水能克火，火能生土，土又能克水，从而使水不亢不衰。

可以看出，就是这种相反相成的生克制化关系，调节并保持着事物之间的相对协调和平衡。如果五行的生克制化遭到破坏，就会出现不正常的相克现象，这就是相乘或相侮。

"乘"，是以强凌弱的意思，相乘，就是说五行中的某"一行"对被克的"一行"克制太强，从而引起不正常的运动变化。

"侮"，是侮辱之意，本来是你克他，但现在由于他的强大而克你，这就是一种侮辱。所以，相侮，实际上是反克之意。

举例来说，对于木克土而言，如果土正常但木太强，则会出现木乘土的现象；如果木正常而土太弱，同样也可能出现木乘土的现象；如果木太弱而土过强，这时则会出现土反克木的现象，即土侮木。

由于五行是一个统一体，所以，乘和侮都可能同时出现，还是拿木克土来说，当木过强的时候就会乘土；金克木，木过强也会侮金。这就是乘、侮的同时出现。

▶ 五行在中医上的应用

首先，五行能给我们临证者提供战术指导，其次，五行能说明人体五脏的自然归属及其之间的关系，并能指导五脏病变的治疗。

一、提供战术指导

有人对中医中的五行攻击不断，不管出于什么目的，但是，其注定是以失败而告终，原因就是五行很实用，中医更实用。

攻击中医的人有一点就是"你看西医，治疗多规范，什么病用什么药基本固定的，有标准的，但是中医，十人十方，没有标准"，其实，这就是中医"以人为本"之体现。

看看生活，为了解决肚子饿的问题，我们有吃饭的标准吗？谁规定肚子饿的时候一定要吃面条或者米饭？拿同样吃面条来说，有吃面条的标准吗？多大的碗盛多少量？看看百姓做饭，炒同样的西红柿鸡蛋，西红柿放多少有标准吗？鸡蛋放几个有标准吗？盐放多少有标准吗？火的大小有标准吗？都没有。

中医之理就是生活之理，由于知识储备不同，看问题的角度不同，解决问题的方法也就不一样，这里，我们通过病例来谈五行的临床应用，就可以说明"十人十方"的存在是正确的（当然，乱用药的情况，我们不谈）。

积食，我们基本都听说过，更多的人大概也亲身经历过。对于积食治疗，不同大夫有不同的考量。

可以用火行法治疗：一吐了之，从上面的口吐出之后，积食消除，人体安康。

可以用水行法治疗：积食在中焦，用导滞泻下法治疗之后，积食消失，人体安康。

可以用木行法治疗：虽然胃以降为顺，但四散也可以顺畅，用陈皮等理气药顺畅之后，积食消失，人体安康。

可以用土行法治疗：新的不来，旧的不去，用健脾生新法治疗之后，积食消失，人体安康。

可以用金行法治疗：中医里的消食药，就具有"清除"积食作用。

当然，更可以多法齐用。这里，我们先不说选用的药物不同，剂量不同，单这些治法就有好多。

五行提供的战术，就是让我们在临证时根据病人具体情况而选用不同的治法。

中医的治法，有汗、吐、下、和、温、清、消、补，其中，温和清是针对病性而言的，汗、吐两法，为火行治法；消法，为消导致法，既有向下的运行特点，也有四散的运行特点，也有清除的运行特点，故而，消法中就包含了水行之法、木行之法和金行治法；补法为土行治法。也就是说，我们常用的治法都是遵循五行特点的，不过，也许很少有人理论化而已。

当然，和阴阳辨证一样，五行辨证也是很不错的，也具有简单实用性。比如过来一个患有便秘的人，该清除的没有清除，就是金行出问题了，这时，需顺应自然，助金清除，使用中医上的通便药即可（由于我们这里没有谈到寻根诊断，故而也就不谈寻根治疗）；手指麻木，直接诊断就是气血不足，为土的生新出现了问题，这时采用放血的办法"除旧迎新"；腿肚子发胀，是气郁所致，从五行的角度来说，是木行出现了问题，不能顺畅气机所致，这时，就可以采用理气的办法来治疗等。

在中医上，五行不仅能说明人体五脏的自然归属，更能说明五脏之间的关系，它在人体的病理、诊断和治疗上都有很强的实用性。

二、五脏的自然归属

中医上有段话："肝升于左，肺降于右，心布于表，肾治于里，脾胃运行于中焦。"对五脏而言，肝之升和木的生发相应，故而，肝属于木；肺之降和金的清洁、消除相应，故而，肺属于金；心的向外发散和火的炎上相应，故而，心属于火；肾的向里摄纳和水的相里运动相应，所以，肾属于水；中焦脾气运行，产生气血，和土的生新运动相应。

和阴阳的属性归属一样，凡是同一属性的事物和现象，都存在着相关的联系。如《素问·阴阳应象大论》中就谈到"东方生风，风生木，木生酸，酸生肝，肝生筋"等等，就是把方位的东和自然界的风、木以及酸味的物质都和人体中的肝联系起来了。

下面就是与五行相关的联系图。

五行	五脏	六腑	季节	情绪	五官	五味	形体
木	肝	胆	春	怒	目	酸	筋
火	心	小肠	夏	喜	舌	苦	脉
土	脾	胃	长夏	思	口	甘	肉
金	肺	大肠	秋	悲	鼻	辛	皮毛
水	肾	膀胱	冬	恐	耳	咸	骨

图1　五行相关联系图

掌握知识的目的就是为了应用，现在已经知道了五行的归属，那么，我们就可以应用这些知识来解决能解决的问题。

1. 同性相补

"人禀天地之气而生"，人和自然是紧密联系的，所以，我们就可借助自然界中的物质来补养身体。比如，一个人得了肝虚之证，怎么办？肝属木，而东方也属木，所以，这个人就可以到东方的海边来休养；风也属木，这个人要经常透透气而适当让风吹吹；树木当然属木了，这个人也要经常在树木林郁的地方多呆呆；酸味属木，这个人可适当地多吃一些酸味的食物，如西红柿等；春天属木，这个人在春天的保养至关重要，等等。单纯性就这个问题而言，通过这些办法，身体会很快康复。

2. 同类不同属的也有生克关系

拿味道来说，五味分属五行，由于五行之间有生克制化关系，故而，五味之间也有生克制化关系。吃苦瓜之前先用盐水浸泡，苦味会变淡；喝中药之后，苦味难以消失，用盐水漱口，立刻缓解等，都是由于水克火的缘故。

三、五脏之间的关系

五行之间有生克制化关系，所以，五脏并不孤立，它们之间也有生克制化的关系。

水生木，就是说肾能促进肝的功能发挥；木生火，就是说肝能促进心的功能发挥；火生土，就是说心能促进脾的功能发挥；土生金，就是说脾能促进肺的功能发挥；金生水，就是说肺能促进肾的功能发挥。

水克火，就是说肾能制约心的功能发挥；火克金，就是说心能制约肺的功能发挥；金克木，就是说肺能制约肝的功能发挥；木克土，就是说肝能制约脾的功能发挥；土克水，就是说脾能制约肾的功能发挥。

生理情况下，由于生克关系的存在，五脏之间保持着相对的平衡，在病理情况下，疾病也可以按照五脏的生克关系而发生传变。

1. 相生关系传变

相生关系的传变，包括"母病及子"和"子病犯母"两个方面。

①母病及子：是指疾病的传变，从母脏传及子脏。如肾属水，肝属木，水能生木，因生我者为母，我生者为子，故而，肾病及肝，就是母病及子。

②子病犯母，又称为"子盗母气"：是指疾病的传变，从子脏传及母脏。如肝属木，心属火，木能生火，心病及肝，就是子病犯母，或称为子盗母气。

当疾病按照相生关系母病及子传变时病情较轻，如《难经经释》说："邪扶生气而来，虽进而易退"；若以子病犯母时传变时则病情较重，如《难经经释》说："受我之气者，其力方旺，还而相克，来势必甚。"

2. 相克关系传变

相克关系的传变，包括"相乘"和"相侮"两个方面。

①相乘：是相克太过为病。相克太过，有两种情况：一种是一脏的功能过强，而致被克的一脏受到过分的制约；另一种情况就是被克的一脏功能太弱，不能受任"克我"之脏的制约，而出现相对制约太过的情况。如以金和木的关系来说，前者是"金乘木"，后者是"木虚金乘"。

②相侮：又称反侮，即是相克的反向而致病。相侮的形成也有两种情况：一种是由于一脏功能太强，不仅不受"克我"的一脏所制约，反而对"克我"的一脏进行反制约；另一种情况就是由于一脏的功能低下，丧失了制约对方的能力，反而受到"我克"一脏的制约，从而导致反克情况出现。这两种相侮的原因虽然不同，但结果都是一脏的不足和一脏的太过。

当疾病的发展按照相克规律传变时，相乘时的病情较重，如《难经经释》说："所不胜，克我也，脏气本已相制，而邪气扶其力而来，残削必甚，故为贼邪"；相侮时的病情较轻，如《难经经释》说："所胜，我克也。脏气受制于我，则邪气不能深入，故为微邪。"

四、五脏病变的治疗

根据五行的生克制化关系，我们可以确定治疗原则。

1. 根据相生关系确定治疗原则

根据相生关系确定的治疗原则就是补母和泻子，即《难经》中谈到的"虚则补其母，实则泻其子"。

补母，主要用于母子关系的虚证。如肝虚之证，我们就要补肾，这是因为肾水能生肝木；肾虚之证，我们就要补肺，这是因为肺金能生肾水；肺虚之证，我们就要补脾，这是因为脾土能生肺金；脾虚之证，我们就要补心，这是因为心火能生脾土；心虚之证，我们就要补肝，这是因为肝木能生心火。

泻子，主要用于母子关系的实证。生活当中，人们做事比较圆滑，围魏救赵的故事我们都听过，这是没办法打击强大敌人时的一种方法。同理，当"母"太强大，我们感觉战胜不了，这时，我们可以通过打其"子"来消耗"母"的实力。这就是"实则泻其子"。

2. 根据相克关系确定治疗原则

相克，就是相制约。虽然临床上由于相克规律的异常而出现的病理变化有相克太过、相克不及和反克几种，但总的来说，只有强和弱两个方面，即克者属强，被克者为弱，所以，根据相克关系确定的治疗原则就是抑强扶弱。

抑强，可用于相克太过。如肝旺克脾土而出现的病症，我们就要抑肝。

扶弱，可用于相克不及，如肝虚木不疏土而导致的病症，我们就要补肝。

根据这些治疗原则，可以指导我们用药，也可以指导我们进行精神疗法。精神疗法主要用于情志疾病，情志生于五脏，五脏之间有着生克关系，所以情志之间也存在着这种关系，而我们就可以利用这种关系来治疗情志病症。

①悲为肺志，属金，怒为肝志，属木，由于金能克木，故而，悲可以制约怒。

②恐为肾志，属水，喜为心志，属火，由于水能克火，故而，恐可以制约喜。

③怒为肝志，属木，思为脾志，属土，由于木能克土，故而，怒可以制约思。

④喜为心志，属火，悲为肺志，属金，由于火能克金，故而，喜可以制约悲。

⑤思为脾志，属土，恐为肾志，属水，由于土能克水，故而，思可以制约恐。

我们熟知的一个例子，就是范进中举之后，狂喜不已。什么事过了头就成了病，中举是好事，喜是应该的，但过头的狂喜，就是病态，怎么办？老丈人的一个巴掌就够了。因为恐制约着喜，巴掌抡起来，范进害怕了，喜也就得到了制约，狂喜之病也就好了，这就是以情治情的具体应用。

附 五行学说在临床上的具体运用

中医学里引用了五行学说，成为基本理论之一。今天谈的只是关于生克关系在临床上的具体应用。通过实际问题，可能有助于进一步对理论的探讨。减少一些不正确的看法和不惬意的用法。

五行学说，本来以相生相克的规律说明自然界事物之间的相互关系。临床上运用五行学说，主要也是解释人体内脏的相互联系及生理、病理的复杂变化，从其正常和不正常情况下所反映的现象，作为推断病情和确定治法的依据之一。为此，临床上具体运用五行学说，首先要注意两个方面。

一是必须以内脏为基础，离开了内脏活动的真实反映来谈五行，便会落空。

二是必须依据病因和病情的发展，在辨证施治下适当地运用五行学说，否则也是不切实际的。

事实表明，医学上既然将五行分属内脏，临床应用就不能离开内脏来谈五行。内脏发病的病因不同，演变不同，离开了内脏疾病的本质和变化，刻板强调五行生克，显然是理论脱离了实际。

人体内脏之间本来有一种调整的本能，表现为相依相存，相反相成，保持其活动均势是为正常现象。反之，当生不生，当制不制，或相生不及，相制太过，以及其他紊乱现象，都为病征。在这种情况下运用五行生克规律来治疗，也有几个大法。

一、五行生克大纲

1. 补母，用于相生不及

如肾虚影响肝脏亦虚，称为水不生木，治以滋肾为主，或者肝虚影响肾脏亦虚，称为子盗母气，也在补肝的同时补肾。这些虚证利用母子关系治疗，即所谓"虚则补其母"。

2. 泻子，用于母子关系的实证

如肝火偏旺，有升无降，可用泻心方法，所谓"实则泻其子"。

3. 抑强，用于相克太过

如肝气横逆，犯胃克脾，称为木克土，反为土克，称为反克。亦叫相侮，如脾胃壅滞，影响肝气调达，当以运脾和胃为主。是主因消弱，则被制者的机能自然易于恢复。

4. 扶弱，用于相克不及

如肝虚壅滞，影响脾胃健运，称为木不疏土，治宜和肝为主，兼于健脾。以加强双方的机能。

这里说明生克关系是两方面的，运用这规律来治疗，必须双方考虑，又必须分清主次。假如认为相生是母子关系，而重视其母、忽视其子，或在相克的现象下，重视克者，都是不够全面的。例如水不生木，用滋肾养肝，木横克土，用疏肝健脾和平肝和胃，均是生者与被生者与克者于被克者结合治疗。在滋养肝肾中如果水不生木，则以肾为主，子盗木气，则以肝为主，同样的疏肝健脾、平肝和胃，由于木横克土，以疏肝健脾平肝为主；倘因土反侮木，便以运脾、和胃为主，均有一定的主次。

此外，临床上掌握病情，制止其发展和促进其复原，也能运用五行生克规律来治疗。比如见到肝实证有克制脾胃的倾向，就应先健脾胃，使脾胃不受损害，痊愈较速。又如肝虚久不复原虽然肾脏不虚弱，也可结合滋肾，加强肝脏的恢复。这种利用生克来防治，必须根据具体情况是否需要来决定；如能直接解决，就不必要强调生克，牵制到其他方面。

以上是临床上运用五行生克的大纲大法。现在再分相生和相克两个方面来谈其具体运用。由于经验缺乏，存在一些空白点，请补充和指正。

二、五行生克的临床应用

1. 相生规律在临床的应用

五行相生系一种正常的生理现象。临床上运用这规律来治疗，多属于母虚累及其子，其次是子盗母气，再次是单纯子病，均可利用母子关系加强相生力量。所以相生的治法主要是掌握母子关系，他的原则是虚则补其母。凡母虚累子先有母的症状；子盗母气，先有子的症状；如单纯子病，须有子虚久不复原的病史，这样三者的治法相似，处方就有主次之分。

（1）水不生木

即肾虚不能养肝。临床表现为肾虚为阴不足，多见耳鸣、腰酸、膝软、遗精；肝虚为血不足，多见消瘦、疲乏、目眩筋惕肉瞤。阴虚能生内热，血虚也能生内热，且易引起虚阳上扰，故进一步可出现颧红、潮热、手足心热、头晕、肢麻颤抖等证。脉象或见细弱，或见细数，或见细弦，舌质抑或淡或嫩红。这种肾阴亏耗不能养肝的证候，临床上常见的为肝风眩晕。张景岳曾说"眩晕一证，虚者居其八九，"主张用左归饮（地黄、山药、萸肉、枸杞、茯苓、甘草）；叶天士也明白指出"眩晕烦劳即发，此水亏不能涵木，厥阳化风鼓动"，常用滋阴潜阳法。除内伤杂症外，温病传入下焦，耗伤真阴时亦常出现眩晕,《温病条辨》用加减复脉汤（生地、白芍、麦冬、阿胶、麻仁、甘草），佐以甲煎（牡蛎）、二甲煎（牡蛎、鳖甲）、三甲煎（牡蛎、鳖甲、龟甲）。

此方法则：滋水涵木法，滋肾养肝法，滋补肝肾法，乙癸同源法。

常用药物：滋肾阴——生熟地、鳖甲、天冬、女贞子；养肝血——归身、白芍、制首乌、沙苑、阿胶、黑芝麻；熄风潜阳——龟甲、生牡蛎、石决明、珍珠母、天麻、菊花、钩藤、玳瑁。

（2）木不生火

即肝虚不能温养心脏，表现为血亏和生气不强，心血和心阳，心神衰弱，如消瘦、胆怯、心悸、惊惕、健忘、失眠、脉象细弱或结代或寸脉不静等。肝为藏血之脏，内寄相火，为肝的生发之气，心主生血而司君火，火明则神志清朗，这是木火相生的主要关系。故木不生火的心虚证，多见意志萧索，神情澹荡不收，补肝以养心，又当偏于温养，养心汤（人参、黄芪、白术、甘草、当归、白芍、肉桂、五味子、茯苓、远志、陈皮）用血药以补其体，气药以助其用，其中肉桂能温肝，亦能壮心阳，实为主药；用木生火来治疗心虚，侧重在肝阳虚弱。如果心阳虚弱而不属于木不生火的，应从本脏治疗，如复脉汤（人参、桂枝、阿胶、生地、麦冬、甘草、麻仁、姜、枣）便是。

处方原则：补肝养心法。

常用药物：养肝血——见前文；养心血——生地、麦冬、阿胶、枣仁、龙眼；温心阳——人参、肉桂、紫石英、五味子。

（3）火不生土

即心火或命门衰微，不能温脾。五行分配以火属心，但在临床上运用这规律，多指命门之火，也就是肾阳。脾为阴土，恶湿，以阳为用，阳虚则运化无权，所以火不生土的症状，在命火虚为畏寒、四肢不温。在脾阳虚为入食艰化，胀满、腹泻，或水湿积聚，小便不利，形成浮肿。因为肾阳和脾阳有密切关系，脾阳依靠肾阳来温养，所以脾肾阳虚证候以补肾阳为主，但既然同病，也不能忽视健脾。例如：真武汤（附子、白术、茯苓、白芍、生姜）治水气，就用了白术、茯苓、生姜的健中温脾；四神丸（补骨脂、吴萸、肉豆蔻、五味子、生姜、大枣）治五更泄泻，也用了肉豆蔻、生姜、大枣、温中补土。更明显地如《伤寒论》里理中汤（人参、白术、炮姜、甘草）治太阴病，加入附子为附子理中汤，便治少阴病，可见在温脾的基础上进一步温肾，是助火生土的正常治法。

这里必须说明一个问题，即心火和脾阳的关系。我认为这类实例在临床上并不少见，张仲景治痰饮病用苓桂术甘汤（桂枝、茯苓、甘草、大枣等），其中用桂枝的目的即在温心阳以助脾阳健运，故温命火用附子，温心阳用桂枝。《本草疏证》论桂枝有六种用法：和营，通阳，利水，下气，行瘀，补中。这些作用都与心脏有关，尤其是用于补中法，含有火生土的意义。假如忽视了这方面只将火不生土认作脾肾关系，从整个五行生克规律来讲，就很难说通了。

处方原则：益火补土法，温肾健脾法，温补脾肾法，通阳健中法。

常用药物：温肾阳——熟附片、肉桂、巴戟天、胡芦巴、仙茅、益智仁、补骨脂、鹿茸；温心阳——见前文，温脾阳——白术、干姜、砂仁、肉豆蔻。

（4）土不生金

即脾胃虚弱，不能滋养肺脏。脾和胃的功能不同，但作用是统一的，故在土虚证上往往并提。脾胃虚弱为食呆、消化不良、大便溏泄；肺虚则为气短、干咳，或吐黏痰，或痰中带血。这些证候常见于肺痨后期，此时补肺气易生胀满，养肺阴又虑增加腹泻，只有侧重脾胃用甘平补中一法，使后天生气充沛，则肺脏可得到滋养。用参苓白术散（人参、白术、茯苓、山药、扁豆、苡仁、甘草、陈皮、莲肉、砂仁、桔梗），方内山药、扁豆、苡仁等不仅补脾，也能补肺，同入肺脾两经，至于一般所说的肺脾两虚证，多指气分不足，且多由中气虚弱引起。表现为行动少气乏力，语音低微，表虚多汗等，与土不生金有区别，当用李东垣调中益气汤（黄芪、人参、白术、甘草、当归、白芍、五味子、陈皮、升麻、柴胡），即补中益气汤加入白芍、五味子补肺敛气。

处方法则：培土生金法，补养肺脾法。

常用药物：脾胃中气——党参、白术、山药、扁豆、炙甘草、红枣；补肺气——人参、白术、五味子、冬虫夏草；养肺阴——北沙参、麦冬、百合、石斛、玉竹、梨膏。

（5）金不生水

即肺虚不能输布津液以滋肾。临床表现为肺肾阴虚，兼有内热，如气短、干咳、口渴、小便短赤、腰膝酸软等。治宜百合固金汤（百合、生熟地、麦冬、玄参、当归、白芍、贝母、桔梗、甘草）补肺滋肾。也有肾阴亏耗，虚火上炎，因肺热津燥，亦金不生水的现象。这是其本在下，其标在上，当以滋肾为主，方如八仙长寿丸（生地、山萸、丹皮、山药、茯苓、泽泻、麦冬、五味子）即六味地黄丸加麦冬、五味子补肺。正因为肺肾相互影响，治疗又相互照顾，所以又称金水相生。《时病论》里治肺肾两亏，用人参、麦冬、五味子补肺敛肺，知母、玄参清肺又能滋肾，并以甘草协和诸药，谓有金能生水，水能润金之妙，便是例子。

临床上常用开肺以利小便，乃指肺与膀胱的生理关系。肺为水之上源，膀胱为水之下流，肺气宣畅则三焦通调，水道自利，不同于相生意义，不能引用金生水来解释。

处方原则：补肺滋肾法，滋养肺肾法，金水相生法。

常用药物：养肺阴——见前文；滋肾阴——见前文。

2. 相克规律在临床的应用

相克与相生同样是一种生理现象，病症上所说的相克，包括相克太过，相克不及和反克现象，故有虚实复杂的症状出现。总的说来，分强弱两面，即克者属强，表现为功能亢进，被克者属弱，表现为功能衰退。因而治疗上采取抑强扶弱的手段，并侧重在制其强盛，使弱者易于恢复。另一方面强盛而尚未发生相克现象，必要时也可利用这个规律，预先加强被克者的力量，以防止病情的发展。

从疾病的发展变化来看相克，并不是前后都一致的，例如鼓胀病，他在整个病症中所出现的证候，便包括了木横克土、木不克土和土反侮木等现象，治疗上虽然不离肝脾肠胃，治法上就有很大出入。说明临床上运用相克时，不能固执一端，一成不变。

（1）木横克土，木不疏土，土反侮木

木横克土即肝旺脾弱。肝旺多指肝气太强，表现为头胀、胁痛、胸闷太息，少腹胀。脾弱包括胃气阻滞，如食呆，脘痞胀痛，频繁嗳气和矢气等。由于肝旺多指肝气横逆，治疗常用疏肝理气为主，结合健脾和胃，方如柴胡疏肝散（柴胡、白芍、川芎、枳壳、香附、陈皮、甘草、生姜）、调气汤（香附、青陈皮、乌药、木香、藿香、砂仁、甘草）和沉香降气汤（沉香、香附、延胡、金铃子、砂仁、甘草）。木克土的证候以肝气犯胃为多，并因胃影响及肠，胃痛中的气痛，常因恼怒后肝气所引起，刘草窗的痛泻要方（白芍、陈皮、白术、防风）目的亦为泻肝和胃而疏肠中气滞。因此，本证在临床最为多见，一般称为肝胃不和。

木不疏土，由肝气郁结所致。肝气失其条达，影响脾胃功能迟钝，出现精神抑郁，胸胁满闷，食少艰化，腹胀，大便或秘或溏等症状。治宜疏肝健脾，用逍遥散（当归、白芍、柴胡、白术、茯苓、甘草、煨姜）亦可加入枳壳、陈皮和胃。治疗肝气和肝郁，虽然同以理气为主，药物如柴胡等亦通用。但由于发病和病机不同，方剂的组成并不一样。

反克现象在肝和脾胃亦为多见常见，因有木之与土，此胜彼负之说。但一般土反侮木多有木郁不能疏土引起，亦即木不疏土的后果，且因后天生化力弱，肝血不充，产生肝火内郁，成为虚性亢奋现象，宜用化肝煎（白芍、青陈皮、丹皮、山栀、贝母、泽泻）。若由脾胃形成，则以湿热积滞为多，与肠亦有密切关系，当有导气汤（黄连、黄芩、当归、白芍、枳壳、槟榔、木香、大黄）加减。

处方法则：抑木扶土法，疏肝健脾法，平肝和胃法，调理肝脾法，理气畅中法。

常用药物：疏肝气——青皮、制香附、金铃子、香橼、柴胡、广郁金、玫瑰花、苏罗子、荔枝核；调脾胃中气——枳壳、陈皮、砂仁、蔻仁、佛手；化脾胃湿热积滞——黄连、半夏、木香、枳实、大腹子、大腹皮。

（2）土旺克水，土不克水，水反克土

土旺克水，即脾实耗伤肾阴，常见于胃有实热，即《伤寒论》少阴病用急下存阴的证候。但临床上惯称邪热伤阴，很少引用生克学说。

与此相反，土不克水是脾虚而水湿泛滥，成为水肿胀满。张景岳说："水为至阴，故其本在肾；水惟畏土，故其制在脾。"治宜温运脾阳，用实脾饮（白术、茯苓、干姜、生姜、红枣、甘草、豆蔻、大腹皮、厚朴、木香、附子、木瓜）为主。

水反克土为肾病影响脾脏功能，常见于水肿证，《内经》所谓"肾者胃之关也，关门不利，故聚水而从其类也。"用金匮肾气丸（附子、肉桂、熟地、山萸、山药、茯苓、泽泻、丹皮）温肾为主，结合胃苓汤（苍术、厚朴、陈皮、甘草、肉桂、白术、泽泻、猪苓、茯苓）以治标。

处方法则：急下存阴法，敦土利水法，温肾健脾法。

常用药物：泻胃热——大黄、玄明粉、枳实；温脾阳——见前文；温肾阳——见前文；利水湿——茯苓皮、泽泻、车前子、冬瓜皮、川椒目、猪苓、大腹皮、葫芦瓢、生姜皮、通草。

（3）水旺克火，水不克火，火反克水

水旺克火即肾阴郁遏心阳，表现为水气上逆，先有脐下悸，再见胸闷心悸，奔豚证即属这一类，宜桂枝加桂汤（桂枝、白芍、甘草、姜、枣）；如果水气内停，命火衰微不能气化，不见心气虚弱症状的，当用真武汤（附子、白术、茯苓、生姜、白芍）温肾利水。

水不克火是肾阴不足，心火偏旺，症见遗精腰痛，心烦失眠，宜滋肾清心，用黄连阿胶汤（黄连、阿胶、黄芩、白芍、鸡子黄）加生地。这里应注意两个问题：一是水属北方，火属南方，所以黄连阿胶汤也称补北泻南法。但本方主要着重在心脏本身血虚火旺，如有肾虚症状，宜加入滋肾药。二是肾为水火之脏，肾阴虚亦能使相火偏旺，出现梦遗、耳鸣、喉痛、咽干等症，也称水不制火，宜用滋阴降火的知柏八味丸（生地、山萸、山药、丹皮、茯苓、泽泻、黄柏、知母）。这种属于一脏本身水火的偏盛偏衰，不能与五行生克的水不克火混为一谈。

火反克水：与水不克火往往互为因果，治法无多大出入。临床上又对一般热盛伤阴，惯常称作水不制火，意义有别。

处方法则：通阳制水法，扶阳逐阴法、滋阴降火法，补北泻南法，养阴清热法。

常用药物：温心阳——见前文；温肾阳——见前文；清心火——黄连、竹叶、焦山栀、莲子芯、灯心；清命火——黄柏、知母。

（4）火旺克金，火不克金，金反克火

火旺克金即心火消烁肺脏气阴。心肺同居上焦，心火上炎，易使肺热伤津，如火嗽证咳嗽痰稠，咽喉不利，用黄芩知母汤（黄芩、知母、山栀、杏仁、贝母、桑皮、花粉、桔梗、甘草）。习惯上对于一般邪热伤肺，亦称火克金，应加区别。

火不克金是心阳不能温肺，属于肺寒证候。《内经》上说"心移寒于肺，肺消，饮一溲二"，《金匮要略》上说："肺痿吐涎沫而不咳者，其人不渴，必遗尿，小便数，所以然者，以上虚不能制下故也，此为肺中冷"，均是心火衰微，形成肺气消索。心肺本为二阳脏，欲温肺金，当扶心阳，但宜温养，温润，不可偏于辛热，用温肺汤（人参、肉桂、干姜、甘草、钟乳石、半夏、橘红、木香）加减。

金反克火当为肺寒而影响心阳不宣，因临床上少见，从略。

处方法则：泻火清金法，清热润肺法，养心温肺法。

常用药物：清心火——见前文；清肺热——桑皮、马兜铃、川贝母、黄芩；温肺寒——款冬花、白石英、远志、百部。

（5）金旺克木，金不克木，木反克金

金旺克木即肺肃太过，肝气受制。临床上对于肝气证候常用肃肺佐治，所谓佐金平木，但单纯由肺形成的肝病并不多见，从略。

金不克木当为肺虚而引起的肝旺，临床上亦较少见。肺痨后期虽有出现，多与肾虚不能养肝有关。

木反侮金指肝火偏盛，影响肺气清肃，亦称木火刑金。表现为胁痛，口苦，咳嗽，痰内带血，急躁烦闷，脉象弦数等。此时肺脏亦热，当用化肝煎（白芍、丹皮、山栀、青陈皮、贝母、泽泻）加青黛、金沸草、瓜蒌、枇杷叶，亦可暂用龙胆草、芦荟以泻火。

处方法则：佐金平木法，泻肝清肺法。

常用药物：降肺气——金沸草、苏子、枇杷叶；清肝火——黄芩、青黛、丹皮、夏枯草、龙胆草、芦荟。

如上所述，临床上运用五行生克学说有其一定的范围和法则，主要是以内脏为基础，从其生理活动和病理变化来观察疾病的性质和传变，从而依据五行生克规律进行治疗。尤其是有些疾病需要用的就用，不需要用的就不用，不是所有疾病都可以从五行生克规律来治疗。正因为中医在临床上运用五行生克，是根据人体内脏的变化活动和相互的关系，并结合长期医疗中所积累的经验知识，因而有效指导了临床实践。有人指责中医用五行生克治病是玄学，这是毫无所知的谰言；还有人认为阴阳可存，五行当废，也是了解不够的看法。当然，少数人离开了实际，空谈五行生克，会使临床上失掉价值，必须加以纠正。

临床上运用五行生克，不是机械的，也不是简单的，比如水不涵木的证候，用滋养肝肾法，但有时因肝虚而累及其子或影响其所克者，又须照顾心火脾胃。再如水肿的形成，或由土不克水，或由火不生土，但已经水湿停留特别是出现泛滥现象的时候，必须利小便或以疏浚为急，不得墨守温肾健脾的常法。同时，疾病发生的原因有单纯有复杂，它的变化又与患者的体质及医护等有密切关系，因此，一般疾病的变化有次序，而在某种情况下，往往不依据这样或那样的次序传变。所以在临床上既要正确的掌握五行生克理论的规律，又要根据具体病情来辨证施治。

以上所谈的是我个人的一些临床体会，可能有些地方限制太严格。我认为作为一个规律来说，不妨掌握的严格一点。错误之处，欢迎批评指正。

（秦伯未先生1961年8月于北京中医医院的讲座讲稿）

附 五行的知识点记忆

一、五行本源

五行这两个字最早见于《尚书·甘誓》；水、火、木、金、土就是五行，首见于《尚书·洪范》。

二、五行的含义

五行，说的就是水、火、木、金、土这五种物质的运行。

水曰润下、火曰炎上、木曰曲直、金曰从革、土爱稼穑，说的就是水、火、木、金、土这五种物质的正常运行且到位的规律。

三、五行字义的延伸

把具有生长、升发、条达舒畅等作用或性质的事物和现象都归属于木。

把具有温热、向外、向上等作用或性质的事物和现象都归属于火。

把具有化生、生新等作用或性质的事物和现象都归属于土。

把具有清洁、消除等作用或性质的事物和现象都归属于金。

把具有凉寒、向内、向下等作用或性质的事物和现象都归属于水。

四、五行之间的关系概述

（一）相生

相生，就是指一事物或现象对另一事物或现象具有促使其改变的作用。

五行相生的次序是：金生水，水生木、木生火、火生土、土生金。

（二）相克

相克，是指这一事物或现象对另一事物或现象的生长或功能具有抑制和制约作用。

五行相克的顺序是：金克木、木克土、土克水、水克火、火克金。

（三）五行之间的生克制化关系

对于五行中的任何"一行"来说，都存在着"生我""我生""克我""我克"四个方面的关系。

"生我"者为"母"，"我生"者为"子"，所以，五行中的相生关系又称为"母子"关系。

相克关系中存在着"克我"和"我克"。

五行，之所以能够保持动态平衡，就是因于"制化"调节的作用。如果五行的生克制化遭到破坏，就会出现不正常的相克现象，这就是相乘或相侮。

相乘，就是说五行中的某"一行"对被克的"一行"克制太强，从而引起不正常的运动变化。

相侮，实际上是反克之意。

五、五行在中医上的应用

（一）提供战术指导

根据具体情况按照五行规律而选用适宜的治法。

（二）五脏的自然归属

肝属木，心属火，脾属土，肺属金，肾属水。

（三）五脏之间的关系

五脏之间也存在着相生相克关系。

病理情况下，相生关系的传变，包括"母病及子"和"子病犯母"两个方面。比较之后，"母病及子"传变，病轻，"子病犯母"也叫"子盗母气"，病重。

相克关系的传变，包括"相乘"和"相侮"两个方面。

相乘，是相克太过为病；相侮，又称反侮，即是相克的反向而致病。比较之后，相乘，病重；相侮，病轻。

（四）五脏病变的治疗

根据相生关系确定的治疗原则就是补母和泻子，即《难经》中谈到的"虚则补其母，实则泻其子"。

根据相克关系确定的治疗原则就是抑强扶弱。

根据这些治疗原则，可以指导我们用药，也可以指导我们进行精神疗法。

脏腑理论很实用

知其然还要知其所以然，虽然五脏的功能只有十个字，但是，每一脏和其功能的搭配关系。

▶ 脏

脏的本字是藏，是"藏"的后起分别字。藏，是一个形声字，臧声。它的本义是把谷物保藏起来。

生活当中，人要生存，要维持生命，就必须要进饮食和吸入外界的空气，而这个，就如同把谷物保藏起来一样，所以，人体是需要"脏"的。不过，旧的不去，新的不来，要正常地进饮食和吸入外界的空气，就必须要把饮食物被人体利用后产生的浊物代谢掉、空气被利用后产生的浊气排出去，故而，人体的脏，就是完成饮食物和空气的进入、利用、代谢和外排的。还有，人还需要把接收来的外界信息进行存储，这也是人体之脏的功能。

中医是以人为本的医学，古时候的"解剖学"没有发展起来的原因就在于此，故而，为了说明饮食物和空气的进入利用等有关问题，古时候的中医人就虚拟出来了"脏"。由此也可以知道，中医上谈的"脏"和现在西医上谈的"脏器"是截然不同的。

这个虚拟出来的"脏"，我们平时是看不见的，只有在它们发挥功能的时候，我们才能看见或者感知到。这个就和我们国家的最高权力机关一样，只有在它发挥功能，我们才能看见，才能感知到。

中医来源于生活，中医之理就是生活之理。中医认为，人体内的"脏"有五个，即心、肾、脾、肺和肝。除了心之外，其他四个脏都有一个肉月旁。如果我们把肉月旁去掉，剩余字的意思是：肾的繁体字写作腎，上面的"臤"有两种读音，一种是（qiān），另一种是臤（xián）。臤（qiān），是坚固的意思；臤（xián）古同"贤"。从贝，与财富有关。其本义为多财。

卑（bēi），古同"俾（bǐ）"，是一个形声字，从人，从卑。"卑"意为"替代物""代表物"。"人"与"卑"联合起来就表示"主人的代表"。所以卑的本义是门人、门役（代表主人站在门口为主人接客或传话）。

市（fú），古同"韍"，是一个形声字，从韦，从友（bò）。"友"意为"向上拖拉"，"韦"指皮革带子。"韦"与"发"联合起来就表示"向上拖拉（匣中之物）的皮革带子"。

干，是一个象形字。甲骨文字形，像叉子一类的猎具、武器，本是用于进攻的，后来用于防御。其本义为盾牌。

根据剩余字的意思，我们来分析一下这四脏的特点。

去掉肉月旁的肾，一个是坚固的意思，一个是多财的意思：要坚固，就要防止里面的东西流失，这就是固摄；要多财，就要把外面的财多多的往自己家里敛，这就是摄入。故而，我们就把"纳摄"功能给了肾。

去掉肉月旁的脾，是代表门人站在门口为主人接客或传话，这里有两个含义，一个是有客来，一个是代主人接迎传话。想想看，对于人体来说，什么是客？当然是饮食物了，因为空气是看不见摸不着的。代主人接迎传话，也就是说把饮食物中有用的东西要进行运送，故而，我们就把"运化"功能给了脾。

去掉肉月旁的肺，是表示"向上拖拉（匣中之物）的皮革带子"，也就是说其目的是从上而出。想想看，人体之中，正常情况下什么东西是从上而出的？对了，是浊气。所以，中医上才有"吸气在肾，呼气在肺"说法。故而，我们就把"排浊"的功能给了肺。

去掉肉月旁的肝具有盾牌之义，有防御的作用。想想看，要想很好的防御，就要善于调兵遣将，由于人体内的气具有防御作用，故而，我们就把调气的"疏泄"的功能给了肝。

下面，我们详细地谈一下这四脏的职能。

一、肾的职能

肾的功能，概括之后就只有两个字"纳摄"，只要我们理解了这两个字，就知道了肾的功能。

纳，就是纳入；摄，就是固摄。纳摄，就是说把体外的东西纳入体内并固摄体内之物使它们不得无故外出。

正常情况下，对人体而言，能进入体内的东西只有空气和饮食物，所以，肾的其中一个职能就是把外界的空气和饮食物纳入人体。

正常情况下，体内需要外出的东西只有大小便、汗液、精和浊气，这里就不谈女性的月经了。由于气体交换是每时每刻必须进行的事，浊气须要不停地外排才能给清气腾出地方，故而，浊气是不能被固摄的。用排除法，肾的另一个职能就是固摄二便、汗液和精等物质。

1. 肾主纳气

肾主纳气，就是说外界空气的进入靠的是肾。《类证治裁·喘证》上就明确地谈道："肺为气之主，肾为气之根，肺主出气，肾主纳气。"

如果肾的纳气功能下降，导致空气的进入量减少，则会出现呼多吸少证。反过来，如果在临床上见到呼多吸少证，其直接诊断结果就是肾功能下降，即我们常说的肾虚。这里要注意的是：所谓的呼多吸少，指的是呼气量正常，吸气量下降。看看生活当中的一些"老慢支（老年慢性支气管炎）"患者，很多人是自觉有出的气，没有进的气，这就属于中医的肾虚所致。

现在，我们可以通过《脏腑证治与用药》里面的一个病案来更进一步地理解肾虚不能纳气所致的病症。

刘某，男，56 岁，工人。1977 年 10 月 8 日初诊。

素有慢性支气管炎，近半月气短喘逆明显，咳嗽痰少，汗出，活动后诸症加剧，晨起颜面浮肿明显，夜尿频繁。舌质淡红，苔薄白，脉象虚弱两尺明显。胸透：两肺肺气肿。

辨证：久咳伤肾，母病及子，肾为气之根，肾虚不能纳气而生诸证。

治法：补肾纳气。

处方：都气丸加减：熟地、山药各 15g，山萸肉、泽泻、胡桃肉各 9g，茯苓 18g，丹皮、五味子、人参各 6g，蛤蚧粉 3g（冲）。水煎服，日 1 剂。

二诊：11 月 5 日。服药 23 剂，气短喘咳明显减轻，夜尿次数减少，全身较前有力。舌质淡红苔薄白，脉象细弱。

上方加川贝、冬虫夏草、炙杷叶各 9g，以 10 剂药的量，共为细末，炼蜜为丸，每丸重 9g，每服 1 丸，日 3 次，以巩固疗效。

3 个月后随访，服药后诸症逐渐减轻，过冬，气管炎亦未发作。

肾主纳气还有一层意思，就是摄纳体内之气使之不得外散。我们临床上见到的气脱证就是由于肾功能极度低下所致的。

没有无故的爱，也没有无故的恨。生病，也是有原因的，比如气脱证的出现，更多地是由大量出血而引起的。

在《福建中医医案医话选编》中谈到一个气脱证的案例，我复制过来以供大家参考。

郑子礼，30余岁。吐血后从头到颈汗出如雨，神志昏迷，不省人事。诸医均谓不治。余诊其脉，虚弱无力，均为气虚之故。

气为血之帅，气虚无以摄血，汗为血之余，吐血暴汗，则血亦虚，应大补气血。用当归补血汤加粉光参、龙骨、牡蛎、小麦、附子。方以参芪补其气，当归补其血，附子扶其阳，龙牡、浮小麦敛其汗，挽虚脱之象。连服三剂汗收人醒，继以人参养营汤加附子、黑姜以竟全功。

按：此例患者吐血之后，出现大汗如雨，昏迷，脉虚无力，可知为气随血脱，气血大伤之候。根据"善治血者，不求之有形之血，而求之无形之气"以及益气以摄血的理论，用参芪大补其气，以龙牡等敛汗并防气血之继续耗散，实乃治疗气随血脱之当务之急。故用之三剂而化险为夷。气血既失，续以人参养营汤加味，以善其后。

2. 纳饮食

饮食物的进入，实际上是在纳气功能的发挥下进行的。没有气的进入，饮食物是不可能进入人体的，想想看，在呼气的时候能吃进东西吗？还有，仔细感觉一下，每次较长时间的吞咽饮食物后是不是都是呼气？

由于气是人体内唯一具有自主运动性的物质，其余所有的物质都是随着气的运动而运行的。饮食物中营养物质的吸收也不例外，也是在气的进入运动下进行的。而气的进入本身就属"纳气"的范畴，由于纳气为肾主管，故而，营养物质的吸收靠的也是肾。

现在，我们应该可以知道为什么"三仙（麦芽、山楂、神曲）"是"焦"的其消食效果才好的原因了吧："焦"为黑色，黑色入肾，有补肾之功，而肾主吸收消化。

民间还有一个治疗消化不良的办法：伤什么食，就把什么东西烧焦了来吃，其道理是：黑为肾所主之色，黑色之物，能入肾，用烧焦之物来补肾，肾的纳气功能增强，不但能增强消化吸收功能，更能使胃中之物很快降，则胃胀胃痛缓解消失。不过，此种方法只可暂用，不可久用，原因就是烧焦的食物中含有致癌物。

在《名老中医之路》里，蒲志孝写到蒲辅周老先生时谈道：先父相当重视病人的客观反映，从中积累知识，他曾举一脾胃患者，腹胀、胸闷，不思饮食一个多月，形容消瘦，身倦。治疗多次无效，求他诊治。他套用古人消食导滞药如山楂、谷麦芽、鸡内金合阿魏丸，一剂后，病者未再求诊。一个月后在路上碰见，病人面色红润，形体也较前丰满。病者笑着说："上次您那药服后并没有什么效果。别人说伤了什么食，就把什么食物烧焦来吃，可以化积。我是吃海参得病的，因此我买了大海参，烧焦服后泻下黏涎不少，胸膈顿觉宽敞，没再服药就好了。"先父说："此事对我深有教益。病人讲真话可察知我们治疗上的正确与否。如果病者碍于情面，不讲真话，我们则以非为是，必然不能得到提高。伤于某种食物即以某种食物炭为引，大约是同气相求之理，几十年我用此法确有效果。"

蒲老的"同气相求"不过是一种猜测，但烧焦的食物食用后确实能帮助消化吸收，却是不争之理，这也正是补肾可以帮助饮食物消化吸收的道理。

临床上，当一个人不能吃饭的时候，我们就要从两方面来考虑：一是肾虚之极，纳气功能极度低下，以至于不能通过气把饮食物"吸"进人体，比如医院病房里面的危重病人，它们的不能吃饭其原因就在于此；二是中间有物堵塞，导致肾的功能不能正常发挥所致，比如咽部红肿、咽喉或食道部位的肿瘤阻塞等。

3. 固摄二便

肾主二阴，肾只要管好二便外排之口，使其收缩，这样，就能把二便固摄住了。

生活当中，好多人在特殊情况下憋尿或者欲大便但硬憋着的现象就是强迫着肾在更多地发挥功能。水能载舟亦能覆舟，如果憋尿力量较小、时间较短，则可以锻炼肾功能，使肾功能增强；一旦憋力太大或者憋的时间太长，那可就麻烦了，为什么？因为肾被严重地损伤了。这就像一个人背10kg重的东西跑一公里，没问题；如果让这个人背15kg重的东西跑一公里甚至一公里半，这是锻炼，也没问题；但是如果让这个人背50kg重的东西跑五公里，这可能就伤身体了。故而适当地憋尿是可以的，但千万不要过度。看看长途货运司机，他们的职业病之一就是肾功能的下降。

有次在门诊遇见一个男性病人，46岁。职业是司机，跑的是长途。主诉说自己肾虚得厉害，性功能很差，经常腰痛。西医检查还有点胃溃疡。跑长途的司机所患的两大职业病，这个患者全有了：经常憋尿导致肾虚以及饮食没有规律导致胃病的出现。辨证论治之后，我用补肾药物煎煮的汤液冲服乌贼骨粉，这个病人不久即愈。

生活当中，好多人根本就憋不住小便，有一点尿就要去厕所，一天要小解好多次，这就是肾虚；更有甚者，咳嗽时出现遗尿甚或平时出现的遗尿，这都是肾虚。

在《中医辨证运用范例》中谈到一个病例，说的就是肾虚肾气不固所致的病症。

彭某某，女，29岁，工人。1978年12月1日初诊。

自诉婚后4年余，先后3次流产，均在孕后3~4个月间发生。每次孕后1个月余，便出现漏血，腰痛腿软，头晕等症状。虽屡次积极采用保胎措施，服用维生素E和注射黄体酮等，未获效验。此次怀孕已2个多月，精神疲乏，腰膝酸软，头晕耳鸣，小腹下坠，偶有阴道流血及小便失禁，舌淡苔薄，脉沉弱，因对西药保胎药失去信心，而求诊中医。

患者既往有滑胎（习惯性流产）史，此次孕后，又有腰痛、漏血等流产前兆，此乃肾气亏虚，冲任不固，胎失所系之证。冲为血海，任主胞胎，而冲、任二脉皆为肾所主，肾虚，冲任不固，因而阴道下血，小腹下坠。肾主骨生髓，脑为髓海，肾虚则骨不坚，髓不满，故腰膝酸软，头晕耳鸣；肾虚膀胱失约，故小便失禁。拟补肾固胎之法，方用补肾安胎饮加减：熟地20g，党参15g，白术10g，当归10g，续断12g，杜仲12g，菟丝子12g，益智仁10g，砂仁6g，苎麻根25g，炙甘草6g，糯米30g。文火久煎，服7剂后，精神转佳，腹痛等缓解，漏血止。嘱其按原方每隔3~4天服1剂，连服3个月。患者守方服用，终足月顺产一男婴，母子俱安。

鉴于肾有固摄二便的作用，有人就想到了一个养生的办法，这就是提肛强肾法（柿子都捡软的捏，前阴不好固，那就固后阴吧）。

早在明朝就已流行的"养生十六宜"中就提倡"谷道宜常撮"，又称"气宜常提"。这里的"谷道"实际上是指肛门。中医里面讲的"中气宜升提"便是这个道理。

具体的提肛动作是：吸气时收腹、迅速收缩并升提肛门及会阴，停顿2~3秒，再缓慢放松呼气，反复10~15次。经常提肛门有助于升提阳气、通经活络、温煦五脏而益寿延年，并能防治脱肛、痔疮、阳痿、早泄、遗尿、尿频等疾病。

经常提肛可约束尿道，缓解尿失禁。尿失禁是很多成年妇女的烦恼，经常做提肛动作，可以增强骨盆底肌肉群的张力，加强尿道的阻抗力，减少膀胱肌肉的过动反应，使约束小便的机能得到恢复和加强。

经常提肛可以活血祛瘀，消除痔疮。痔疮是因肛门静脉曲张、血液回流不畅所引起。提气缩肛时，对肛周静脉产生一个挤压作用，能使局部静脉回流畅通。

经常提肛可保护前列腺。男性中老年人的排尿障碍约有半数与前列腺肥大有关。提肛动作可使骨盆底的提肛肌、耻骨尾骨肌、尿道括约肌等肌肉，以及神经、血管，各器官组织之循环代谢活跃起来，达到缓解前列腺肿大及炎症的作用，对改善排尿困难具有良效。

经常提肛能强壮会阴，提高"性"趣。中年妇女，尤其是经阴道生产的多产妇，胎头压迫可导致骨盆底和阴道肌肉松弛，产伤时阴道扩张或韧带裂伤会加重上述现象。经常提肛可以使整个骨盆底肌肉群变得坚韧，有利于生殖器官的血液供应，增强性感受能力，进而可提高夫妻性生活的质量，促进家庭和谐。

4. 固摄汗液

要想固摄汗液，就只有固摄外排汗液之孔，所以，肾也主管皮肤上汗孔的闭合。如果肾的固摄汗液功能下降，则可导致不该排汗的时候出汗。比如有些人稍一运动就出汗，见到这种情况，我们的直接诊断就是肾虚。

临床上，不该出汗时却有汗出的情况很多，比如感冒时的出汗、睡觉时的盗汗、吃饭时的自汗、半边身子出汗、但头汗出、手脚心出汗等等，这时，我们的直接诊断也是肾的固摄出现了问题，接下来再用寻根诊断法找到疾病发生的根本原因，并针对根本原因进行治疗。当然，我们少加一些增强肾的固摄功能药物也不错。中药里的一些固涩药就是起到这样作用的。比如一个人出现了盗汗现象，我们的直接诊断就是肾功能低下，固摄无力所致；寻根之后，发现是阴血不足，虚火迫津外出所致。治疗时滋阴养血泻虚火。当然，稍佐一些固摄汗液的药物也可以。

我们在前面阴阳中谈到的"亡阴证"与"亡阳证"的出汗，就是由于肾虚不固而造成的。治疗时，针对亡阴证，常用生脉散来治疗；针对亡阳证，常用独参汤、参附汤、回阳固本汤等来治疗。

5. 固摄精

精，就是精微物质，包括脑髓、骨髓和生殖之精等（这点我会在后面详谈的）。固摄精，就是固摄脑髓中物质的外出、生殖之精的外泄等。

如果肾固摄精的功能下降，导致精在不该外出的时候外出，如晚上睡觉时，脑髓中的信号物质就不能外出，一旦外出，就会出现我们常遇到的病症——失眠多梦；如生殖之精不该外出的时候外出，则可出现早泄、遗精等病症。

临床上能固涩生殖之精的常用药物有五味子、龙骨、赤石脂、益智仁、山萸肉、芡实、覆盆子、金樱子、桑螵蛸等。

在《张锡纯医案》中谈到一个病例。

某叟，年七十余。遗精白浊，小便频数，微觉涩疼。脉平和，两尺重按有力。其年虽高，而肾经确有实热。治以自拟"清肾汤"。

知母四钱，黄柏四钱，生龙骨（捣细）四钱，生牡蛎（炒捣）三钱，海螵蛸（捣细）三钱，茜草二钱，生杭芍四钱，生山药四钱，泽泻一钱半。

服五剂，痊愈。

6. 谈谈情志

肾主恐，轻微的惊恐可以对肾进行刺激，一过性的增强肾功能，就如用一根小针轻微刺激人体皮肤之后，人体功能突然增强一样。生活当中受到轻微惊吓："倒吸一口凉气"，就是肾的纳气功能一过性的增强所致；"吓得起鸡皮疙瘩"，就是肾的固摄皮肤之汗孔功能一过性增强所致。

但是，惊恐太过则伤肾，可导致肾功能低下：如固摄汗液功能低下，便出现"吓得出了一身冷汗"；固摄二便功能低下，便出现"吓得屁滚尿流"；固摄精的功能低下，导致脑髓信号的自由外出，便出现"吓成了精神病"。

恐则气下，惊恐之后，清气下行，导致上部的清气不足，大脑缺氧，便出现"吓得昏了过去"。

平时，护肾很关键：①不要伤肾；②助肾摄纳。

咸味入肾，平时适当地吃些咸味的东西可以护肾，最简便之物就是食盐。看看有些电视电影中，日本鬼子对八路军的封锁就是禁止运送食盐，也许他们也知道当人体缺盐的时候，会出现肾虚，纳气功能下降，导致身体发软、缺乏动力、头晕眼花、恶心呕吐、厌食嗜睡、消化不良、四肢肌肉和腹部肌肉疼痛等"热痉挛"症状，严重者甚至会出现抽搐、心律失常、昏迷不醒等症状。当然，什么事都讲究一个度，吃盐太多也不好，不但可以引起胃炎胃溃疡，而且还会导致高血压、骨质疏松等病症的出现。

黑色为肾所主，平时适当的食用一些黑色之物，如黑豆、桑葚、黑芝麻等，有一定的补肾效果。

肾主骨，平时闲暇之时，用质地适中之物来敲打从体表能摸到的骨头来健肾，有一定的效果。或者站在地上，向上跳跃，落地时脚跟着地，双腿伸直，以振动脊椎骨。

虚则补其母，肾属水，金生水，肺属金，故而，平时多吃一些补肺排浊之品也不错。旧的不去，新的不来，浊气畅排，清气自来。肺排浊之后，给肾所纳的清气腾出地方，这样，身体更健。

俗语有云："上床萝卜下床姜"，早上起来，口里含一片姜，辛散排浊，补肺强肾，效果不错。或者平时用肉桂泡水喝，也很好。

附 **用上面的理论来解释《中医基础理论》教材中谈到的肾功能**

《中医基础理论》中谈道：肾的生理功能是藏精、纳气，主生长、发育、生殖和水液代谢。

藏精、纳气，本来就是肾主纳摄里面的内容。我们都知道，人的生长发育，离不开呼吸与饮食。肾的纳摄功能里面就有纳气和纳饮食，故而，肾主人体的生长发育，这点，可以谈的通。关于水液代谢问题，我将在后面的"津液"里详谈。

二、脾的职能

1. 主运化

运化：运，是运送；化，是转化。脾的"运化"说的就是脾具有运送物质到某处并把其转化成另一种物质的功能，如把从饮食物中吸收而来的营养物质和水液进行运送并转化为血；把津液中的无用水液运送到皮下并转化为汗液等。所以，运化，包括两点：一是让饮食物中的营养物质和水液来充血，二是布散津液。

如果脾的运化功能下降，饮食物中的营养物质不能被及时的运走，就可导致积食证；饮食物中的水液不能及时运送到血中而滞留于肠道，就可出现泄泻证；血液不能及时地得到补充，则可出现血虚证，等等。

在《中医辨证运用范例》中谈到病例如下。

杨某，男，32 岁，工人。1971 年 10 月 25 日诊。

诉有慢性肝炎病史 5 年，肝功能时好时差。近 2 个月来，食欲不振、纳食减少，脘腹胀满，食后为甚，四肢倦怠无力，神疲思睡，大便稀而不成形，小便尚可。经西药"护肝"治疗无显效。复查肝功能：麝浊 9u，锌浊 14u，谷丙转氨酶 80u。查体：面色萎黄，形体消瘦、心肺（－），肝在右肋缘下 2cm 左右，轻度压痛，质中等，舌质淡嫩，苔薄白，脉弦缓。

本病虽西医诊断为慢性肝炎，但从中医理论来看，"肝"的证候不太明显，而食少、腹胀、疲乏、便溏等症，皆为一派脾气亏虚、运化失常的表现。由于证属脾虚失运，故当从脾着手论治，而不应孤立的将其视为肝的病变，拟健脾益气，佐以调肝之法，方用柴芍六君子汤加减。党参 15g，柴胡 10g，白芍 12g，炒白术 10g，茯苓 10g，砂仁 6g，薏米 12g，扁豆 10g，陈皮 5g，山楂炭 12g，大枣 5 枚。

服药 7 剂，食欲增进、腹胀减轻，大便已成形。既然药已对证，仍守方继服，以原方 30 剂。后来未见患者复诊。半年后偶尔街头相遇，述说服此方后精神日趋好转，诸症消失，多次复查肝功能均属正常。

2. 脾主思

我们常说的"想不想吃饭是脾的问题"就是因为脾主思。为伊愁的人憔悴，这里的愁，是思念的意思。看看好多失恋之人，思虑过重，放不开，结果是身体消瘦不堪。原因就是思虑太过而伤脾，脾虚之后，不但不想吃饭，而且"运化"功能下降，导致血虚、津液布散失常等多种病症出现。

临床上，经常能见到一些病人，因思虑过多，放不下好多事而导致很多病症的出现。说真的，有些事，不是我们放不下，而是不能放也不敢放，比如对父母的赡养、对小孩的教育等。但是，"将来"是梦想，"过去"是回忆，只有现在才是我们真正要过的生活。

有这么一个故事：一个人对和尚说："我放不下一些事，放不下一些人。"和尚说："没有什么东西是放不下的。"他说："可我就偏偏放不下。"和尚让他拿着一个茶杯，然后就往里面倒热水，一直倒到水溢出来。这个人被烫到后马上就松开了手。和尚说："这个世界上没有什么事是放不下的，痛了，你自然就会放下。"

我们背的东西少了，身体就会感到轻松；我们头脑里存的东西少了，思想才会轻松。做个简单的人，很好。

由于思虑伤脾，故而在吃饭时看书思考，则会导致脾的运化功能下降，饮食物中的营养物质不能很好地被运化而出现积食证。奉劝更多的学子们：不到万不得已时，最好不要边吃饭边看书。

平时，护脾很重要。

人是铁，饭是钢，一顿不吃饿得慌。脾的首要职能是把饮食物中的营养物质和水液运送入脉而转化为血，以供人体生长发育和维持正常生理功能所需。一旦脾的这个功能下降甚或消失，即使食物被吸收消化得很好，但由于不能得到脾的转运，故而饮食物更多的是"穿肠而过"，人的身体也只能是"眼巴巴地看着所需之物慢慢地走"，最终导致身体消瘦甚或饿死。由于人体出生后的饮食物的运化靠的是脾，故而，中医人就说"脾为后天之本"。

脾在志为思，正常的思考，对人的生理活动并没有什么不好的影响，但是思虑过度或者所思不遂时，则会对身体造成伤害。

脾主运化，而气的"顺畅"是"运化"的前提；思虑伤脾之后，"运化"不能正常进行，常理推测，是气的不"顺畅"所致，故而，就谓之"思则气结"。

脾主思，想吃饭，很关键。有些人看到什么美食都不想吃，也就是咱们平时说的"没胃口"，这就说明你体内的脾功能已经下降，需要好好调理了。

3. 如何护脾

甜味入脾，平时可以适当地吃些甜味的食物，体内有火的，可以吃点冰糖，体内有寒的，可以适当地吃点红糖。

黄色为脾所主，平时可以适当地吃点黄颜色的食物，如南瓜、黄豆、地瓜等。

脾主肌肉，平时适当的强壮肌肉，很不错。

双手和双脚，相对于躯干而言是人体的最末端，故而，其又叫作"四末"。手是两扇门，全靠脚打人，手和脚，其功能的正常发挥，需要更多的营养物质，而营养物质的运送靠的是脾，故而，中医上就说"脾主四末"。凡是遇见手脚麻木的病人，我们的直接诊断就是脾虚（脾虚不运，出现血虚，血虚不荣，出现麻木）。

虚则补其母，脾属土，心属火，火生土，故而，当脾虚的时候，适当地心，效果更好。由于红色入心，甜味入脾，所以，经常用枸杞泡水喝来健脾，效果不错。当然，再加点黄芪，则更好。

附 用上面的理论来解释中医基础理论课本中谈到的脾功能

1.先说脾主运化

脾主运化，运化水谷和运化水液，和上面的理论看起来是一样，不过，仔细看看书上的具体内容，就有点不一样了：运，是转运输送；化，即消化吸收。我们来想一想：运化运化，就是先运而后化，不"运"就无以谈"化"；如果"化"为消化吸收的意思，那么，这个词就应该变为"化运"，没有消化吸收，何以输送转化？先消化吸收，再把营养物质等进行转运输送，这才是对的；古人的用词很严谨，和阴阳一样（在《名老中医之路》中赵棻先生谈道：原来阴阳学说，把阴字列为第一位，阳字列为第二位，从阴字代表物质，阳字代表功能来看，先物质后功能，把物质列为第一性，这正是唯物主义的观点。因为唯心论者把功能（精神）列为第一性的。以这种思想方法作为说理工具，符合客观真理，故中医学说能一脉相承，历数千年而不衰，道理就在这里），先后顺序不会随意颠倒；转运输送之后，这个"化"就成了转化之意，如把从饮食物中吸收来的营养物质和水液转化成血、把体内一部分无用津液转化为汗液等。

2.再说说脾的"升清和统血"

清升浊降，自然之理。升清，就是说脾"运化"人体所需的营养物质和水液，但不运送饮食物中的浊物。这是对脾主运化的进一步解释。

3.关于"统血"

统，古时是一个形声字，从糸（mì），充的读音，它的本义为丝的头绪。脾统血的说法来源于《难经·四十二难》中说的"脾裹血，温五脏"，而裹，也是一个形声字，从衣，果的读音，它的本义为包、缠。由于血本来就存在于脉之中，靠心主管，那么，血还用得着包缠吗？既然用不着包缠，可为什么还要说"包缠"？其实，我们只要从包缠的目的和脾的功能就不难理解这个说法：包缠的目的就是保护，由于血具有损耗性，所以，要保护，就要不断地补充血的不足，而脾主运化，能增加血的含量，补充血的不足，故而，脾就能"裹"血。

从这里可以看出，脾统血里的"统"，实为"充"之意，即脾具有补充血液不足的功能。人体中的血液，不只含有营养物质，更含有大量的水液。脾，在运化营养物质的同时，更是运化水液入血，以补充血液的不足，所以，脾之充血实际上是脾主运化的目的。

这里有一个问题，就是用"脾统血"的理论治疗"脾不统血"的出血，效果很好，这个怎么解释？

养过鱼的人都知道，如果鱼缸里的水太少了，则鱼就会乱蹦跶。气血的关系就好像鱼和水的关系，如果血少了，气也会乱"蹦跶"而更多的出脉，随着气的外出，血也随着外出，这时就导致了"出血"现象。和加水之后鱼安静的道理一样，治疗此类病症只需补血即可，由于血之所充在于脾，故而健脾补血，效果不错。

三、肺的职能

肺的职能是排浊。正常情况下，人体内的浊，主要包括两部分：浊气和浊物。异常情况下，人体内还有一种是从外而入的有毒物质，比如能让人体中毒的一氧化碳气体和一些有毒食物等，我们通常称为浊毒。由于人体内只有气具有自主运动性，其余所有的物质都是随着气的运动而运行的，故而，浊物和浊毒的外出，也是在气的外排作用带动下进行的。

由于浊毒是一种异常情况，这里，我们就先不谈这个了，只谈浊气和浊物的有关问题。

浊气，包括清气被利用后所产生的气和饮食物腐化后所产生的气两种；浊物，通常是指二便和汗液。当然痰和女性的经、带也是浊物的一种。

下面具体讲肺的职能。

1. 排浊气

有这么件事，说是一个人刚买了一辆摩托车，破的，发动起来声音相当大，也不知道什么原因。每天早早就起来上班的他需要先把摩托车发动起来，过一大会儿才骑走，搞得邻居是怨声不断。某天早上，人们睡了一个好觉，起来后邻居们就议论说没有摩托声的骚扰可真清净。几天之后，有好事之人就把打听来的消息告诉其他人：破摩托，不好推，费了九牛二虎之力，推到一个修理摩托的地方，没有修好，连问题所在都没有找到；于是，又找了几个修理摩托车的地方，还是没有修好；最后，经过一个人提示，发现是摩托车的排气筒让人给塞上了东西。看看，排气筒堵塞之后，车就动不起来了。

话说当人体最初形成的时候，所有的器官都想当头儿。

大脑说："我应该当头儿，因为我掌管着全身的各种神经反应和功能。"

脚说："我们应该当头儿，我们载着身体和大脑走遍天涯海角。"

手说："我们应该当头儿，因为我们做所有的活儿来挣钱。"争论持续着。

心脏、肺、眼睛等器官纷纷发言要求当头儿。

最后，肛门站出来表示他也想当头儿。

大家对他的要求嘲笑不止，肛门怎么能当头儿呢？

于是，肛门开始了罢工。他拒绝工作，并把自己堵得严严实实。不久，身体的各个器官都感受到了肛门罢工的危害。眼睛开始发直，手和脚也哆嗦起来，大脑开始发热，心脏和肺也无法正常运转。

这个故事告诉我们，排浊是相当地重要。人要生存，就必须要把体内的浊气向外排；人要健康，就必须要把体内的浊气有规律的定量排出。

生活当中，家中有人吸烟，屋内乌烟瘴气，这时开窗通风，不久屋内空气便清新了。中医里，肺的向外排浊，也就像打开门窗一样：从上面的口鼻、下面的二阴口、外面的皮肤腠理等来排气的。

《黄帝内经》中谈到"诸气膹郁，皆属于肺"，如果排浊不畅，则会导致浊气郁结：郁结在胸中的，可出现胸闷、吸多呼少证；郁结在肠道的，可出现腹胀；郁结在胃，可出现胃胀；郁结在皮肤的，可出现皮肤发胀、发痒等表象。

反过来说，只要在临床上见到这些病症，我们的直接诊断就是肺虚，即肺的排气功能下降所致。

病情轻微的，年轻力壮的，可以让其先做自我调理；病情严重的，就必须及时治疗，否则，就有可能出现"活人让尿给憋死"的情况。

在《辨证施治》中有一个医案。

王某，女，20岁。

病史：咳嗽已半年余，服中西医药物效果不好。主要症状为干咳少痰、头痛、咽喉充血疼痛，脉小滑，苔薄腻。

西医诊断：慢性支气管炎。

处方：生麻黄 9g，嫩射干 15g，炙紫菀 15g，姜半夏 9g，制南星 9g，炙百部 15g，板蓝根 15g。

服 4 剂，咳嗽大减，咽痛已除，再予上方去板蓝根，续服 4 剂，咳嗽即止。

辨证分析：患者咳嗽已有半年多，属于久咳。伴有咽喉疼痛，这是痰热不清的表现，所以用清热解毒、宣肺化痰止咳的方法治疗，麻黄、射干宣肺；紫菀、百部、半夏、南星化痰止咳；板蓝根清热解毒。

体内浊气外排，还有一个附带功能，就是人的正常说话发声。做做看，吸气时你能正常说话吗？肯定不能。

在 1984 年第四期的《中医杂志》又一个医案。

路志正教授治疗某患者，男性，54 岁。语音嘶哑，以"咽部慢性充血，声带息肉"，予以手术摘除，术后以息肉未净而症状依然，相继又做了 3 次手术，又"右声带前 1/3 处隆起，色淡，余部充血"，以养阴清肺汤加减治疗近月，症情不减。病人身高体胖，声微音哑，面色晦黯，性情暴躁，头晕而重，腰腿疼痛，纳谷一般，时感胃脘胀满，咽喉紧而不爽，神疲乏力，口干烦渴喜饮，晚间睡前饮水甚多。舌淡苔白滑，脉虚弦而数，按之无力。

此系湿邪阻滞，气机不畅，痰瘀互结，咽喉不利。

治以启膈宣肺，佐以活血化瘀，用启膈散化裁。

处方：郁金 10g，丹参 15g，浙贝母 10g，荷叶 6g，羌活、独活各 10g，柴胡 6g，防风 10g，白芷 10g，半夏 15g，茜草 10g，鸡血藤 15g。

药进 3 剂，语声乃嘶哑，但声域较前扩大。后以益气健脾、补血活血化瘀散结、舒畅气机为治，调理近月，声音恢复正常，追访 3 年，声带息肉未在复发。

2. 排浊物

人体之中，只有气具有自主运动性，其余所有的物质都是随着气的运动而运行的，浊物的外排也不例外，所以说，浊物外排实际上是肺外排浊气功能的一个附带：汗液是随着浊气的外出而外排的；粪便是随着浊气的外出而外排的；尿液是随着浊气的外出而外排的；痰是随着浊气的外出而外排的；妇女的经、带等也是随着浊气的外出而外排的。

如果肺的功能下降：浊物郁结肠道，不能畅排，可出现大便难、便秘等；浊物郁结膀胱，不能畅排，可出现小便淋漓不净；浊物郁结皮肤，不能畅排，可出现皮下水肿；浊物郁结女子胞（子宫），可出现月经量少或经闭等病症。

临床上见到好多人从肺入手来治疗闭经，其道理就在此。如 1991 年第 9 期的《辽宁中医杂志》所载的病例。

承忠委等治某患者，女，26岁。素来经汛正常，1年前因失恋，忧思太过，遂致经量递减，颜色渐深，终致经闭半年，曾叠服逍遥、归脾、知柏地黄及血府逐瘀汤药等，非但不效，反感不适。刻诊：见形瘦肤燥，胸满太息，毛发无泽，倦怠气怯，面黧黑，少言语，询知梦多，寐难，纳少便艰，噫气烦躁，咽中偶感炙脔阻塞，且极少白带，舌尖红苔薄黄偏干，脉涩不畅。前医按常法施治既乏效，则当求法外之法，改予润肺解郁下气，略参养血清通，取费伯雄润肺降气汤中的沙参、蒌皮、桑皮、苏子、郁金、杏仁、合欢花、旋覆花合仲师百合地黄汤，参入生白芍、当归、柏子仁、丹皮、朱茯神，连服10剂，诸症减轻，言语渐多，纳增神振，去桑白皮、杏仁，加怀牛膝、阿胶，续服10剂，肤润形丰，两脉遂渐流利，去合欢花、苏子，加香附、益母草，续进7剂，自觉乳腹均胀，腰酸，有似过去将行经之兆，舍百合、朱茯神，加桃仁、红花，未尽3剂，月经复行矣。

3. 谈谈情志

悲伤肺，忧、悲同类，所以忧也伤肺。

如果长久的忧愁悲伤，伤肺之后，排浊无力，浊气不得外出而郁结胸中，可出现咳嗽、喘促等病症，《红楼梦》中林黛玉的病就与此情志有关。

我们现代人的便秘，好多就是忧愁悲伤之后使得肺功能低下，浊物外排无力而形成的。

"高枕无忧"这个成语，我们都听过，常意是说垫高了枕头睡觉，无忧无虑，比喻平安无事。然而，垫高了枕头，真的就能无忧无虑吗？醉酒都解不了忧愁，更何况垫高枕头睡觉？肯定不能解忧愁，那么古人为什么要创造这个词？

其实很简单，这个词的原意是高枕之后可以减少肺病的发作。忧，是忧愁、忧虑，为肺所主，而肺主排气，垫高枕头之后，下半身的浊气由皮肤和肠道外排，不至于返行至胸中而增加肺从口鼻排浊的负担，这样就不会出现咳喘，而古时人们把咳喘之证就叫肺病，所以说，"高枕"之后无"肺病"。试看现在的老慢支、肺气肿等病人，睡觉平躺之后则胸闷、上不来气，但半坐之后，病情缓解甚则平安无事，就是这个道理。

4. 如何护肺

护肺，首先不要伤肺，也就是不增加肺的负担；其次，助肺排浊。

辛味入肺，适当的食用一些辛味之品可以补肺，如辣椒、生姜、大蒜等。

白色为肺所主，适当的食用一些白色之品也可以补肺，如山药、葱白等。

肺主皮，经常的按揉皮肤，也有一定的护肺作用。

虚则补其母，肺属金，土生金，脾属土，故而，适当的健脾可以补肺。比如用甘草泡水喝，脾肺双补，效果就很好。

附　用上面的理论来解释中医基础理论课本中谈到的肺功能

大学课本上，谈到肺的功能时说肺"主气、司呼吸；主宣发肃降；通调水道；朝百脉而主治节"，实际上这些都可用一句"肺主排浊"来解释。

能不能呼气在于肺，能不能吸气在于肾，所以，这里的主气、司呼吸就是外排浊气。

"宣发"，就是说肺将浊气由上面的口鼻呼出、皮中散出；"肃降"，就是说肺将浊气由下面的肠道外排。

"通调水道"，就是说随着浊气的外排，体内无用之水液也随着外出，这是肺外排浊物的职能。旧的外出，新的补充，水道通调。

"朝"，为聚会之意。"朝百脉"，就是说所有经脉中的浊气都先聚集于肺部，然后通过特定的渠道比如口鼻、皮肤或肠道等进行外排。

"治节"，即治理和调节。肺主治节，就是说肺治理着浊气、浊物的外排，调节外排量，该多的多，该少的少。

四、肝的职能

肝的职能是疏泄，即疏清气、泄浊气。

1. 疏清气

外界的清气进入人体之后，在肝疏通道路的情况下被输送到所需之地。

生活当中，地上有路，我们想去哪里，就可以顺着路走；想让更多的人往北边走，就把往北边走的路修宽；想让更多的人望南边走就把往南边走的路修宽。

取类比象，人体之中，肝也是根据人体需要来调配清气的流向：头部需要更多的清气，肝就疏通更多的通向头部的道路，让更多的清气流向头部；脚部需要更多的清气，肝就疏通更多的通向脚部的道路，让更多的清气流向脚部。

如果肝功能（中医上的概念，不是解剖概念的肝，和西医上的肝功能不可混淆）低下，则疏清气的作用降低，使得需要清气的地方不能及时补充，这样，就会出现局部的清气不足。比如年龄小的人，提重物之后出现的手麻手酸，只需休息一会儿，即可得到缓解，这是因为肝功能正常的缘故；而老年人，提重物之后出现的手麻手酸，则需要休息好长时间才可能得到恢复，这就是肝功能有些差了。

我们按按手指甲，让其颜色发白，然后松开，如果指甲受按压的局部即刻变红，就说明肝功能正常；如果变红的速度较慢，则说明肝功能低下。这里还是要强调一下，上面谈的肝功能，是中医上的概念，不是西医上的肝脏功能。

2. 泄浊气

体内的浊气，不管是清气被利用后产生的浊气还是饮食物腐化后产生的浊气，都是在肝的作用下运送到需要外排的体表部位。

生活当中，我们的交警在指挥交通，不但根据需要来分流车辆，而且还需疏通道路，清理道路上的障碍物。取象比类，肝就是人体之中的"交警"，在疏清气的同时还在泄浊气，疏通道路，使浊气顺畅外排。生活当中，交警的职责是指挥交通，如果道路堵塞，其直接责任者肯定是交警。取象比类，由于肝的功能是疏泄，当我们见到体内有浊气郁结情况出现的时候，其直接责任者就是肝。

由于气是脏腑发挥功能的物质（这个内容会在后面详细讲解），肝气，就是肝功能。肝气不足，肝功能低下，则疏泄功能减弱，使得体内的浊气外散不力，出现郁结，掐头去尾，我们就可知道中医人经常说的肝气郁结实际上就是说因肝气不足而导致的浊气郁滞。

通常情况下，气的运动速度相对恒定，当浊气郁结时，气的含量增多，运动时的摩擦力增大，摩擦生热，故而中医上就说"气有余便是火"。运动或者因工作需要而活动身体时，气的运动速度加快，摩擦力也会加大，这时好多人也会出现发热的现象。不过，这是正常的发热，临床时需加以鉴别。

一旦有物堵塞，如果道路不通，使得浊气滞留、郁结，这时便会出现我们常说的"气滞证"。这就是临床上常说的"所有实证均可导致气滞"的原因。

生活当中，有人跷一会儿二郎腿，就会出现脚和小腿发麻的感觉，原因就是跷压之后，通向小腿和脚的气血受阻，局部气血不足，便出现了发麻的感觉。同样道理：如果道路不通，不但浊气不得外排而郁结，而且还会导致堵塞之地后面的清气不足，这时就会出现我们常说的"气虚证"。这也是临床治疗实证时少佐以补气药之后效果更好的道理。

3. 调节血量

由于人体中具有自主运动的物质只有气，其余所有的物质都是随着气的运动而运行的。脉管内存有的气叫作营气，随着营气的运行，血液才流动。营气运行得快，血流加快；营气运行的慢，血流减缓。而气的运行速度是由肝掌控的，所以肝就调节着血流的快慢；又因为人体局部血量的多少是由输送的速度来决定的，故而，大学中医课本上就说肝具有调节血量的作用。

我们现在所说的心脏（西医），其搏动实际上是（中医里的）肝调节血量的标志，其依据如下。

中医基础理论课本上：在正常情况下，人体各部分的血量是相对恒定的。但是随着机体活动量的增减、情绪的变化以及外界气候的变化等因素，人体各部分的血量也随之有所改变。当机体活动剧烈或情绪激动时，肝脏就把所贮存的血液向机体的外周输布，以供机体需要。当人体在安静休息及情绪稳定时，由于全身活动量少，机体外周的血液需要量相对减少，部分血液便藏之于肝。所以《素问·五脏生成篇》说"故人卧血归于肝"。这是中医基础理论课本里"肝调节血量"的一段解释。

从西医上看，当机体活动剧烈或情绪激动时，心跳加快；当机体安静休息或情绪稳定时，心跳减慢。也就是说通过心脏的跳动来调节外周的血量。

故而，从上面两段话就可以得出结论：（中医上的）肝对血量的调节是通过西医上心脏的搏动来完成的。

由此更可以知道，西医上的心脏功能和中医上的心功能完全不是一回事。西医上的心脏，是单位藏血量最多的地方，是人体内最大的脉，而心主脉，所以，在临床上，对于西医上的器质性心脏病要从中医上的心来论治；而对于西医上的功能性心脏病则要从中医上的肝来论治，因心脏的搏动是肝调节血量的标志，且"肝生于左"，正常人体的心脏就在左侧的缘故。

4. 谈谈情志

我们都知道，怒伤肝。生气之后，可以刺激肝功能而增强疏泄，比如"气得发抖"，就是疏泄太过的缘故；而"气得吐血"则是肝在调气作用下调血太过所致。

肝开窍于目，所以，生气之人常常"瞪眼睛"。目得血而能视，狂怒之后，气机逆乱，血不得正常调配而上达眼睛，这时很可能就会出现暴盲的情况。我在临床上就遇到好几例这样的病人。

5. 如何护肝

护肝就要顺肝之疏泄。

酸味入肝，适当的服用酸味之品可以补肝，生活当中最常用的就是醋。

青绿色为肝所主，平时多吃青绿色的蔬菜，有很好的护肝作用。

筋为肝所主，适当地拉筋也会增强肝功能。早晨起来第一件事，转转眼睛，感觉一下，神智更清醒。

虚则补其母，肝属木，水生木，肾属水，适当用些补肾的药物也能增强肝功能，比如黑色的乌梅就是一味很好的补肝肾之品。

看到这里，学过《中医基础理论》的人也许就会问，不是还有"肝藏血"吗？怎么没有谈。不要急，后面还有心的功能没有谈及，看完之后，就会明白是心藏血而不是肝藏血。

《中医学基础》课本上也是"肝主疏泄"，和我们这里说的一样，这里，我就不多说什么了。

这里，再多说一点，就是脾主运化布散津液的动力来源于肝主疏泄的气，也就是说，脾是向导，而肝是具体实践的，所以，有很多人治疗津液病变更多是肝论治的原因就在此。

五、心的职能

看完前面的内容，细心的人就会发现上面的这四脏已经主管了人体所需两大物质——饮食物和空气的进入、利用、代谢和外排，那么，还要"心"何用？

心为君主之官，当然有大用。看看肾、肺、脾、肝，都有一个肉月旁，就说明它们主管人体内的事务，而心，是一个独立字，相对而言，它主管人体外的事务。

《黄帝内经》中的《灵枢·本神》里说："所以任物者谓之心"，"任"，是接受、担任之意，即接受外来信息是心的作用，所以，心的职能就是任物。

人体要生存，不仅仅需要体内的物质正常运行，更需要不受外界伤害。比如需要避免洪水猛兽的伤害，需要避免刀剑石块的外伤等等。想想看，人体都被老虎吃到肚子里了，体内的肝、肾、脾、肺之功能能正常发挥吗？不可能吧。故而，接受外界信息对人体来说是至关重要。也正因为此，人们才说"心者，君主之官"。

在日常生活当中，我们经常会说或听到一句话"你要用心学"，意即你要发挥心功能，更好地接受外来信息。

心主脉，脉者，血之府，也就是说脉是血"居住"的地方，换句话来说，就是血藏于脉之中，由于心主脉，故而，心藏血。

有个问题：肝的调血和心的藏血有什么不同？

我在前面说了，肝主疏泄而调气，血是随着气的运动而运行的，所以，肝调血实际上是肝调气的结果，而心主管着脉，血只能存在于脉中，所以，心主管血之意就是主管着血的闭藏。

换句话来说，心主管着储血之仓库，肝主管着仓库中血的调配。

生活当中，人们为什么经常会说"十指连心"？原因是这样的：人之体表，手指的血管相当丰富，西医的少量取血化验是在手指上进行的道理就在于此，这是心主脉的体现；手指更能感受外界信息，如抚摸等，这是"任物"的体现，所以，生活当中就有"十指连心"一说。

那么，我们应该如何养心？

苦味入心，平时适当的用点苦味之品，比如食用苦瓜等，就可以养心。红色为心所主，适当的食用红色之物，也可以养心，比如红枣等。

虚则补其母，心属火，木生火，肝属木，适当地吃点西红柿、山楂等能很好地补益肝和心。

心在志为喜。过喜伤心，范进中举后就出现了过喜而狂的情况。

《中医学基础》上谈到心的功能为"主血脉"，我们想想看，血和气、津液、精都是同一层面上的物质，脉和骨、肉、筋、皮是同一层面上的物质，其他四脏没有提到和血脉同一层面的上物质，而心提出了，是不是有点不妥？

也许有人会说，因为其他四脏都有肉月旁，而心没有，所以心特殊。好，再想想看，有肉月是主管体内的事，而血、气、津液、精和骨、肉、筋都是体内的事（有人也许会说皮是体表的事，所以，这里我没说），故而，四脏更应该提啊。

所以，虽然我在《其实中医很简单》这本书里在心的功能里还是谈到"主血脉"，但是，在这本书里，我改过来了，因为我感觉"心主任物"更为妥当。

▶ 腑

腑，去掉肉月旁后，变成的府，是一个形声字。从广（yǎn），表示与房屋有关，付声。本义为府库，府藏。即古时国家收藏文书或财物的地方。取象比类，人体内储藏物质的地方就是腑。

饮食物进入人体之后，虽然其消化、吸收及利用代谢等都是在五脏发挥功能时进行的，但是，人体必须要给五脏以发挥功能的地方，如受盛新进饮食物的地方、吸收的地方、释放消化液的地方、盛装稠浊废物的地方、盛装废水的地方，这就是腑，即胃、小肠、胆、大肠、膀胱。

还是用取象比类法来思考：生活当中，如果要流水作业来洗菜的话，就必须准备这么几个盆：盛放新买之菜的盆；进行洗菜的盆；盛装洗过菜之废水的盆；盛放择菜时无用之垃圾的盆；盛装洗洁液的盆。我们人体之中，胃，就相当于盛放新买之菜的盆；小肠，就相当于进行洗菜之盆；膀胱，就相当于盛装洗菜后之废水的盆；大肠，就相当于盛放垃圾之盆；胆，就相当于盛装洗洁液的盆。

中医上说"五脏六腑"，另一腑名字叫三焦。

再一再二不再三，三，代表多的意思。

焦：jiāo，会意字，从隹，从火。"隹"意为"鸟头""锐头""尖头"，"隹"与"火"联合起来表示"火苗尖头"，我们知道，火焰，其火苗尖头之热量最多，温度最高。所以，三焦的意思就是很多热量的意思。我们知道饮食物的进入是给我们提供热量，而此热量也应有地方储存吧，故而，很早以前的中医人就给存储热量的地方起名叫三焦。学知识是为了用知识的，虽然历代中医人对三焦有不同的认识和看法，上面说的就是我个人粗浅的认识。

▶ 气是脏腑发挥功能的物质

上海人民出版社出版的《辨证施治》一书中有两段话："各个脏腑之气，体现了各个脏腑的生理特点，如肺气主呼吸；脾气主运化；胃气主受纳；肝气主疏泄；肾气主生长发育，主生殖等等"；"心阳虚的证候如心悸、倦卧、嗜睡、神情呆钝、健忘、面色苍白、自汗、气短、胸闷、形寒肢冷，舌淡或舌色青紫，脉沉迟或结代等，表现为心的功能衰退、抑制，并有寒象；如果没有寒象就称为心气虚。"从这里可以看出：气，就是脏腑的功能。

陈潮祖老先生在《中医治法与方剂》中谈到"脏腑功能衰退所出现的一类证象，称为寒证；脏腑功能亢进所出现的一类证象，称为热证"。中医里有一句话"气有余便是火"，火即热，火热同义，结合"脏腑功能亢进所出现的一类证象，称为热证"一句，就可知道，脏腑功能亢进是"气有余"。从此可以推出：脏腑功能发挥靠的是气。

王新华编写《气的现代研究》一书中谈到"人体生命物质的气是通过人体脏腑组织的功能活动而表现出来的。换句话说，人体脏腑组织的生理功能就是生命物质的气的功能表现"。由此也可以知道，气是脏腑发挥功能的物质。

再看看精、血、津液的功能就可以知道，它们不可能让脏腑发挥功能。用排除法也可推出：脏腑功能发挥靠的是气。

由以上四点可知，气是脏腑发挥功能的物质，脏腑的功能就是脏腑之气：肺功能就是肺气、心功能就是心气、脾功能就是脾气、肝功能就是肝气、肾功能就是肾气、胃功能就是胃气、小肠功能就是小肠之气等。

我们常说的正气，就是正常的脏腑功能。由此可以知道，以前的中医书中经常谈到的"胃气上逆"，其实是说胃中之气上逆。

我们常说的"气虚"，实际上说的就是"脏腑功能衰退或者功能不能正常发挥"，如脾气虚，就是说脾的功能衰退，肾气虚就是说肾的功能衰退等。

有时中医描述概念很笼统，比如，一个脏腑可能会有好几个功能，但任何一个功能的衰退都会说成是"气虚"，如肾的藏精功能减退为"肾气虚"，肾的纳气功能减退同样为"肾气虚"。翻翻中医课本，有明确提到补肾气的药物吗？而补肺气、脾气、心气的药物却很多，原因就在于肾的功能较多，而心、脾、肺的功能单一。

对于肝，书上也没有具体谈到补肝气的药物，这是因为肝的功能就是主疏泄，而理气之药可以助肝疏泄，所以说，理气药其实就是补肝气之药。

🅐 一、五脏辨证

下面举例说明，在《经方验》上谈道：刘景棋治一无名热的患者，高热已4天，发热当天即至某医院注射青霉素、链霉素，第一天注射后体温稍减，以后3天，效果不明显。诊见胃脘憋胀，恶心，纳呆，大便干，3日未行。苔黄白，脉关上滑。属阳明腑实，邪热内盛。当通便和胃，泻实除热。

处方：大黄、芒硝、甘草、半夏、生姜。2剂后，大便通畅，恶心止，热退。

首先，看症状，高热，胃脘憋胀，恶心，纳呆，大便干，3日未行，苔黄白，脉关上滑。然后用五脏的有关知识来辨证。

高热：气有余便是火，高热，说明有余之气很多，而肺主排浊，见到高热，则说明肺的功能下降。

胃脘憋胀：憋胀，说明有气滞存在，肝主疏泄，见到体内的气滞，则说明肝功能下降。

恶心：胃中之气不下降反而上升所致，由于胃中之气的下降靠的是肾，故而，由此可知，这是肾功能下降所致。

纳呆：就是不想吃饭，脾主思，不想吃饭，就是脾功能的下降。

大便干：说明肠道中津液减少，而脾主运化布散津液，所以，由此可知为脾虚。

3日未行：说明病较重。

苔黄白：说明有寒有热。

脉关上滑：滑主痰湿。

现在，我们能知道这个患者是肺、肝、肾、脾四脏功能都出现了下降，治疗时可以补也可以助。远水解不了近渴，说的是时间来不及，同理，现在如果用补脏之法以提高肺、肝、肾、脾的功能，也许"黄花菜都凉了"还是解决不了问题。就如一个人肚子饿了之后现去种小麦一样。故而，采用助脏之法则为可取。

助脏，就是帮助脏功能的发挥，纵观此病，用通便导下祛湿发散之法治疗，通便导下之后，一者，助肾降气除恶心；二者，助肝疏泄除胃中憋胀；三者能助肺从下排气而除高热。祛湿之后，可助脾布散津液。由于此患者以高热为主诉，故而，用生姜来发散助肺排浊以除热。看病案中的处方：大黄、芒硝以通便，半夏来除湿，生姜来散浊；加用甘草是以防大黄、芒硝和生姜、半夏祛邪太猛而伤害人体。

二、脏腑的知识点记忆

（一）脏

人体的脏，就是完成饮食物和空气的进入、利用、代谢和外排的。还有，人还需把接收来的外界信息进行存储，这也是人体之脏的功能。

中医上谈的"脏"和现在西医上谈的"脏器"是截然不同的，它们是虚拟出来的，有功能而无形状。

肾的职能是纳摄：纳气，纳饮食；固摄二便、汗液、精等。如果纳摄不力，直接诊断结果就是肾功能低下（中医上的肾功能）。肾在志为恐。

脾的职能是运化，包括两点：一是让饮食物中的营养物质和水液来充血，二是布散津液。脾在志为思。

肺的职能是排浊，排浊气和排浊物。肺在志为忧为悲。

肝的职能是疏泄，即疏清气、泄浊气。

人体中具有自主运动的物质只有气，其余所有的物质都是随着气的运动而运行的。肝调气的同时还在调血。

我们现在所说的心脏（西医），其搏动实际上是（中医里的）肝调节血量的标志。

肝在志为怒。

心的职能是任物，也就是接收外界信息。心在志为喜。

（二）腑

人体内储藏物质的地方就是腑。

受盛新进饮食物的地方、吸收的地方、释放消化液的地方、盛装稠浊废物的地方、盛装废水的地方，这就是腑，即胃、小肠、胆、大肠、膀胱。三焦是储藏热量的地方。

气是脏腑发挥功能的物质

脏腑的功能就是脏腑之气：肺功能就是肺气、心功能就是心气、脾功能就是脾气、肝功能就是肝气、肾功能就是肾气、胃功能就是胃气、小肠功能就是小肠之气等。

正气，就是正常的脏腑功能。

经络不神秘

我们不能穿越到《黄帝内经》时代，但是，我们
完全可以用倒推法来了解经络的起源问题，只要
用古人简单的思维来思考，经络真的不神秘。

充满了奥秘的人体经络，在显微镜下也观察不到，然而却又实实在在地存
在着，并且几千年来，对中华民族的养生、保健和医疗事业的发展产生了巨大
的作用。

《黄帝内经》中的《灵枢·经脉》里说："经脉者，所以能决死生，处百病，
调虚实，不可不通。"所以，经络对人体来说很是重要，于是乎有人就说"不
懂经络，动手便错"。于是，更多的人在研究经络，有用同位素来测者，有用
现代生物物理学来证实者，有想"返观内视"者，真是"五花八门"，无所不用
其技。结果呢？到现在也没有一个说法能得到多数人的认可。

要了解经络，就要先了解经络的起源，就必须要用古人的简单思维来思考。
我们都知道，《黄帝内经》是中医理论形成的肇基，但是，《黄帝内经》里面为
什么没有谈到经络的起源？对于研究人的生理学、病理学、诊断学和治疗学的
这部医学巨著而言，"忘了谈"这种可能性是不存在的，故而，《黄帝内经》中
没有谈的原因只有两个：一是经络的起源太复杂而谈不清楚；二是经络的起源
太简单而不值得谈。想想看，《黄帝内经》中把相当复杂的天、地、人都谈得
很是清楚，难道把经络的起源情况谈不清楚？所以，"忘了谈"这种原因是不
存在的。用排除法，我想应该是：经络的起源太简单，以至于在《黄帝内经》
中不值得谈述。至于如何简单，别着急，我们请往下看。

▶ 定性而很少定量的中医学

天生道，道生一，一生二，二生三，三生万物。

生活当中，人们经常是一分为二来给事物或现象进行定性，用冷热、深
浅、多少、大小、长短、强弱、松紧等词来表述，不过，很少定量，比如：今
天天很冷，冷到什么程度，不定量；今天太热了，热到什么程度，不定量；这

衣服的颜色很深，深到什么程度，不定量；这衣服的颜色很浅，浅到什么程度，不定量；今天喝水很多，多到什么程度，不定量；今天很少喝水，少到什么程度，不定量；这个光线很强，强到什么程度，不定量；这个光线很弱，弱到什么程度，不定量；这个绳子绑得太紧了，紧到什么程度，不定量；这个绳子绑的很松，松到什么程度，不定量。等等。

来源于生活的中医，就是为生活当中的老百姓服务的，老百姓需要的，就是中医应该具备的。老百姓谈话时只定性而很少定量，那么中医也就紧随之，只定性而很少定量。比如给病人说"把这个药粉拿回家，一次吃一勺子"，他能明白，因为更多时候，成人用的勺子，其大小基本是固定的，但假如你给病人说"把这个药粉拿回家，一次吃 5g"，但普通的老百姓可不知道 5g 是多少。

中医更多时候是只定性而不定量，如舌淡到什么程度，舌红到什么程度，我们没有具体的定量标准。诊脉也一样，说是脉滑，脉滑到什么程度，我们不能定量表述。

我们更多人都知道的一句话叫作"中医不传之秘在于量"，为什么不传量？就是因为中医在更多时候是只定性而不定量。不过，也就是因为中医的不定量，使得后来的中医大夫更具有灵活性，比如根据主证的需要我们用黄芪来治疗：病人的体质不同，用量不同；病情不同，用量不同；地域不同，用量不同；季节不同，用量不同；兼症不同，用量不同。具体病情具体用药，效果更好。

如果要定量，生活当中的人们更多是采用三分法，经常用特别、比较、轻微等词来表述，比如表述衣服脏的程度，则会说"这件衣服特别脏""这件衣服比较脏""这件衣服轻微地有点脏"等。

中医之理，就是生活之理。更多时候中医也是一分为二地看待问题，常用阴阳两个字来表述。对于需要定量的，也常用三分法，比如把阴分为太阴、厥阴和少阴，把阳分为太阳、少阳和阳明。

▶ 经络是古人根据实践总结出来的

经络，就是我们常说经脉和络脉。类似于地球的经纬线。

"经"，古字为"巠"。形声。从糸（mì），表示与线丝有关，巠声。本义为"织物的纵线"。

"络"，形声。从糸（mì），表示与丝线有关。各声。本义为"缠绕，捆缚"。

"脉"，本意为提供血液循环的血管网络，后延伸为有体系分布的线路。

由此我们可以知道：经脉，是指人体的纵线；络脉，是指缠绕人体纵线的横线。

1973 年，考古学家从湖南长沙马王堆三号汉墓中出土了大批医药帛书。据考证，这些帛书都是汉文帝十二年（公元前 168 年）下葬的，它们编撰时间不同，最早的可能成书于春秋时期，而最晚的则是战国末年至秦汉之际的作品。就其内容而言，这些书较成书于秦汉之际的《黄帝内经》《神农本草经》等典籍更为原始和古朴，所以，这里出土的《足臂十一脉灸经》与《阴阳十一脉灸经》是迄今发现的最早的、较全面记载了人体十一条经脉循行路线及所主疾病的著作。其中，只谈了"经"，而没有谈"络"；只谈了人体的纵线，而没有谈及缠绕人体纵线的横线。后来，在《黄帝内经》中，才出现了"络"，至此，经络系统才慢慢地走向完善。

▶ 经脉的起源很简单

当我们需要给阴或者阳来定量的时候，需要用三分法。中医上，用太阴、厥阴和少阴来表述阴的多少，用太阳、少阳和阳明来表述阳的多少。

1. "阴"的程度表述

太，是一个指事字，古作"大"，后语音分化，在"大"字下添加符号而成为现在的"太"。它的本义为过于、极大的意思，故而，当"阴"特别多的时候，我们就定为太阴。

厥，是一个形声字，从厂（hǎn），从欮（jué）。"欮"意为"上半身憋气（发力）"，"厂"指"石崖"。"厂"与"欮"联合起来表示"采石于崖"。所以，厥的本义为憋气发力，采石于崖，后来引申含义为：①憋气发力；②突然喘不过气来而昏倒。再后来就出现了转义：古代采石辛苦，是一种接近体力极限的劳动，所以，"厥"有憋气过头而休克的意思，也有"好不容易""厉害""严重"等意思。

由于"阴"特别多的时候为太阴，所以当"阴"较多的时候，就用"厥阴"来表示。

少，古今字义变化不大，为量少的意思，所以当"阴"很少的时候，古人就用"少阴"来表示。

2. "阳"的程度表述

阳，特别多的时候，古人就用太阳来表示；阳较少的时候，古人就用少阳来表示。

日月相连为明，而日，代表的是阳；月，代表的是阴。所以，和阴相连接阳，古人就用阳明来表示。

3. 经脉划分的雏形

现在，我们对于三阴三阳的概念已经了解了，结合"前为阴、后为阳，内为阴、外为阳，下为阴、上为阳"这么几点，就能很快地搞清楚经脉的起源问题了。

将手臂的体表分为六等份，然后将手臂自然下垂：内为阴，前为阴，故而，手臂的前面和内侧相交之处就是"阴"最多的地方，我们就说这是太阴区；内为阴，这时，太阴处往内走的一个等分区就属于厥阴区；再往内的一个等分区就属于少阴区。看看手指头，大拇指内侧最靠里且朝前，是"阴"最多的地方，故而，这里就属于太阴经穴；中指端内侧为"阴"较多的地方，故而，这里就属于厥阴经穴；小拇指端内侧，为"阴"较少的地方，故而，这里就属于少阴经穴。

外为阳，后为阳，手臂的外侧和后面交汇之处就是"阳"最多的地方，故而，这里就属于太阳区；外为阳，从太阳处向外移动，第一个等分区就是少阳区，第二个等分区就是阳明区。阳明区刚好和太阴区相连。腿脚部位的三阴三阳区的划分同手臂。

这就是经脉的雏形。

看到这里，也许有人会说，你谈的固然不错，但毕竟是推理出来的，有什么东西能证明你的推理是正确的？

看看《足臂十一脉灸经》与《阴阳十一脉灸经》中的几条经脉循行分布，是不是和我谈的经脉三阴三阳分区基本一致？对比之后，你会发现真是差不多。其实，看看现在针灸书上的经脉分布，和我上面说的三阴三阳区的分布也大致一样。看到这里，也许，还有人会问：从总体上看，《足臂十一脉灸经》《阴阳十一脉灸经》所记载的十一条经脉在循行分布上有几个共同特点：①经脉循行方向自下而上，各个经脉之间不相接续，而且与内脏不相联系；②经脉的起点多在腕踝部附近；③经脉的循行路线描述非常简单，有的经脉甚至只有起点与终点的两点连一线的最简单形式。这些怎么解释？

要了解古人写的东西，就要用古人的思维来考虑问题。想一想：我们人体内所需的东西，都是从体外而来，也就是从外而入的，故而，古人也就想当然认为人体经脉的走向也是从外而内，即从四肢走向胸腹和头面。这就是我们常说的"取象比类"思维模式。

由于三阴三阳有各自的分区，故而，各个经脉之间的不想连接也就不难理解了；由于这是体表的阴阳分区，所以也就没有和内脏进行联系。

由于爬行的缘故，古人也许认为脚和手触地而看不到，更多时候，看到的人体是脚踝和手腕以上的部分，所以经脉的起点就多从踝、腕部位附近开始。

至于经脉简单，甚至只有起点和终点的问题，这是因为只是用阴阳来区分了人体部位，还没有发现更多穴位的缘故。

最后，我必须说的是，要了解经脉的起源，就不能不谈三阴三阳经脉的脏腑所属问题，如足太阴经脉为什么命名为肺、手太阳经脉为什么命名为小肠？诸位先思考一下这个问题，等我谈完经脉的发展及经脉体系的完善等有关内容之后诸位就明白了。

这里，也许有人要问："书上说的经脉好像是一条线，而你说的经脉是一个区，这是怎么回事？"

问得好！看看铁路，是不是也有宽度，但为什么我们经常会把某条铁路说成是"线"？这是因为铁路很长，而宽度对于长度而言就太小了，所以，就用"线"来表示。人体之中，经脉区的宽度和长度的比例就如生活当中的铁路一样，所以，我们常把经络用"线"表示。

更有，随着穴位的发现，人们更多的是把穴位连接起来，这样，也就构成了一条线。

▶ 经脉的发展很有必要

经脉的发展，得益于两种情况：一是人们发现原始的经脉走向不能完全表明阴阳的关系；二是发现了更多的穴位。

（一）为了符合阴阳的特点而发展了经脉

上为阳、下为阴，阴阳是相反的，如果属阴的经脉是从外向内的，那么，属阳的经脉则应该是从内向外才对。脚的属阴经脉如果是从外向内的，那么，手的属阴经脉则应是从内向外的。头为人体的最上部，属阳，故而，所有属阳的经脉都必须与头相联系。阴阳相贯，如环无端，属阴的经脉必须与属阳的经脉相连接。满足以上三点，经脉的阴阳属性才符合阴阳的特点。

由于经脉的起始点只有脚、手、胸腹和头，故而我们根据上面的要求来绘制经脉走向图。

脚腿的属阴经脉从外向内，即从脚入腹胸；手臂的属阴经脉从内向外，即由胸入手；手臂属阳的经脉从外向内，即由手入头；脚腿的属阳经脉从内向外，即由头入足。

这里要注意的是，从脚部进入体内的我们叫作从外入内，故而，从体内到脚的我们就称作从内向外。这样，十二经脉的走向就明确了。

（二）更多穴位的发现，使得经脉线发生了变化

什么是穴位？

"穴"，是一个象形字。小篆字形，上面是"宀"，表覆盖物；下面两边表示洞孔，所以，穴的本义就是指土窟窿、地洞。

"位"，是一个会意字，从人，从立。"立"的本义是"站立"，引申指"独立"；"人"与"立"联合起来表示"一个人站立时候的专属空间"，所以，位的本义为独立空间。

所以，穴位的原始含义为像地洞一样的独立空间。

肌肉，中医古籍中称为"分肉"。分肉与分肉之间的凹陷，中医称为"溪谷"：其中小者为"溪"，大者为"谷"。而溪谷则是人体经络穴位所在之处，所以，《黄帝内经》中谈到"肉之大会为谷，肉之小会为溪。分肉之间，溪谷之会，以行营卫，以会大气"并有"溪谷三百六十五穴会"的说法。

由此可见，最早的"穴位"含义就是指这些像地洞一样的具有独立空间的"凹陷"。

《黄帝内经》中没有谈到穴位的发现问题，我想原因可能是穴位只要用手在人的身上摸探，寻求"溪谷"即可。这个人人皆会，所以古人也许就觉得没有谈这个的必要。

反过来说，凡是人身分肉之"凹陷"处，都是穴位。

不过，随着社会的发展，知识的丰富，后来，人们就把能治病的部位大都称作穴位，这时，就不仅仅局限于"凹陷"处，如把能治病的耳尖称为耳尖穴等。

而这些能治病的部位是怎么发现的？

1. 来源于生活

巴甫洛夫说过"有生产活动，就有医疗活动"，人们在生产生活当中，不

免要生病，生病了就要治疗。古时候，也许人们还不懂"治疗"这个词，但是一些自我护理措施还是有的，比如膝盖外伤疼痛，怎么办？自然的动作就是揉一揉。通过揉，疼痛缓解了，这就是经验。慢慢地，人们发现刺激身体某些部位可以使疾病缓解或痊愈，这样，就出现原始的"穴位"。

还有，人们在休闲按摩或生病的时候，发现了按揉某个地方，感觉和其他地方不一样，如感到异常的疼、酸、麻、胀等，如果不停地按揉这个地方，自身的某些病症就会缓解，于是，也就将此定为"穴位"。如在生活当中有人出现头疼，便不自觉地用手按掐双眼后的头部凹陷处，这时，头疼就会减轻，于是，人们就发现了"太阳穴"。

2. 来源于中医思维

"有诸内必形诸外"，中医诊断，靠的是以外揣内的诊断方法。在诊断时，人们发现，有好多地方有异常的"动脉"。这个"动脉"，可不是我们现在西医上谈的动脉。古人说的动脉，是指能摸到跳动的脉。

正常情况下，人体有几个地方会摸到"动脉"，如手腕、脚踝、脖子等，其他地方是摸不到的，但在异常情况下，即生病的时候，不该有"动脉"的地方却能摸到跳动，这就是疾病的外在反映，而这个反映点就是"穴位"。比如《灵枢·厥病》里说的"厥头痛，甚者，耳前后脉涌者有热，泻其血"，这里的"脉涌"就是脉动之意。

民间有一个诊断怀孕的方法，就是用手在妇人两手中指、无名指的两侧来诊摸，如果出现放射性搏动的，就是怀孕了：脉动显于第一指节的，为怀孕2~3个月；脉动显于第二指节的，为怀孕5~6个月；脉动达于第三指节的，为怀孕8~9个月。这就是以"动脉"来诊断的实例。

中医的治疗，其思维很简单，就是寒者热之、热者寒之、虚者补之、实者泻之。也就是说对于病情要逆其道而行之。中医人就根据这种"逆反"治病思维而发现了很多穴位，如《黄帝内经》中就谈到了"上下、左右、前后、交叉"的取穴法。如《灵枢·官针》篇中说到"凡刺有九……八曰巨刺，巨刺者，左取右，右取左"；《素问·缪刺论篇》中谈到"夫邪客大络者，左注右，右注左，上下左右，与经相干，而布于四末，其气无常处，不入于经俞，命曰缪刺"。

3. 来源于临床实践

在临床实践中，中医人发现了很多新穴位，如《新医学》1980年第三期上谈道：1969年以来，经过反复实践，对类风湿性膝关节炎等病找到了一个针感特殊、疗效显著的穴位，暂名"膝疾穴"。对35例较严重的病例试治，效果较好。

"膝疾穴"分为"内膝疾穴"和"外膝疾穴",外膝疾穴在膝外粗隆直上4~6横指、梁丘穴上1寸后半寸处;内膝疾穴在膝内粗隆直上4~6横指、血海穴上1寸内半寸处。针刺时患者取平卧位,找准穴位用2~2.5寸长的24~26号针灸针,向股骨方向直刺,针尖触到股骨后稍向外提,再紧沿股骨上缘迅速刺入1寸左右(紧贴股骨上缘),感到阻力很大,说明已到位(如阻力小,则未到位)。进针、退针均不用捻针、提插等手法。

针感为关节内有强烈的酸胀痛和抽动。约1分钟后逐渐减轻,以后有阵发性的震痛感。留针时间为5~30分钟,也可以不留针。开始治疗头3天每日1次,以后每2~3天1次,内、外膝疾穴可交替使用,一般2~4次就有明显疗效(若4次无好转,则以后疗效不佳)。对患有严重膝关节炎且有积液者,如症状减轻或消失很快,仍需每月针3~5次,连续数月,以巩固疗效。

由于针感特殊,治疗前须做好患者的思想工作,求得密切配合。治疗过程中逐步加强走路、负重锻炼,效果更明显。

中医,从产生到现在,已经过了几千年,在这个过程中,人们发现的新穴位很多,绝大多数有固定的部位,如上面谈到的"膝疾穴",但有些穴位不固定,如我们现在都知道的"阿是穴",就是用手按患者某个部位,病人由于疼痛而发出"阿"的声音,大夫就说"是这里",这就是"阿是穴"。

在《新医学》1978年第六期上介绍按揉放血治疗急性扭挫伤时谈到的穴位却是不固定的:我们在民间疗法的基础上,采用按揉、针刺放血疗法,治疗43例急性扭挫伤,其中31例1次治愈,11例显著有效,1例效果欠佳,报道如下:

方法:先揉搓按摩患处1~2分钟,并找出压痛点,再在健侧的同一相应部位进行揉压,当患者感觉原扭挫伤部位疼痛有所缓解,健侧被揉压的相应部位出现轻微的疼痛感时,在健侧相应部位做皮肤常规消毒后,用三棱针或粗针头,散在点刺3~5下,并挤压针孔周围,使其少量出血,与此同时,患者即感疼痛消失,活动患处即运动自如。若疼痛减轻,仍有新的另一压痛明显部位,可按上法再施行1次。1次不愈者,间隔6小时后可重复做第2次。

体会:此疗法适用于四肢关节扭挫伤、腰扭伤、落枕等,具有奏效快、疗效高的优点;治疗越早,效果越好,对陈旧性的扭挫伤效果不佳;不适于骨折及韧带肌腱撕裂伤者。

4. 来源于全息思维

全息,一词,最早始于物理学,是"全部信息"的简称。1948年,物理学家盖柏和罗杰斯发明了激光照相术，通过这种摄影术得到的图形如果在一定程度上被破坏，每一小的碎片上仍然能重现整体的原像，只是比例比原来的缩小。从信息论的角度来看，小碎片上包含的图像的信息，与原来图像包含的信息相同，这样就得出了"部分是整体的缩影"的结论。将这个理论应用于中医，人体的每一部分都包含着整体信息。看看现在的足疗，我们就可以知道这点。

所以，当身体生病我们在局部取穴的时候，就可以利用全息原理，根据取象比类而取穴。如在大拇指的取穴，则大拇指的上部就相当于头，根部就相当于腰腹。如果患者的头顶疼，我们就可以在大拇指的最上面中央部位针刺，效果不错；如果患者下腹部疼，就可以在大拇指根部进行刺激。

中医认为百会穴部位为天，会阴穴部位为地，而腿脚则是地下的根，所以，当腿脚有问题的时候，我们就可以在大拇指根部下面的掌部进行针刺。

5. 以八卦定位取穴

根据医易的关系，以八卦定位取穴，如彭静山老先生就是这样进行眼部取穴的。现在的"脐针"更是应用八卦来取穴的。

▶ 经脉的命名有说道

现在，我们知道十二正经都有唯一的所属脏腑，如手太阴为肺经、手厥阴为心包经、手少阴为心经、手阳明为大肠经、手少阳为三焦经、手太阳为小肠经、足太阴为脾经、足厥阴为肝经、足少阴为肾经、足阳明为胃经、足少阳为胆经、足太阳为膀胱经等，那么，经脉和脏腑如何实现相配的？比如，为什么手太阴是肺经而不是其他的脏腑之经？

经过对现有典籍的查询，没有发现这类解释，故而我们无法知道当时经脉的配属问题，不过，根据结果，我们可以用反推法来理解其中的缘由。

前面谈了，阴的本义是雾气的团聚，阳的本义是雾气的发散，根据象思维，用取象比类的方法，我们就可以知道脏属阴，腑属阳。原因是脏为"藏精气而不泻"，就如雾气的团聚；而腑为"传化物而不藏"，犹如雾气的发散。

既然脏属阴，腑属阳，故而，阴经就用脏来命名，阳经就用腑来命名。这点，看看十二正经的经脉脏腑配属就可以知道。

这里，有一个问题，就是我们常说五脏六腑，由于十二经脉为六阴六阳，既然阴经用脏来命名，但现在是五脏，缺少一个脏怎么办？

古人不笨，知道缺一个就加一个的道理；古人又是相当的聪明，知道加什么：一人升官，其家里的"鸡犬"也"升天"，五脏安排完了还不够，这时，就可以安排其随从。安排哪一脏的随从？当然是哪个脏重要，哪个脏的随从就优先被安排。想想看，五脏之中，心为君主之官、神明之府，是不是"官"最大？故而，安排心的随从到六阴经脉当中是最为合理的。心的随从是什么？当然是心包了。看看"包"这个字，它是个会意字，其小篆字形为：⑨外边是"勹"，中间是个"巳"（sì）字，"象子未成形"。"勹"就是"包"的本字，所以包的本义为裹。心包，就是包裹心的物质。而包裹心的物质对心有很好的保护作用，为心的"随从"，故而，心包就被古人安排进了六阴经脉的名称之中。

说到这里，我觉得很有必要对三焦再加以说明：三焦，为六腑之一，直到现在，它还是一个有争议的名词。这里就不说争议的内容了，只说说我自己的看法。

"三"，常用来表示多的意思，如成语"三思而后行""三缄其口"中的三就是多的意思。"焦"，是一个会意字。字从隹，从火。"隹"的意思是"鸟头""锐头""尖头"。"隹"与"火"联合起来则表示"火苗尖头"。所以，焦的本义就是火苗尖头，而火苗外焰热量最多。

三焦，就是人体之中存储热量的地方，所以，不管是君火、相火、胃火、肝火等等，都归属于三焦。火属阳，上属阳，火苗尖头更属于阳，故而，三焦属阳，这样，六阳经脉之中也就有三焦的名称。

好了，现在我们来说说经脉的名称配属问题。

由于经脉有手足的不同，故而，首先我们要明白哪三藏在手，哪三藏在足？

"手是两扇门，全靠腿打人"。手是门户，管出入。看看生活当中的"手"，把别人的东西能拿过来，也可以把自己的东西拿给别人，这也就是"入"和"出"。

心主接受外界的信息，为入（肾虽然主管纳气也是入，但和心的功能相比的话，自然以心为"大"）；肺主排浊，为出。故而，心和肺两条经脉就在手上。心包，是心的护卫官，故而，也就在手上。

以清浊来分阴阳，浊属阴，清属阳。由于血是富含营养物质的物质，故而，血属清。人体之中，心藏血，肺排浊，故而，心主管清为阴中阳，肺主管浊为阴中之阴。于是肺就为太阴，心就为少阴。心包，自然就归属于厥阴了。

剩下的肝、肾和脾三条经脉就落在腿脚上了。

现在，我们回顾一下脾、肝、肾三脏的功能：脾主运化，运化的是营养物质和水液；肝主疏泄，疏清气、泄浊气；肾主纳摄，纳入清气（摄饮食是在纳清气功能发挥下进行的）。

以水和气来分阴阳，水属阴，气属阳；以清浊来分阴阳，则清气属阳，浊气属阴。

脏属阴：脾运化水液为阴中之阴，肾纳清气为阴中之阳，肝之疏清泄浊，既管阳（清气），又管阴（浊气），故为半阴半阳之脏，属于厥阴。故而，脾为太阴，肝为厥阴，肾为少阴。

这样，阴经与脏就配合起来了。

再看腑：大肠主排泄，和肺的排浊相合，故而，肺与大肠相表里；饮食物更多时候是在小肠被吸收的，这个和心从外向内接受外界信息的功能相合，故而，心与小肠相表里；胃中的饮食物向下运行，和脾主运化的功能相合，故而，脾和胃相表里；膀胱内存水液，而肾属水，为水脏，故而，肾与膀胱相表里；体内的胆汁排泄，和肝主疏泄的功能相合，故而，肝与胆相表里；剩下的，三焦和心包为表里。

这样，十二经脉与脏腑的相配图就出来了。

现在，我再说一下两条经脉。人体前面属阴，前面的中间是阴最多的地方，故而，我们就说任脉是阴中之阴。人体后面属阳，后面的中间是阳最多的地方，故而，我们就说督脉是阳中之阳。

▶ 运用经络知识防治疾病很简便

治疗排浊功能下降的病证，我们就要刺激肺经。

治疗接受外界信息功能下降的病证，我们就要刺激心经。

治疗运化功能下降的病证，我们就要刺激脾经。

治疗疏泄功能下降的病证，我们就要刺激肝经。

治疗纳摄功能下降的病证，我们就要刺激肾经。

治疗胃体出现的异常，我们就要刺激胃经。

治疗胆囊出现的病证，我们就要刺激胆经。等等。

具体的针刺、艾灸、按摩、刮痧、火罐等刺激经脉的方法，我会在后面详谈的，这里我说一个简单的治病养生法：首先，我们在经脉上用手按压或感摸来找病变反应点。当按压时出现异常的疼痛不舒服时，这就是我们要找的病变反应点。

正常情况下，我们能摸到的脉搏跳动点有手腕、脖子、腹股沟、脚踝等。当我们感摸时发现其他地方有脉搏跳动那样的感觉时，这也是我们要找的病变反应点。不过要注意的是怀孕之后，两手中指、无名指的两侧及咽喉部位出现的脉动却是正常的。

找到病变反应点后就要用顺补逆泻法进行刺激：对于需要用补法治疗的病证，我们就要顺着经脉的走向进行按揉；对于需要用泻法治疗的病证，我们就要逆着经脉的走向进行按揉。

附 经络的知识点记忆

定性而很少定量的中医学：中医更多时候是只定性而不定量。如果要定量，简单地用二分法，复杂的用三分法。

经络是古人根据实践总结出来的：为了给人体定位，于是就有了经络。经脉，是指人体的纵线；络脉，是指缠绕人体纵线的横线。

经脉的起源很简单：中医上，用太阴、厥阴和少阴来表述阴的多少，用太阳、少阳和阳明来表述阳的多少。

人体之中，经脉区的宽度和长度的比例就如生活当中的铁路一样，所以，我们常把经络用"线"表示。

经脉的发展很有必要：经脉的发展，得益于两种情况：一是人们发现原始的经脉走向不能完全表明阴阳的关系；二是发现了更多的穴位。为了符合阴阳的特点而发展了经脉。更多穴位的发现，使得经脉线发生了变化。

经脉的命名有说道：手太阴为肺经、手厥阴为心包经、手少阴为心经、手阳明为大肠经、手少阳为三焦经、手太阳为小肠经、足太阴为脾经、足厥阴为肝经、足少阴为肾经、足阳明为胃经、足少阳为胆经、足太阳为膀胱经。

运用经络知识防治疾病很简便：

治疗排浊功能下降的病证，我们就要刺激肺经。

治疗接受外界信息功能下降的病证，我们就要刺激心经。

治疗运化功能下降的病证，我们就要刺激脾经。

治疗疏泄功能下降的病证，我们就要刺激肝经。

治疗纳摄功能下降的病证，我们就要刺激肾经。

治疗胃体出现的异常，我们就要刺激胃经。

治疗胆囊出现的病证，我们就要刺激胆经。

清楚中医的诊断

当我们知道了诊什么、如何诊、断什么、如何断这四个问题之后，中医的诊断也就清楚了。

诊 什 么

诊什么？由于中医的对象是"人"，所以，诊的
肯定就是"人"了。如果我们不了解正常情况下
"人"的有关知识，何以辨异常？

诊，是诊察了解。由于中医的对象是人，而人是由形体和功能这两部分构
成的，由饮食物和空气这两大物质供应机体所需的，故而，要诊察了解人的正
常与否，就必须要知道形体的组成、功能的产生、饮食物的进入利用和代谢、
空气的进入利用和外排等有关情况。

▶ 形体

《灵枢·经脉》云"人始生，先成精，精成而脑髓生，骨为干，脉为营，
筋为刚，肉为墙，皮肤坚而毛发长"，所以，人的形体是由精和骨、脉、筋、
肉、皮毛组成的（甲为筋之余、齿为骨之余、发为血之余）。

一、精

生活当中，人们常说一句话"天有日月星，人有精气神"，这里，把精和
日相对应，可见精对人体是相当重要；在《素问·金匮真言论》里也提到"夫
精者，身之本也"，就是说精是身体之根本。

1. 精的含义

精，是一个形声字。从米，青声。本义为挑选过的好米，上等细米。后
来，通过字义延伸，精的含义为精微物质。

现在我们来推理一下什么是精微物质？

肾藏精；肾主骨，骨藏髓，所以，髓就是精。我们现在所说的脑髓、脊
髓和骨髓就是人体中的精微物质，就是中医上的精。通常情况下，精被分为两
类：先天之精和后天之精。

先天之精：就是先天形成，后天不可补之精，如脑髓。后天之精：就是先

天形成，但后天可补之精，如骨髓和生殖之精等。由于古时候人们的认知程度较低和中文的一字多义问题，导致了以前的书上对中医里人体中精的含义表述不够明确，也使得现在的人们更难理解前人所谈之精，其实，只要知道了精就是我们现在所知道的髓和生殖之精，就够了。

2. 精的作用

西医上，脑髓产生神经信号，让人体产生功能；骨髓生血；精子和卵子主管生殖；中医上，精也有三大作用。

（1）化生气和营养物质而产生功能

这里的营养物质是指后天从饮食中得到的物质。人体功能，包括运动功能和神志活动两种，它们的发挥，要靠精来指导。就如汽车的发动，在完好的形体部件和充足的汽油具备下，必须要有火花塞的点火才可以。精，就相当于这里的火花塞。

人活一口气，人体之内，无时无地不存在着气。髓中存有气，髓之外亦同样存有气。但构成形体的营养物质却只存在于髓之外。也就是说人体之中，气是各个部位都存在，在不发挥功能的时候，有精的地方无营养物质，有营养物质的地方没有精，所以，精就不能够化合气和营养物质而产生功能。

由此，我们就可以真正理解"夫精者，身之本也"之义：没有精的化合，形体永远是形体，就如同植物人一样，没有功能的发挥，这不是正常意义上的"人"。有了精的化合，运动功能、神志活动才得以发挥，形体存在的目的才得以实现。

（2）化生血液

血中不只含有水液和营养物质，更含有精微物质，而这种精微物质就来源于精中之骨髓。

（3）主生殖

这是生殖之精的作用。

3. 精的出入

人体之中，只有气具有自主运动性，其他所有的物质都是随着气的运动而运动：血随气而行；津液随气而布散；精随气而外出。

人体之脏腑，肝具有调气主疏泄的功能。也就是说，体内之气的运行是由肝掌控的，故而，精的外出靠的是肝。

肾主纳摄，所以，精的内入靠的是肾。这就是我们常说"肾藏精"其中的一个意思。

生殖之精是只出不入，这里，我们不做谈述，对于其他的精而言，其内入和外出是相对于骨而言的。

用弹簧来比喻：向外拉的力就是肝的疏泄；向内缩的力就是肾的摄纳。

理论是为临床服务的，认识精的出入之后就能很好地指导临床。比如常说的遗精，就是精不该外出的时候外出，这时，我们的直接诊断就要从两方面来考虑，一是肾虚，藏精不力；二是肝功能过强，疏泄太过所致。

4. 精的养护

（1）先天之精的养护

人之生，先天之精已成，只有消耗，不能补充。"食物如同灯之油，药物如同拨灯芯"，先天之精就是这个灯芯；照亮，是灯的功能。试想，灯芯都用完了，灯还能亮吗？同样道理，先天之精都用完了，人体还能发挥功能吗？答案是绝对不能。故而，要想长久拥有正常的神志活动和运动功能，就必须对先天之精进行很好的养护，否则，就会导致西医上的脑萎缩、老年痴呆等病症的出现。

西医学研究表明：人在出生之时，脑细胞就已经成为定数，只能死亡，不可再生。虽然我们可以激活以前没用过的脑细胞，但却不能生变新的脑细胞。这里说的脑细胞，就属于中医上的先天之精。不管生命有多长，但最终都脱离不了死亡，其原因就在此。

由于出生之时，先天之精就已经成为定数，故而，后天的养护就是要更好地保护，不使其更多地消耗。而消耗，就是精的外出，化合气和营养物质发挥功能，因生命在于运动，所以，适量的运动和神志活动是很好的，但绝不能太过。试看，重体力劳动者和繁累的脑力劳动者，他们的寿命都不是很长。

在条件允许的情况下，一定要保证充足的睡眠。失眠的病人要赶快调治。我们都知道，刚出生的婴儿，睡觉越多越好，中医认为这样做能很好地养护精。

①由于精的外出靠的是肝，故而，尽量不要生气。因为"怒则气上"，肝的疏泄功能增强，可使更多的精外出而发挥功能。生活当中，很多人在生气之后，要么精神亢奋，睡不着觉，要么就运动功能增强，"气得发抖"，这就是精的外出而化合气和营养物质的结果。

饮食方面：肝主酸，酸性收敛，适当地食用酸性食物可很好地防止精的过多外泄。比如醋、西红柿等。

②由于精的所藏在于肾，所以，养肾很关键。恐伤肾，因此生活当中要尽量避免被恐吓。肾开窍于耳和二阴，因此不能常听噪音及长久的忍憋二便。

（2）后天之精的养护

①后天之精亦为肾之所藏，肝之疏泄外出，故而，养肝护肾为第一，可仿上面之法。

②久立伤骨，要尽量避免长久地站立。

③虽然后天之精可补，但也一定要注意消耗的量，如果消耗过量，补起来可就麻烦了，故而，对于性生活，一定要有度。看看历史书上的皇帝，凡荒淫无度的，都活不长。

④肾藏精，我们可以通过补肾的办法来补精。

黑色入肾，常食黑色食物可以补肾，如黑豆、黑米、黑木耳、黑芝麻等。有些东西虽不黑，但实践证明，其也有补肾作用，如山药、枸杞子、何首乌、干贝、鲈鱼、栗子等，可根据自己的具体情况选择食用。

中医有句话"吃啥补啥"，所以，可以适当地食用猪、牛、羊等的骨髓，来补充我们后天之精的不足。这里，我简单地说一下"吃啥补啥"的道理。

"吃啥补啥"，是生活当中老百姓常说的一句话，其意就是说吃了与人体相对应的东西之后能很快地补充人体相对应之物。吃骨补骨、吃眼补眼、吃狗鞭能增强性功能等就是如此。

天人相应，外界之物与人体相对应。动物与人体相对应之物，其营养物质的构成和含量也相差不多，故而，被吃进人体之后，能更快地补充人体局部之所需。

假如人体的 1g 骨髓是由 1 个 A、2 个 B、4 个 C、5 个 D 构成，当我们要补充骨髓时，不但要补充 A、B、C、D 这些物质，更要按照 1∶2∶4∶5 的含量比例来进行。如果这个比例失调，那么，骨髓还是不能很好地补充。如补充 100 个 A、B、C、D 物质，这时只能补充 20g 骨髓，更为糟糕的是，留有的 80 个 A、60 个 B、20 个 C 会成为人体之负担，想要清除吧，对人体有用，不清除吧，人体一时还用不上，真是"鸡肋"。多说一句：人体肥胖的发生就与这个机制有关。

而动物的骨髓很有可能也是由 1 个 A、2 个 B、4 个 C、5 个 D 构成，人体食用后不但能更好地补充骨髓之不足，更不会导致"鸡肋"的出现。

也许有人会问：不运动，不消耗精，则更能养护精，可为什么说生命在于运动？

确实，不运动，精之所藏则更多，但是，人的寿命并不仅仅是由精的含量多少来定的。你的精再多，遇上空难，也会立即毙命；你把精藏得再多，但津液病变之后出现的痰湿堵塞、血液病变之后出现的血瘀、血溢等，同样会使你减寿。所以，只有适当的运动，使得血流畅通，津液布散正常，清者入、浊者出，且在排除外界灾害的情况下，才有可能活到该有的寿限。

附 精的病态治疗

精微物质是人体所需的基本物质，其病态只有虚少一种。

根据精的功能，我们可以知道，精的不足，会导致人体功能下降、生血不足和生殖功能低下，这三种病态会在后面有关的章节里谈述，这里只说由于精的出入异常而导致人体的病态。

除生殖之精外，其余的精都藏于骨中，出于骨之外则化合气与营养物质产生神志活动和运动功能。这个出和入是相对于骨而言的。正常情况下，该出的出，指导功能发挥；该入的入，减缓功能或使功能消失，让人体得以休息。

1. 出多入少证

不该出的时候，精外出增多；该入的时候，却不入，这时就出现了出多入少证。精出的多，人体功能就出现病理性亢进。

运动功能亢进：可出现多动症、手足震颤症等。

神志活动功能亢进：可出现胡思乱想、失眠多梦等。

这种病态的产生，只有两种情况：肝的疏泄太过，导致精的外出增多；肾的藏精功能下降，摄藏不力，使得精的进入减少。

治疗时，因肝的疏泄太过导致的，柔肝抑肝，药物可选白芍、乌梅、木瓜等；因肾的摄藏不力导致的，补肾固摄，药物可选熟地、五味子、山萸肉、益智仁、龙骨、牡蛎等。

当然，在临床上更要用寻根法找到导致疾病发生的根本原因，并"求本治疗"。

这里多说一下临床常见之症状——失眠多梦，以便对精有个更深的了解。

当人在睡觉休息时，肾就将精收藏于脑骨中。如果由于肝的疏泄太过或肾的藏精功能下降，睡觉时本应由肾所藏的精不能很好地摄留于脑骨中，更多地存留在血中，还在化合气和营养物质使人"不得休息"而产生神志活动，这时就出现了失眠多梦的病态。现在我们都知道，人在休息时，大脑停止工作，人就安睡，可当大脑还在乱想时，人则睡不熟。这是因为大脑还在释放信号的缘故。大脑释放信号，就是中医上精的外出。

对于失眠多梦常见病因病机如下。

（1）肝的疏泄太过

肝主疏泄，调达气机。有火之后，火热伤气，导致疏泄太过；受寒之后，自我调节，导致疏泄太过；阴血不足，调血功能代偿增强，导致疏泄太过；有物堵塞，气机不通，为了恢复正常，可使疏泄太过。

临床上，实火所致失眠，可用黄连阿胶鸡子黄汤、竹叶石膏汤等进行治疗，肝火上炎者，可选天麻钩藤饮进行治疗；虚火所致失眠，可用增液汤等进行治疗；郁火所致失眠，可用小柴胡汤、逍遥散等进行治疗。

外寒所致失眠，可用桂枝汤等进行治疗；内寒所致失眠，可用麻黄附子细辛汤、阳和汤、四逆汤等进行治疗。

阴血不足所致失眠，可用四物汤加味治疗。

痰湿堵塞所致失眠，可用二陈汤加味治疗；半夏"一两降逆，二两安神"重用之后，安神效果比较好，配用茯苓，则更好。

气滞所致失眠可选逍遥散、四逆散等做治疗。

血瘀所致失眠，可选血府逐瘀汤做治疗。

也可用治标的抑制肝之疏泄的方剂，如陈潮祖老先生编写的《中医治法与方剂》上的救逆汤（炙甘草、干地黄、生白芍、麦门冬、阿胶、生龙骨、生牡蛎）和一甲煎（生牡蛎60g）。

我在临床上遇见因肝之疏泄太过所致的失眠多梦，一般会选用白芍和牡蛎这两味药，且用很大之量，结合治本之药，效果很好。

（2）肾的藏精不足

肾虚之后，藏精不足；宿食、停饮等导致胃肠道堵塞，肾的纳气功能增强之后，使得另一个藏精功能下降而出现失眠多梦；积滞堵塞肠道，胃中之物下降更加费力，同样使得肾的纳气功能增强，藏精功能下降，也会出现失眠多梦（肾在营养物质吸收中的作用，在饮食物的进入利用和代谢中会讲到）。

肾虚所致的失眠，可选六味地黄丸、金匮肾气丸、真武汤等进行治疗；积食所致失眠，可选保和丸等进行治疗；停饮所致失眠者，可选瓜蒌薤白半夏汤进行治疗；肠腑不通所致失眠，可选承气汤和温胆汤等治疗。

我在临床上遇见由于肾的藏精不足所致的失眠，一般会选用熟地或生地60~150g，山萸肉10g，甚至更多，再结合治本治疗，效果还行。当然，也可以适当加用酸枣仁、柏子仁、远志、合欢花、夜交藤、磁石等治疗症状的安神药。

《陕西中医函授》1992年第二期第4页上有一个病例，可借鉴：一中医治疗刘汝周失眠，月余目不交睫，疲惫烦躁欲死，百治罔效，投以熟地500g，肉桂6g，服后酣睡如雷，而病如失。

这里多说一点的就是：食醋是一味很好的安神品，酸主收敛，可以防止肝的疏泄太过，也可以增强肾的藏精功能，故而临睡前喝一点醋，对失眠多梦有一定的疗效。注意：醋，一定要烧开过的，因生醋的活血作用强，而熟醋的安神作用强。如果觉得太酸，可以加到温开水里服用。

2. 出少入多症

物质之精该出于骨的时候不出或出的很少，就会出现出少入多证，这时，人体的功能就下降。

运动功能下降：出现好静不动、动则无力，甚则出现我们常说的植物人症。

神志活动功能下降：出现默默不思、表情单一、昏昏欲睡、嗜睡、抑郁等病症。

这类病症的产生，或是先天之精不足，或是肝的疏泄功能下降所致。先天之精不足，不可补充，只能激活，临床上可选活血、化痰、开窍之药用之。对于肝的疏泄不力导致的，治疗时首先要疏肝，药物可选柴胡、郁金、香附、元胡、玫瑰花、薄荷等；其次，要针对导致肝之疏泄功能下降的根本原因进行治疗。

由于后天之精有生血作用，故而，精出的太少，还会导致生血不足，出现血虚证。直接治疗就是补血，药物可选当归、熟地、白芍、阿胶等；补精，药物可选熟地、山萸肉、何首乌等。寻根治疗就是要找出导致精外出减少的根本原因，并治疗之。

二、骨

1. 骨的含义

骨，就是我们常说的骨头，里面藏有骨髓，所以，《素问·脉要精微论》中说"骨者，髓之府"。

中医古籍中将骨分为脆骨和硬骨两类。骨质较软的称为脆骨，骨质较硬而支撑力强的称为硬骨。《灵枢·骨度》对人体骨骼的名称、形态、数量等均有较为详细的记载。但古今对同一骨骼的命名不尽一致：如颈椎，古称项骨；胸椎，古称背骨；肱骨古称臑骨；尺骨，古称正骨；桡骨，古称辅骨；股骨，古称髀骨，等等，当然，也有古今名称相同的，如膝前之骨，均称髌骨。

2. 骨的生理功能

（1）支撑人体：《灵枢·经脉》说"骨为干"，骨是支撑躯体、维持形体的总支架。

（2）保护重要器官：越是重要的器官，越有骨的保护，如颅骨保护脑髓，肋骨保护西医上的"心肺"等。

（3）协同运动：在肉和筋的作用下，骨出现屈伸或旋转，而表现出各种躯体的运动，故而《素问·脉要精微论》中说"不能久立，行则振掉，骨将惫矣"。

3. 骨与脏的联系

《素问·宣明五气篇》说"肾主骨"；《素问·六节藏象论》说肾"其充在骨"；《素问·阴阳应象大论》说"肾生骨髓"，都说明了肾与骨的关系。

当骨发生病变的时候，肾就要发挥更多的功能来修复，这样会使肾的其他功能下降，如男性青年骨折后，易出现频繁遗精；老年人骨折后，常发生二便失禁；女性骨折后，多出现月经不调等等，这些都是肾主纳摄功能下降而出现的病症。

因叶天士《温热论》谓"齿为骨之余"；《诸病源候论》说"齿者骨之所终，髓之所养"，所以，取象比类、以外揣内，从齿的情况就可以诊断出体内之骨的情况：牙齿好，体内之骨正常，肾功能强；牙齿松动，则体内之骨也弱，肾功能低下。

附 骨的病态治疗

中医教材里有专门的《中医骨伤学》，这里，我只谈两种病证和几个验方。

1. 骨质增生症

骨质增生，就是我们常说的骨刺。而骨刺在中老年人群中普遍存在，一般不会发病。但在少数的中老年人身上，可出现疼痛和活动不利，这时，就要做治疗了。

实际上，骨刺对人体而言，是好事，使人体自我调节功能的一种体现。我们知道，在生活当中，遇到桌子不稳的时候，就会用一块垫子垫住。同样道理，老年人由于走路不稳，机体在自我调节作用下也用垫子将不稳的地方垫住，这些垫子就是我们常说的骨刺。

如果骨刺引起轻微症状，就无需治疗，只需要适当合理的运动即可，让机体自行适应骨刺的存在。但是，如果症状严重，机体自己适应不了的话，就要做治疗。

怎样做治疗？

首先，我们要明白骨刺为什么能让人体出现病态？

桌子不稳，用垫子垫住。如果出现问题，只有两种情况：垫子的不合适或垫垫子的桌子腿部位有问题。取象比类，骨刺让人体出现病态，也只有两种情况：骨刺垫的不合适或是骨刺上面的筋有问题。搞清楚了这个道理，后面的就简单了。骨刺既然是个垫子，如果人体走路稳了，就没必要去垫这个垫子；假如开始的时候人体走路不稳，用垫子垫上，后面走路稳了，也就再没必要垫更高的垫子；如果走路一直不稳，人体在自我调节作用下垫更高的垫子就可以。所以，骨刺的发病与这个垫子没有任何关系，只能是骨刺上面的这个筋出现了问题。也就是说，骨刺导致的病态实际上就是筋的病态。从西医上来谈，骨质增生处的上方有肌腱附着。如果肌腱被撕裂，试想，能不疼吗？这也就是骨质增生引起症状的病人为什么坐着、躺着都不是很疼，但站着或走路时更疼的原因。

明白了这些，我们就能很清楚地知道，骨刺的症状治疗实际上就是筋病的治疗。把筋病治疗好了，骨刺的症状也就彻底好了。这也就是有人在生活当中用陈醋来治疗骨质增生的原因。酸入肝，肝主筋，陈醋可以修复被撕裂的肌腱。

也许有人要问：为什么做了手术后症状缓解或消失，部分病人过段时间还会出现症状？

这是因为，手术时将增生的骨质已经去掉，上面肌腱的外撑张力减少或消失，故而，病人的症状也就减轻或消失。如果病人从此以后走路很稳，不需要垫子，所以也就不会再产生骨刺，这时，就不会出现症状复发的情况。但是，更多的人是因为身体本身的原因而出现走路不稳，产生骨刺。手术后，这种状态依然没有改变，还是照样需要这个垫子，这就形成新的骨刺。新的骨刺对其上面的筋还是要外撑，由于不能适应这种情况，故而，就出现了我们常说的症状复发。

可能还有人会问为什么小针刀可以让骨质增生导致的症状减轻或消失？

这是因为小针刀可以把附着在增生骨质上的肌腱进行一定的剥离切断，经过这个手法后，局部的肌腱受力减少，这样就可以缓解或消除症状。但是，人体都有自我修复功能，过段时间后，受损的肌腱得到修复，又附着在增生的骨质上，受到支撑张力，疼痛等症状就又出来了，这也是我们常说的复发。

所以，骨质增生症的根本疗法就是要修复肌腱。

2. 骨质疏松症

骨质疏松，就是骨中的营养物质不足，直接治疗就是滋补肾阴，药物可选：熟地、玄参、山萸肉、枸杞子、女贞子、旱莲草、何首乌、桑寄生、潼蒺藜、紫河车、龟甲、鳖甲等。

当然，临床上必须要治疗导致骨中营养物质不足的根本病因。

3. 几个验方

（1）张德娥接骨法

张德娥的师傅张良能，是邢台县龙华村人，在本村诊所工作，长年害病，家庭贫困，每年由卫协会救济。这位老先生行医40余年，对于西医学有丰富的经验，由于党对他的照顾，在1956年他临终的时间，将徒弟张德娥叫到床前说："我有个接骨秘方，轻易不肯告人，今天传给你，要牢牢记住，以后好为人民服务，我绝不能把他带到土里，以此报答党对我的照顾。"张德娥记住了老先生的秘方和嘱语，1957年1年的时间张德娥用此方治疗了3名骨折患者，均应手取效。张德娥为了响应祖国的号召和老先生的嘱咐，使秘方更好的为人民服务，在这次三献运动中公开的把秘方献了出来。其方如下。

处方：桑白皮、五加皮、血竭花、儿茶、海螵蛸、乳香、没药、煅牡蛎，以上各等份，成人各30g，小儿减半。

制法：用乌鸡1只，去毛，并去净腹内杂物，连肉带骨、血、油等，与药共捣如泥状，摊在白布上待用。

用法：将骨折处整好，用摊在白布上的药包好，再用夹板固定，待4小时就把药去掉，不得超过时间，不然，就要生出骨节（假骨）来，如患处出血，可加麝香少许。

病例：郭修考，左胳膊骨折，碎骨吱吱响，痛得难忍，张德娥依法配制接骨丹，按时上药，果然长好。连治带休息，不到一个月，就参加了重体力劳动。他高兴地说："俗说伤筋动骨一百天，我这胳膊断了不到一个月就好了。"

（2）"老农民"的骨折秘方

阜城县老农民朱贵田，献出了治疗骨折的秘方，此方治疗患者40余名，百治百验。

处方：牛角末9g，血余炭9g，红谷子米（轧面）250g，干醋3斤。

制法：先将3斤干醋，熬剩半斤（如手指骨折可酌减），加入小米面熬成糊，再放入牛角末，后入血余炭搅匀，用棍挑之，有丝为度。

用法：将折骨对好，用白布摊药敷伤处，用木板捆好，24小时有虫行感觉即愈。

（3）张宝山骨结核验方

《中西医结合杂志》1988 年第 6 期上，张宝山治疗骨结核验方：用蜈蚣、全蝎各 40g，䗪虫 50g，研末分成 40 包，早晚各以 1 包与鸡蛋搅匀后蒸食或炒食，20 天为一个疗程，治疗 3~6 个疗程，观察 10 例，治愈 8 例，显效 1 例。

三、脉

1. 脉的含义

形体构成中的"脉"，为血脉，又叫作脉管、脉道、血府，实际上就是我们现在所说的血管。在《黄帝内经》中已经记载有搏动的血脉，并取名为"动脉"，如《素问·三部九候论》有"两额之动脉""两颊之动脉""耳前之动脉"的记述。在《灵枢·血络论》则注意到针刺血脉，有的"血出而射"，有的"血少黑而浊"，这显然是对我们现在认识的动、静脉差异的直观描述。

血脉与经脉、络脉（合称经络），虽然都是"脉"，但含义却有所不同。脉，原写作"脈"，先秦时又作"衇"，是一个会意字，表示身体里的一种支脉。《说文解字》释为"水之斜流"，后世注为"水之永长流也"。先秦学者认为天有天脉，以利星象之运；地有地脉，以畅江河之流；人有人脉，以利血气之用。在《黄帝内经》中明确提到"脉者，血之府也"，所以，我们常说的血脉，就是指血管。但经脉、络脉的含义却是经络，如"足臂十一灸脉""阴阳十一灸脉"等。

由于有些经脉（如肺经）有部分和血脉（桡动脉）平行，所以，现在有些人就将"经络"与"脉"混用起来。

2. 脉的生理功能

①运行血气：脉是运行气血的管道，所以，明·李时珍在《濒湖脉学》中就说脉为"血之隧道"。

②约束血行：脉有约束血行的功能。在《黄帝内经》中《灵枢·决气》篇里说："壅遏营气，令无所避，是谓脉。"张介宾的《类经》对此解释说："壅遏者，堤防之谓，犹道路之有封疆，江河之有涯岸。"

所以，脉，既可以防止血液逸出而避免出血，又可以规定血流方向，使之布达于所需之处。

3. 脉与脏的联系

脉与五脏均有联系，其中与心的关系最为密切。

《素问·痿论》说"心主身之血脉",所以,中医里就有"心在体为脉"一说。脉中有血,由于血的充盈靠的是脾,故而,脉与脾有联系。脉中有气,由于肾纳气、肝调气、肺排气,故而,脉与肾、肝、肺都有联系。由于五脏都与脉有联系,所以,中医就可以据脉诊病。

附 脉病的治疗

脉的主要功能就是统血,使之不外溢。结合西医知识,我们知道血管还有交换内外物质的功能。如果脉的功能下降,不但会出现血溢,即出血,而且还可导致血中的营养物质不能正常的传送到津液中,而出现瘀积即血瘀情况。

心主脉,在临床上见到血管病变如动脉硬化症等,首先就要责之于心;营养物质不能正常转运而致血中浓度过高的病态如西医上谈的高血糖、高血脂等中医称谓的血瘀症,也要责之于心。

对于脉的病态,我们在治疗时选用牛膝、红花和川芎等来补脉之虚的同时,更要养心补心,药物可选:当归、白芍、阿胶、丹参、酸枣仁、柏子仁、龙眼肉、紫河车、熟地、麦冬、百合等。

当然,我们更要用寻根诊断法来找出导致脉病的根本原因,一并治疗。

四、筋

1. 筋的含义

筋,《灵枢·经脉》中说"筋为刚",就是说筋为形体中一类坚韧刚劲的物质,相当于西医所说的神经、肌腱、韧带、筋膜等。

筋更多的是为关节运动服务的,所以,《素问·五脏生成》篇就说"诸筋者,皆属于节",由于膝关节的筋最多,故而《素问·脉要精微论》中就说"膝为筋之府"。

至于《黄帝内经》中的"宗筋",一个含义为多条肌腱筋膜的集合汇聚之处,如《素问·痿论》说"宗筋弛张,发为筋痿";另一个含义是指男子的阴茎,如《素问·厥论》说:"前阴者,宗筋之所聚。"

2. 筋的生理功能

（1）连接和约束关节

筋起着连接骨节肌肉的作用,并在骨与骨相衔处以筋膜包裹约束,形成关节,有利于骨节肌肉的相互联结与协同作用,保证了机体的正常运动。

（2）主持运动

机体关节之所以能屈伸转侧，运动自如，除肌肉的收缩弛张外，筋在肌肉与骨节之间的协同作用是颇为重要的，所以，《素问·痿论》说"宗筋之束骨而利机关也"。

3. 与脏的联系

筋为肝所主。《素问·宣明五气》篇说"肝主筋"，所以筋与肝在生理病理上有相当多的联系。

生理上，肝的气血濡养着筋，《素问·经脉别论》里的"食气入胃，散精于肝，淫气于筋"和《素问·平人气象论》里的"肝藏筋膜之气"，说的都是肝之精气，布散于筋而充养筋膜。

病理上，肝病之后自然要伤及筋，如《素问·上古天真论》所说的男子七八，"肝气衰，筋不能动"；《素问·痿论》中指出："肝气热则胆泄口苦，筋膜干，筋膜干则筋急而挛，发为筋痿。"当然，筋病之后也可伤肝，如《素问·痹论》中说的"筋痹不已，复感于邪，内舍于肝"等。

附 筋病的治疗

临床上见到筋伤之病，我们的直接治疗就是选用补筋之药如木瓜、杜仲、补骨脂、龟甲等。下面，说说一些关于筋病的单验方。

①在《医学衷中参西录》中有接筋之方：方用旋覆花细末五六钱，加白蔗糖两许，和水半茶杯同熬成膏。待冷加麝香少许（无麝香亦可），摊布上，缠伤处。至旬日，将药揭下，筋之两端皆长一小疙瘩，再换药一贴，其两疙瘩即连为一，而断者续矣。若其筋在关节之处，又必须设法闭住，勿令关节屈伸，筋方能续。《外台秘要》有急续筋方，取旋覆花根洗净捣敷创上，日一二易，瘥止。是取其鲜根捣烂用之也。因药房无旋覆花根，是以后世用者权其用花，想性亦相近，故能奏效。

②《天津医药杂志》1966 年第 3 期上：卢存寿介绍治疗风湿及类风湿性关节炎，每日用生地 90g，间歇煎服。共治疗 23 例，均取得较好疗效。

③《中医杂志》1984 年第 7 期上，郭锡康介绍治疗急性腰扭伤：用大黄粉、生姜各适量，先将生姜绞汁于干净容器中，然后加入大黄粉，调成软膏状，平摊于扭伤处，覆盖以纱布，用胶布固定，12~24 小时未愈者可再敷。治疗腰扭伤 110 例，全部治愈。其中 1 次者 86 例，2 次者 22 例，3 次者 2 例。

④《江苏中医》1989 年第 8 期上赵德荣治疗痹症：取大而饱满的巴豆 1~2

枚，去皮，研磨溶于30g白酒中。用时，夏天令患者坐在骄阳下，秋冬坐卧在火炉旁，将药在炉上微温，再在患者痛处反复搓擦，以皮肤感觉微热为宜。用药后半小时，局部出现红色丘疹或水泡，并感瘙痒疼痛，可用生姜片轻轻擦拭，以缓解瘙痒疼痛。一般轻者治疗1次，重者治疗2次（2次擦药相隔5~7天），即可治愈。曾治疗急、慢性寒痹72例，效果显著。

⑤《山东中医杂志》1986年第一期上，孙冠兰治疗风寒湿痹：将马钱子30g（香油炸至焦黄色），血竭60g，共研细末，分60包。每次服1.5g（一包），每天2次。治疗16例用他药不效者，一般服用1~2剂即愈。

⑥《中级医刊》1989年第1期上，朱新武等治疗面神经麻痹：取马钱子适量，放清水浸24小时后，捞出沿纵轴切成厚约1mm的薄片，间隔0.5cm成片排列粘贴于橡皮膏或伤湿止疼膏（大小根据病人年龄和面部大小而定，一般要求能盖住面颊部）上，然后贴敷于患侧面颊部，7天更换1次。共治疗52例，均在发病后6~21天开始用药，结果用药1次治愈42人，用药2次治愈10人，治愈率100%。

⑦《浙江中医杂志》1991年第10期上徐有全等治疗风寒顽痹：许多风寒顽痹，平素畏寒喜暖者，用硫黄治之，均能收到满意效果。曾对20例服用硫黄后的患者随访，多数患者每次服硫黄0.2g，每日3次，连服1~3个月后，感到肌肤温暖、关节灵便，且无副作用。经肝功化验，均未发现蓄积中毒现象。

五、肉

1. 肉的含义

肉，包括肌肉、脂肪和皮下组织等，也就是我们现在所说的瘦肉和肥肉。

2. 肉的生理功能

（1）保护内脏

《灵枢·经脉》中说："肉为墙"，意为肉起着屏障作用，可以保护内在脏器。比如当有外部强力作用于人体的时候，肉就可以起到缓冲保护的作用。

（2）进行运动

机体正常运动，需要肉、筋和骨的协同作用。肌肉正常收缩弛张，人体运动自如，如果肉过于软弱或挛急，则会导致运动无力或运动受阻，甚至会出现四肢痿废不用或拘挛强直的情况。

3. 与脏的联系

肉与五脏之中的脾关系最为密切。《素问·痿论》说"脾主身之肌肉",故而,脾功能下降时,肉就弱;反过来说,我们只要见到肉的萎弱不用,直接诊断就是脾虚所致。

附 肉病的治疗

中医上所谈的肉:包括瘦肉和肥肉。瘦肉,相当于西医上肌肉中的肌腹;肥肉,相当于西医上的脂肪。

《素问·五脏生成》篇所说"脾主运化水谷之精,以养肌肉,故主肉",人体肌肉的壮实与否,与脾胃的运化功能相关,脾胃的运化功能障碍,必然会导致肌肉消瘦,软弱无力,甚至萎弱不用。这也是《素问·痿论》所说"治痿独取阳明"的主要理论依据。

所以,在临床上只要见到肌肉的消瘦,直接诊断时就要责之于脾。

治疗上,见到肌肉萎缩的病变时,直接治疗就是选用补肉药物如山药、大枣、甘草等。

这里,再谈谈肝木和脾土之间的关系:我们都知道,木有疏土的作用,肝有克脾的作用,但怎么个"疏"和"克"法?

从西医上谈,肌肉的运动是靠神经来支配。如果神经的不正常,必会导致肌肉运动的不正常:神经过于紧张,则会出现肌肉的震颤抖动;神经的松弛,则会出现肌松不用,甚至导致肌肉的萎缩;而肌肉中间肌腹的运动,靠的是两边肌腱的牵拉,也就是说,肌腹的运动是由肌腱支配的。由此可见,肌肉的运动靠的就是神经和肌腱的支配。换句话来说,就是神经和肌腱对肌肉有约束作用,因前面说了,神经和肌腱相当于中医上的筋,所以说筋对肉有约束作用。而筋由肝所主,肉由脾所主,推之可知,肝对脾有约束作用。这种作用就是我们中医上所说的木疏土,肝克脾。

《中医杂志》1985年第6期上谈有治疗肌强直,用厚朴9~15g,水煎服,治疗多例,效果良好。

六、皮

1. 皮的含义

皮,就是我们与外界相接触的部分,包括我们的皮肤、口腔黏膜、鼻腔黏

2. 皮的生理功能

（1）防御外邪

皮肤主一身之表，是人体抵御外邪入侵的第一道防线和主要屏障。一般认为皮肤抵御外邪能力的强弱，主要取决于卫气的盛衰和腠理的疏密。

《灵枢·本脏》中说卫气具有"温分肉，充皮肤，肥腠理，司开阖"的功能，所以，当卫气虚弱时，皮肤不充，御邪的能力低下，外邪容易入侵。

腠理为皮肤上面的空隙，其疏与密，决定着汗孔的开与合。皮肤腠理疏松，汗孔异常开启，外邪则可乘虚而入，所以，《灵枢·百病始生》里说"是故虚邪之中人也，始于皮肤，皮肤缓则腠理开，开则邪从毛发入，入则抵深……"

（2）调节津液代谢

皮肤上的汗孔就是为了出汗而设的，所以，汗孔的开合度就决定着排汗的量。由于皮肤是通过这种形式来调节人体津液代谢的，故而，中医临床常以此来解释病机和指导治疗。如常说的暑热之邪最易伤津，原因之一就是暑性升散，热迫汗出，以致津液耗失过多；对于急性皮肤水肿之证，我们可以应用《内经》中所谓的"开鬼门"而宣肺利水，以排除多余水液，达到消肿目的，等等。

（3）调节体温

体温的相对恒定，是通过对体内产热和散热过程的调节而实现的。其中散热过程则主要靠皮肤（现代研究表明，皮肤散发的热量约占人体总散热量的84.5%），所以，《素问·生气通天论》中就说"体若燔炭，汗出而散"。

（4）辅助呼吸

肺在体为皮而主排浊，皮肤上的汗孔在排汗的同时更可以排浊气而辅助呼吸。《内经》中称汗孔为"气门"的道理也就在于此。

3. 与脏的关系

《素问·五脏生成》篇中说"肺之合皮也"，所以皮与肺的关系最为密切。

附 皮毛病的治疗

由于肺主皮毛，所以，在临床上只要见到皮肤损伤的病变，直接责任者就是肺。

这里，我简单地说一些单验方。

《天津医药杂志》1966 年第 3 期上卢存涛介绍：对于湿疹、神经性皮炎、荨麻疹，每日用生地 90g，间歇口服，共治疗 37 例，均获较好疗效。

《四川中医》1989 年第 9 期上严天顺治疗荨麻疹的经验：用蝉蜕 15g，糯米 60g，黄酒 60ml。先将糯米炒至焦黄，装入瓷缸内，加水 150ml，用文火炖煮 1~2 分钟后，加入黄酒及碾碎的蝉蜕末，再以武火煎 1~2 分钟，一次顿服。治疗 20 例，一般轻者 1~2 次，重者 3~4 次即愈。若于睡前服后盖被取微汗更佳。如李某，女，30 岁。患荨麻疹已半年余，每因风吹、脱衣、接触冷水即发，先起四肢，继则全身，瘙痒难忍，伴心烦不宁，颜面浮肿。曾服中西药治疗无效，乃用上法，连进 3 剂，症状消失，随访 1 年未见复发。

《中华皮肤科杂志》1960 年第 2 期上徐绍生治疗荨麻疹的经验：用鲜金银花 30g，水煎服，每日 3 次。治疗荨麻疹 3 例，均在 3 天内治愈。其中 1 例服药 2 天，2 例服药 3 天痊愈，经观察 2 个月无复发。

《四川中医》1986 年第 6 期上涂来恩治疗脓疱疮经验：用马鞭草 500g，煎水 600~700ml，涂擦患处，每日 5~6 次，一般 3~5 天即可痊愈。试用多年，效果满意。

《黑龙江中医药》1989 年第 4 期上治疗脓疱疮：用新洁尔灭棉球消毒，刺破脓疱，外撒雄黄、白矾，每日 2 次，一般 3 天痊愈。

《江西中医药》1981 年第三期上薛维治疗湿疹经验：取鲜马鞭草 90g，加水 500ml，煮沸，待冷却后外洗患处，1 日数次。用治急慢性湿疹，效果满意。

《江西中医药》1990 年第 6 期上刘德选治疗湿疹经验：用苍术、生马钱子等量，焙干研细末，名"苍马散"外敷患处。治疗阴囊湿疹，效果显著。如曾某，男，51 岁。阴囊部及两大腿内侧布满红色丘疹，奇痒且痛，搔破流黄水，可见古铜币大小的溃疡面，内外用药治疗不效。用"苍马散"10g，浴后外敷，3 天治愈。

《新医学杂志》1977 年第 9 期载治疗湿疹：生蒲黄细粉撒布患处，治疗 30 例，均于 6~15 天内治愈。

《新医学》1973 年第 6 期载，潮安县归湖卫生院治疗湿疹经验：用硫黄和甘草以 2：1 比例水煮半小时，取硫黄晒干，研末分装胶囊内，每粒 0.6g。成人每天服 4~5 粒，小儿酌减，1 次吞服。治疗 8 例，均痊愈。

《四川中医》1986 年第 11 期载李武忠治疗霉菌性阴道炎的经验：取虎杖 100g，加水 1500ml，煎取 1000ml，过滤，待温，坐浴 10~15 分钟，每日 1 次，7 天为一疗程。共治疗霉菌性阴道炎 30 余例，全部临床治愈。

《新医药学杂志》1977 年第 1 期上胡延溢治疗霉菌性阴道炎经验：用马鞭

草 30g，煎煮去渣，趁温坐浴，浸泡阴道 10 分钟，同时清洗阴道皱襞，每天 1 次，5 天为一疗程，共治 100 余例，均获痊愈。

《浙江中医杂志》1982 年第 12 期载刘慧华介绍：外用黄柏矾倍散治疗宫颈糜烂 108 例，效果满意。药物及用法：黄柏、枯矾、五倍子各 60g，雄黄 15g，冰片、乳香各 3g，共研细末备用。待月经干净 3 天后，先用 1∶5000 高锰酸钾溶液灌洗阴道，然后将带线的棉球放在上述溶液内浸湿，蘸上黄柏矾倍散，贴服于宫颈上，次日换药。一般用药 2 次后，糜烂面即呈膜状物脱落，即可改用柏冰散（黄柏 60g，冰片 3g，研末和匀备用）1~2 次，以资巩固。次月月经干净后 3 天复查，98% 痊愈，2% 好转。

《中国农村医学》1990 年第 4 期载姚祥云治疗牛皮癣的经验：用生川乌 100g，老陈醋适量。先将生川乌研细末，再过筛重研一次，然后加醋调成稀糊状，装入消毒的有色玻璃瓶内，密封备用。第一次上药前，先将患处用温水洗净，再用刮匙在患处用力刮搔数次，将药涂上，每日 3 次，治疗 20 余例，均获愈。用药期间，忌饮酒、油炸、辛辣等刺激性食物。例方：某，男，50 岁。患牛皮癣 16 年余，多方治疗，不见好转，用上法 10 天后痒止，25 天后皮肤损害部位由硬厚变软薄，35 天治愈。随访 3 年，未复发。

《陕西中医函授》1992 年第 3 期王志平介绍自制马醋液治疗牛皮癣的经验：取生马钱子适量打碎，用陈醋泡 24 小时后，将其药液外擦患处，每日 3 次，10 次为一疗程，一般 1~2 个疗程即可痊愈。

《河南中医》1988 年第 4 期上马建国治疗毛囊炎的经验：用山楂片 40g，煎水烫洗，每日 2 次，1 剂可使用 2 天。一般 4 天即愈。

《浙江中医杂志》1991 年第 6 期上治疗带状疱疹：取头发 10g，烧灰研细末，麻油调糊，外涂患处，无须包扎，日 1 次，一般 1 次痛止，2 次痊愈。

《江西中医药》1982 年第 3 期上治疗寻常疣：单用生三七粉，每次 1g，日服 3 次，白开水送服，连服 3~5 天，治愈寻常疣 14 例。病案举例，胡某，男，3 岁，左眼下睑内眦侧生有 1 颗绿豆大的赘生物，面部也有 10 余颗，经皮肤科诊断为"寻常疣"治疗无效。随后转中医治疗，给予生三七粉，每日 1g，日服 3 次，共服 6 天，停药 1 周后，寻常疣全部消失，无痕迹。

《浙江中医杂志》1980 年第 3 期上赵振民治疗顽固性下肢溃烂：用单味鲜皂角刺水煎服，每次 50g，1 日 3 次，治疗下肢顽固性溃烂，效果满意。例，王某，男，61 岁。10 天前下河捕鱼后出现下肢湿疹，搔破后感染，红肿溃烂，肉色暗红，流出脓液甚多，西药治疗无效。用上药 3 天后明显好转，治疗 1 周而愈。

《浙江中医杂志》1989 年第 10 期秦高治疗小儿褶烂：冰片 2g，研成细粉，与痱子粉20g拌匀，扑在患处，日数次，治疗患儿151例，年龄绝大多数在6个月以下，经1~4天治疗后，全部有效。

《中医药信息》1990年第4期上刘桂华治疗红斑狼疮经验：用甘草12g，红参8g，水煎服。代替皮质激素，治疗1例红斑狼疮，10天后病情开始好转，激素量渐减，炙甘草和红参量亦减。2个月后病人基本恢复，停用激素，经2年观察病情较稳定。

《黑龙江医药》1976年第2期上徐法成治疗脂溢性皮炎：用五倍子、杏仁各9g，研末，放适量白酒浸泡2天。外涂患处，每日3~5次。治疗4例，痊愈3例，复发1例。

烫伤，《本草新编》上介绍：凡遇热汤滚水泡烂皮肉，疼痛呼号者，用麦冬半斤，煮汁两碗，用鹅翎扫之，随扫随干，随干随扫，少倾即止痛生肌，神效之极。

对于发背痈：陈士铎介绍：用金银花七八两，加入甘草五钱、当归二两，一剂煎饮，未有不立时消散者。其余身上、头上、足上各毒，减一半投之，无不神效。煎药时，不妨先取水十余碗，煎取金银花之汁，再煎当归、甘草，则尤为得法。

对于脚气，我在临床上取白矾、枯矾适量，开水化开后加醋半斤，泡脚，每次10~30分钟都可以，每日1~3次均可，一般当天见效，3天即可。要注意的是在浸泡过程中，见水泡就要用针刺破。最后将自己的袜子、鞋垫等都要用这个药水洗过。

对于鸡眼，我常用一根针灸针就可以解决问题：局部消毒后，用针灸针对准鸡眼的中心，深刺之后，快速拔出，挤血，疼痛立刻减轻。轻者1次即愈，重者2~3次。

▶ 功能

形体存在的目的就是为了功能的正常发挥，没有功能的形体则是无用的。一个正常的人必须具备两点：正常的形体和正常的功能。

什么是功能？在百度百科中，"功能"的解释为事物或方法所发挥的有利的作用；或者指效能。人的功能则是指人体能发挥的正常的有用的作用，说得通俗点，功能就是"动"，脏腑的"动"就是脏腑的功能，人体的"动"就是人体的功能。

人体功能包括我们常说的运动功能和神志活动两种。

一、运动功能

1. 什么是运动

人体的各种活动称为运动。正常的人体有正常的运动功能，如脖子的转动、肩膀的耸动、嘴巴的开合、牙齿的咬动、手臂的移动、腰的活动、腿脚的走动、男性阴茎的勃起等。

2. 运动功能的产生

西医上，运动功能的产生，是神经中枢发送信号，由神经纤维传递信息而产生。

取象比类：由于神经中枢就是中医上的精，神经纤维属于中医上的筋，由肝所主，所以，我们就可以推理出：在肝的疏泄作用下，精出于骨以化合气和营养物质而产生运动功能。比如，生气之后的"发抖"，这就是"动"：怒则气上，生气之后，肝的疏泄太过，过多的精出于骨，就化合气和营养物质，这时就产生了"动"。

因此，正常量的精、气和营养物质是运动功能产生的必备条件；而肝功能的正常则是运动功能发挥的前提条件。由于运动是形体的"动"，所以形体的正常则是运动功能发挥的基础。试想，骨折了、筋断了之后还能正常的运动吗？肯定不行。

二、神志活动

1. 什么是神志活动

神志活动，就是人的精神意识思维活动，如思考、运算等等。

2. 神志活动的产生

神志活动也是人的一个功能，也是由精化合气和营养物质而产生的，不过，其产生之地是在血中由于"心藏神"，故而神志活动是由心来主管的。生活当中的"灵机一动，计上心来"说的就是这个意思。

3. 神志活动与五脏间的关系

虽然是心主管着神志活动，但神志活动的整体完成没有其余四脏的参与却是不行的。将心比作一个小组的领班，虽然管着这个小组的工作，但没有其他的更多人，单靠自己是不能完成工作任务的。

《素问·宣明五气》篇中说"心藏神、肺藏魄、肝藏魂、脾藏意、肾藏志"，这就是神志活动的五脏参与作用。

①心藏神：由于"所以任物者谓之心"，任，是担任、接受之意，所以，心在神志活动中的作用就是接受外界信息。

②肺藏魄：魄，本义为人体躯壳。我们用眼睛来看人体躯壳，看到的肯定是皮毛，因肺主皮毛，故而，这里的魄就是皮毛之意。那么，皮毛在神志活动中有什么作用？生活当中，脸部的表情就表达了内心世界的情感，还有思考不出来时的"抓耳挠腮"、吓得"起鸡皮疙瘩"等这些都是皮毛在神志活动当中的反应。故而，肺藏魄，说的就是肺主管着神志活动的对外表现。

③肝藏魂：什么是魂？《黄帝内经》上说"随神而来往者谓之魂"。由于神为心所主，而心的功能是接受外界信息，"来而不往非礼也"，所以，对外界信息的反馈就是魂。

④脾藏意：意，会意字，从心从音。在《春秋繁露·循天之道》中说"心之所谓意"。而"所"的本义为"伐木声"，由于心的功能是接收外界信息，故而，外界信息的向里传递就谓之"意"。

⑤肾藏志：志，战国文字。形声。从心之声。志者，心之所之也。意为心愿所往。由于心是接收外界信息的，心的愿望就是把外界的信息进行处理，故而，肾就主管信息的处理，这就是我们常说的"智慧"，即对外界的信息和事物迅速、灵活、正确的理解和处理的能力。

从上所知，心接受外界信息，由脾运送到体内，经过肾的智能处理之后，由肝进行反馈，在肺之皮毛中进行表现，这就是神志活动的整个过程。

临床上，对于精神异常的病人，我们就要根据神志活动异常来做诊断，比如"两耳不闻窗外事"的病人，就是接受外界事物的能力下降，这时的治疗更多的是补心；智力低下的病人，我们的治疗更多是补肾，等等。

附 功能病的治疗

临床上，经常听到一些人说"大夫，我的脖子不能动了，怎么回事？""大夫，睡了一晚上觉，早上起来，我的腰就不能动了，怎么回事？""大夫，我最近总是好忘事，记不住东西，怎么回事？""大夫，我总是失眠多梦，怎么回事？"等等，这时，怎么回答？如果我们知道了功能病症的诊治思路，就不难做出解释和诊治。

下面，我具体谈一下功能病症的诊治。

1. 运动功能的异常及治疗

人体的功能是和形体相配套的，有什么样的形体就会有什么样的功能。异常情况下人体功能出现会病态：功能增强和功能减弱。

（1）功能增强

正常情况下，人体功能增强是好事，有谁听过某人跑得过快为异常？但是，不该运动的时候却不自主的运动则为异常。所以，这里谈的功能增强，是指异常情况下人体运动功能增强后出现的病症。

临床上常见的颤证和小儿多动症就属于这种情况。

①颤证：又叫震颤证，是以头部或肢体摇动、颤抖为主要临床表现的一种病症。轻者仅有头摇或手足微颤，重者头部振摇大动，甚至有痉挛扭转样动作，两手及上下肢颤动不止。常见于老年人。

②小儿多动症：是一种常见的儿童行为异常病症。这类患儿的智力正常或基本正常但学习、行为及情绪方面有缺陷，表现为注意力不易集中、注意短暂，活动过多，情绪易冲动等。

异常功能增强情况的出现，直接原因就是由于津液中精的含量过多所致。而精的外出靠的是肝的疏泄，故而，从症状来诊断，总为肝的疏泄太过所致；然后，我们再用寻根诊断法来找出导致肝疏泄太过的原因，标本同治。

前一段时间，有个病人，男性，56岁，因小便不畅前来治疗，当我准备号脉的时候，看到病人的手不停地在颤抖，问之，颤抖已经6年了，自述已经去了好多地方治疗，效果不明显，所以，已经放弃了对颤抖的治疗。我笑着说："先把小便的问题给你解决了，然后，如果你不想再颤抖的话，我应该可以帮你。"

"是吗？"病人疑惑地说。

"试试吧"我说。随后，号脉，处方。用药10天后，小便的问题解决。

"治治我手的颤抖，好吗？"病人说。

我笑着说："好。"

看舌，舌质稍红，苔薄白；号脉，脉弦，重按则虚。

病症分析如下。

手的颤抖为运动功能异常增强所致，由于运动功能是由精化合气和营养物质而产生的，其产生之地是津液，故而，就要从精、气、营养物质和津液这四方面来考虑。

治病求本，结合舌脉，诊断为阴血不足，气郁化火，肝之疏泄太过所致，因兼有寒象，故而，治疗上，在柔肝的同时，滋阴泻火，温里祛寒。

处方如下：生白芍 60g，生地 30g，玄参 30g，陈皮 6g，桂枝 30g，山萸肉 10g，肉桂（后下）30g。

用药 1 周，病人复诊，手颤明显减轻。于是，在上面处方的基础上加用黄芪 30g，嘱咐病人再用 1 周。

1 个多月后，病人过来了，说是感冒，想喝点中药。问手的情况，已经完全不颤抖了。

还有一个病人，我记得也很清楚，30 多岁，男性，由其母亲带过来治病，右手颤抖一个多月。自述 1 个月前经过一片坟地后自己胸前戴的玉观音不见了，这时，手就出现了颤抖，他的母亲赶紧重新求了一个玉观音，让他带上，可手还是颤抖，在一个地方做了几次针灸，还是没好。

让病人坐下，看舌：舌质紫暗，苔白稍腻；号脉：脉滑涩。

"你的病很简单，用点中药，特别快的就好了。"我说。

于是处方：丹参 30g，当归 30g，川芎 30g，陈皮 30g，生苍术 30g，桂枝 30g，白芷 30g，肉桂（后下）30g，黄芪 30g。

用药 5 天，病人过来说："大夫，还吃药吗？我的手不抖了。"

"哦，不抖就好，再用点中药泡水喝，巩固一下。"说完后，让病人用丹参、肉桂和白芷 3 味药泡水代茶，喝上半个月。

（2）功能低下

运动功能下降是临床常见症，比如口不能张、手不能抬、腰不能弯、腿不能动、脚不能走等等。

能导致这种情况出现的原因只有三种：一种是精的外出减少、气和营养物质的不足所致；一种是津液出现了病变所致；一种是骨、脉、筋、肉、皮出现损伤所致。

临床上，我们要用寻根诊断法找到根本原因并进行治疗。

如某男，颈部僵硬，活动受限 1 天。受凉引起。这里不谈舌脉。因为从上面的症状就可以做出准确诊断。

症状诊断：运动功能低下。

寻根诊断：风寒侵袭所致运动功能低下。

治病求本：疏散风寒，可选葛根汤。出汗者可选桂枝加葛根汤；不出汗者选可麻黄加葛根汤等。

2. 神志活动的异常及治疗

由于神志活动也是人体的一个功能，是在血中由精化合气和营养物质而产生的，所以，如果神志活动出现异常，我们就要看血液的正常与否、精的出入正常与否、气和营养物质是否充足等。

临床上，治病求本，我们一定要找出根本原因，并治疗之。

如，某女，头胀不清醒，双侧太阳穴及颈后疼痛8年，舌淡苔白厚，脉滑，重按则虚。

症状诊断：神志活动功能下降。

寻根诊断：气虚之后，寒湿侵袭，滞留不去，导致思维意识功能下降。

治病求本：祛寒湿，补气。由于病程很长，故而以补气为主，去寒湿为次。

处方：制附子 30g（先煎）、生黄芪 90g、当归 30g，炒白术 10g、怀山药 30g、炒苍术 30g、茯苓 30g、羌活 10g、细辛 10g、白芷 30g、川芎 30g、丹参 30g、元胡 30g，加减治疗，半月痊愈。

某女，失眠多梦 3 个月，舌淡尖红苔薄黄，脉弦稍数，重按则虚。

症状诊断：神志活动亢进。

寻根诊断：阴血不足，肝之疏泄太过。

治病求本：滋阴柔肝。

处方：生地 120g，白芍 30g，生牡蛎（先煎）30g，磁石（先煎）30g，神曲 30g，肉桂（后下）6g。

服药当晚，睡眠明显见好，用药 3 天，自觉睡眠正常。

▶ 饮食物的进入利用和代谢

人是铁，饭是钢，一顿不吃饿得慌。饮食对于人体生命的维持也是相当重要的，所以，我们必须要了解饮食物的进入、下降、营养物质的消化吸收、营养物质的运送、浊物的外排和营养物质的利用等。

一、饮食物的进入

饮食物的进入靠的是肾。

（一）生理

我们都知道，人体中只有气具有自主运动性，其他物质都是在气的带动下才运行的，饮食物的进入也不例外。

没有外界空气的进入，饮食物就不可能进入人体（排除外力强制进行的情况）。试想，你在呼气的时候能将饭吃进来吗？肯定不能。前面已经谈过，外界空气的进入，是靠肾的功能发挥，因肾主纳气。肾的功能发挥就是肾气，所以，饮食物的进入靠的就是肾气，并非我们常说的胃气。

胃属于腑，只是一个受盛器官，所谓胃气，就是胃的功能，即受盛功能。一个受盛器官是不可能把饮食物"吃"进体内的。胃就相当于汽车里的油箱一样，只具有受盛功能，外界油的进入却与它无关。

故而，《素问·水热穴论》篇说"肾者，胃之关也"。

（二）病理

由于肾主纳气，食随气入，所以，能不能吃在于肾；脾主思，故而，想不想吃在于脾。当一个人进食量减少时，有以下三种情况。

1. 想吃而不能吃

①肾的功能下降所致。这时，就要看肾的本藏自病还是其他原因导致的肾功能相对下降：大病之后、失治误治之后，导致肾功能极度低下的病人，这时的想吃而不能吃就是本脏自病；另一种常见情况就是宿食积聚，"旧的不去，新的不来"，由于宿食的占位而导致不能食，这就是他因导致肾功能的不能正常发挥所致。

②有某种东西堵塞：如现在西医上的喉部肿瘤等，导致想吃而不能吃，这也是他因导致肾功能不能正常发挥所致。

③胃体受损，吃进去的东西无以受盛，使得肾功能"自我下降"而出现想吃但不能吃的情况。

所以，对于想吃而不能吃的病人，一定要从以上三个方面来考虑。

因肾本脏问题的：我们就要补肾纳气，药物可选用山药、吴茱萸、核桃、熟地等。

其他因导致的：一定要消除病因。因气滞导致的，用理气之法，选理气之药；因血瘀导致的，用理血之法，选活血化瘀之药；因痰湿导致的，用通利之法，选逐痰祛湿之药；因积食导致的，用除积之法，选消食通滞之药。当然，更要治疗导致积食停滞的原因。

> 民间有一办法：伤什么食就把什么东西烧焦后温水冲服，效果很好。比如吃面食导致的停食胃胀，可把馒头烧焦，服用即可。注意，服后要多喝水。
>
> 还有一单方：砂仁烧焦，服用，有点酸苦味，效果很不错。

③胃体受损：形体属阴，故而滋胃阴之法最为常用，下面就用几个常见病

症说明一下。

胃溃疡：西医病名。属于中医上的胃体受损，治疗上首先要用滋阴法，药物选用石斛、天花粉、玉竹、沙参、生地、麦冬、芦根等；其次，溃疡有脓和出血情况存在，旧的不去，新的不生，故而排脓法要用，药物可选黄芪、白芷、皂角刺等，虽然乳香、没药也排脓，但有一定的刺激性，故此时应慎用；止血药物很多，我常用的是乌贼骨，止血制酸，效果不错；最后，一定要根据中医的辨证用药，有热者需散热，药物可选连翘、柴胡、薄荷等；有寒者宜散寒，药物可选良姜、生姜、丁香、肉桂等；虚者补其虚，黄芪、党参、白术、山药等可以选用；实者泄实，气滞用陈皮、木香、枳壳、柴胡等；活血用当归、赤芍、丹参等；祛痰用半夏、茯苓、苍术、白芥子等。

胃下垂：西医病名。中医上有升提之药，如黄芪、柴胡、升麻、葛根等，就是专门针对下垂病症而设的，所以，见到胃下垂，首先要想到升提；其次，还要想到胃下垂的原因，一个是气虚，一个是积食：气虚，胃体不堪重负而下陷，出现下垂，治疗上需补，药物选用黄芪、党参、白术、苍术、山药等；积食，可使胃体承受的重量增加，日久导致下垂，可用助消化之品，如山楂、麦芽、神曲、内金等，通滞之品可选玉片、厚朴、枳实等；最后，再结合中医辨证而用药。

更多的大夫在临床上治疗胃下垂常选用补中益气汤，不过最好要加用枳壳和益母草。有人做过试验，不加这两种药物，效果不好。我的经验是：如果要用这个方剂加味治疗，必须对症，且益母草的量要用到30~60g，枳壳必须要炒用，其量也要用到30~90g，效果才好。

我常用一单方，效果也不错：就是把炒白术90~150g装到猪肚中，煎煮到猪肚熟，什么也不放，喝汤、吃肚，一次就可缓解甚至治愈胃下垂。

这里，附上我写的《中医师密藏的小验方》相关内容。

适应证：胃下垂。

使用方法：把白术60~150g装到洗干净的猪肚中，加适量的凉水煎煮1个小时，之后，喝汤、吃猪肚。

注意事项：

①水煮猪肚时不能放其他的任何东西，且最好一次性地把汤喝完，把猪肚吃完。

②治疗胃下垂时，白术的用量：轻度者60g；中度者90g；重度者150g。

③服食后有可能会出现大便稀的情况，这是用药之后的正常反应，停药后大便就会恢复正常。

④如果胃下垂患者的舌苔厚腻，则需用生白术来治疗；如果舌苔不腻，则需用炒白术来治疗。

⑤一般病人服食一次即愈，如果不愈，则需3~5天后再服食。

1993年秋天，我的母亲患胃痛，在医院检查，B超提示，中度胃下垂。想到民间一方，就是白术猪肚煮汤服用，据说效果很好。决定先用这个方法试试。于是，买来一个猪肚子，用120g白术填充之后，凉水煮，水开后用小火煮1个小时左右，啥也不放，取汤给母亲饮用。没想到，一次就好。

以后，凡是遇到胃下垂的病人，我都用这个办法治疗，不用辨证，只要是西医上检查出的胃下垂，都可以用。我遇到的重症病人，一般服用3次即愈。

2年前，我的岳母也患了胃下垂，我也是用这个办法治好的。

这里，有三点需要注意：一是由于饮食的原因，胃病容易复发，对于胃下垂的复发，这个方法照样可以应用而获效。二是在应用的时候，最好看一下舌头，如果舌苔腻的病人，我们最好用生白术，燥湿作用强；如果不腻，我们就用炒白术；三是白术的用量，一般是60~150g不等，视病情轻重而定。

最后，我说一下这个方子的治疗原理。

猪肚子，就是猪的胃，中医上有取象比类思维法，生活当中有"吃啥补啥"的说法，以胃补胃，增强胃的功能。

白术，补气健脾，大剂量应用，通腑导滞。补气之后可以使胃体升提；健脾之后可以增强运化，胃的功能活动恢复正常，胃体自然上升；大量应用，通腑导滞，更能减轻胃的负担。

标本兼治，补泻结合，故而，取效迅速，收效甚好。

萎缩性胃炎：西医病名，为胃体损伤之病。首先，要滋阴，选用石斛、天花粉、生地之类；其次，热胀冷缩，缩为寒所致（阴血不足也可导致，临床时需明辨；大热也可导致，但临床较为少见），故而，也要适当加用散寒之药，如吴茱萸、高良姜、干姜等；缩，则血脉不通，所以活血药是必用之品，可选当归、赤芍、川芎、丹参、乳香、没药、水蛭等；萎缩，相当于痉挛，故而还要用解痉药，如蜈蚣、全蝎、僵蚕、地龙、白芍等；病久郁热，组方时也要适当地选用连翘、柴胡、薄荷等药物（和上面的散寒法可并用）；有炎症，就有渗出物，这个病理产物属于中医上的痰湿范畴，故而，临床治疗时的治标之法还应祛痰利湿。

当然，病人的舌脉、症状是中医辨证的关键。

《中医杂志》1987年的第2期中谈到，慢性萎缩性胃炎治疗方法。

取宁夏枸杞子，洗净，烘干，打碎分装。每日20g，分2次于空腹时嚼服，2个月为1疗程。服药期间一般停用其他中西药物。共治疗20例，经2~4个月观察，显效15例，有效5例。

当年，我们的班主任一见到胃脘部有问题的病人，更多的是选用二陈汤加减治疗，以化痰利湿，这是因为"中焦之病：中间为痰湿，左边为死血，右边为积食"。胃脘部在中间，其病症的治疗更多是用二陈汤为主加减治疗，以化痰利湿；而西医上的脂肪肝、肝硬化等肝部的病症在右边，治疗时用消食导滞法为主，效果不错；西医上的脾脏肿大等病症发病部位在左边，治疗时用活血化瘀法为主，疗效确切。

2. 能吃而不想吃

能吃，说明肾功能正常；脾主思，不想吃，说明脾功能下降。

在排除正常吃饱了饭的情况之下，遇见能吃而不想吃的病人，我们就要从以下几个方面来考虑。

（1）脾失健运

如果脾失健运，则饮食物中的营养物质不能正常运化，导致持续堆积于胃中，便出现不欲食的情况。而脾气不足和中寒都可导致脾失健运；脾主思，思虑过度更可伤脾，故而，在生活当中经常能见到因思虑而不欲食之人。

（2）肝之疏泄太过

因肝木克脾土，肝气太强时，克制脾功能，使脾的运化功能降低，出现不欲食。生活当中也能遇到大怒之后"气得不想吃饭"，原因就在于此（有些人越生气越能吃，则是生气的轻症）。这里，建议想要保健的人们：在吃饭的时候千万不要生气。因为"怒伤肝"，当生气的时候，更多的肾、脾之气都转化为肝气（这点将在后面谈述），如果遇到吃饭，则可导致饮食物在胃中不能正常下降而出现宿食滞留，不但有胀闷堵之感，更可发生其他杂病——这是根据"气的转化特点"而做出的推理；"怒则气上"，生气之后，气上而不降，则导致胃中的食物不能随气下降而出现滞留，导致病态发生——这是根据"气的运行特点"做出的推理。总之，吃饭时生气很是不好。

（3）挑食，不喜欢的食物，不欲食。针对这种情况，采用疏导之法，培养好的习惯，纠正偏食。不能乱用药物，毕竟"是药三分毒"。

治疗时：在把饭菜做可口的基础之上，要用诱导之法，循序渐进，改变不良习惯。

3. 不想吃也不能吃

脾肾两伤所致。在补虚的同时更要针对病因做治疗。

（三）养生

历代医家，没有几个不注意保护胃气的，而胃气，就是胃的功能。胃为仓廪之官，水谷之海，水能载舟亦能覆舟，所以饮食物能养胃亦能伤胃。这里我简单谈谈。

1. 饮食

现在的好多人都不知道该吃什么好，其实，只要把握以下两点。

（1）天人相应，食时令之物

时令蔬菜是指那些根据蔬菜生长特点，在自然环境条件下，通过人工栽培管理（或野生），采收后新鲜上市的蔬菜。这些蔬菜的最大特点是采收时间与春、夏、秋、冬四季密切相关，所以称为时令蔬菜。吃时令蔬菜有两方面的好处如下。

①是口味、营养比较好。不同的蔬菜品种，由于遗传特性不同，适应在不同季节、不同环境下生长，在适宜的条件下长得最健壮，营养最丰富，口味最佳。如青菜，适应低温气候，夏天收获的青菜口味清淡，冬季收获的青菜吃起来味甜质糯，十分爽口。有经验的人都知道，霜打过的青菜味更甜，这是因为低温时青菜里的淀粉在淀粉酶的作用下水解成麦芽糖，麦芽糖又转化成易溶于水的葡萄糖，使得细胞液内糖分浓度增加，既增强了植株抗冻能力，也增加了甜度和口感。又如冬季的菠菜，不仅口味甜糯，营养含量也比夏季菠菜多8倍；相反，像番茄、黄瓜等蔬菜适应在较高温环境下生长，七月份采收的果实其维

生素 C 含量是一月份采收的二倍。所以从营养和口味角度来看，时令蔬菜能达到完美的效果。

②是符合人体健康需要。孔子说过"不时不食"，意思是吃东西要按季节、按时令，什么季节吃什么东西。民间也有"冬吃萝卜夏吃姜，不要医生开药方"的说法，不仅是说萝卜和姜的营养丰富，而且从中医学角度来说，"春夏养阳，秋冬养阴"，姜有发散排毒作用，食姜排毒之后，人体功能更有利于发挥；萝卜被喻为"小人参"，具有很强的滋补作用，故而，更有利于养形体。

（2）一方水土养一方人

本土之物，应本地之气而成，养本方之人，更使天人相应。故而，外来之物只能品尝，或当药物来纠人病之所偏可以，万万不可当作食物而常吃。

2. 保胃气，护胃体

胃是人体中饮食物的受盛器官，相当于汽车、飞机的油箱。想想油箱对汽车、飞机的重要性就能知道胃在人体中的重要作用。

①避免饮食所伤。过饱、过饥、过热、过凉、五味太过等都会伤及胃。

②按时饮食。

③常食清淡之物。

二、饮食物的下降

饮食物下降靠的也是肾。

（一）生理

胃中之物，又必须依靠肾的摄纳之气才可进入小肠，因为人体之中只有肾具有纳气功能，随着气的进入，饮食物才可下降。

生活当中，进食时吃辣椒后可增加人的饭量，"越辣越能吃"，原因为何？

金生水，辛味为肺所主，肺属金，而肾属水，食辣椒后可刺激肺而增强肾功能，由于饮食物的进入和下降是肾主管的，故而，随着肾功能增强后，就会吃得很多。

（二）病理

饮食物下降过慢，则可导致积食证的出现；下降过快，则可出现易饥多食的症状。这里，我只说临床上两个常见的病症。

1. 胃气不降

如果纳气功能丧失，则饮食物停滞不进；如果纳气功能低下，不能下降的饮食物就会食滞胃脘，形成积食。

所以，见到积食证，我们不但要考虑是否是脾虚不运所致，更要看肾的功能是否正常，不要只用消食化积之药来治疗。由此也可以知道，以前更多书上的"胃气不降"实为肾不纳气的另一种表现。

也许有人会问：我们常说的胃气不降出现的呃逆是怎么回事？

首先，要知道什么是胃气？气是脏腑发挥功能的物质，胃气，就是胃的功能，就是受盛饮食物。接下来，我再说说胃气不降的问题。由于"腑宜空"，胃中之物不下降而滞留，使得肾要更多地发挥功能，清气被利用后会产生过多的浊气，这时，肺就要发挥自己的功能来排浊气，根据就近原则，浊气从口中排出，轻则嗳气，重则出现呃逆。这就是"胃气不降"而出现呃逆的原因。所以，我们以前中医上的"胃气不降"实际上说的是胃中的饮食物或气不下降。

2. 肝气犯胃

中医诊断学里说肝气犯胃后可有"脘胁胀闷疼痛，嗳气呃逆，嘈杂吞酸，烦躁易怒，舌红苔薄黄，脉弦或带数象"的临床表现。这些症状都有其发病机制：

肝气，就是肝功能。肝的功能我在前面已经说过了，只有一个，就是主疏泄，即疏通道路之后让清、浊气按人体所需而运行；而胃的功能就是受盛饮食物。

现在出现了肝气犯胃之病症，就说明肝因某种原因而出现功能异常，疏通道路之后，让气进入受盛饮食物的胃中，这样胃中之气增多，就出现了脘胀、嘈杂、脉弦；酸为肝所主，随气一并进入胃中就出现了吞酸症状；气有余便是火，故而就有火热症状出现，如烦躁易怒、舌红苔黄、脉数等；浊气必排，而肺主排气，根据就近原则而排浊，于是就出现恶心、嗳气和呃逆这些症状；肝主两胁，而胁胀痛则是肝功能失常之后气郁于本部而出现的症状。

生活当中有句骂人的话"见某人就恶心"，也是来源于中医：肝开窍于目，肝的功能是主疏泄。好看的东西能养目，丑陋可怕的东西能伤目，如果猛然间不该看见的东西刺激眼睛之后，就会引起肝功能的一过性增强，疏泄太过，浊气冲击过强，肝木克脾胃之土：由于脾具有运化功能，是动的，可以"运而化之"；但胃为受盛器官，是静的，故胃中之浊气过多之后，只能靠肺进行外排，肺排浊气，轻则出现恶心、嗳气，重者则出现呃逆、呕吐等病症。这就是由于不正常的"看"而引起的人体不适。比如好多人看到臭水沟里的东西之后出现的恶心呕吐等症状就是这个道理。不知何时，世人就借用中医上的这个道理，当厌恶某人、不愿见某人时就说见而感到恶心。

（三）养生

由于饮食物不降，导致宿食停滞，可出现胃脘闷堵等不适感觉，所以平时保健为第一要。因为饮食物的下降靠的是肾，故而强肾是关键。因黑为肾所主之色，平时常食黑色的补肾食物比较好。偶尔食用黑焦之物亦可强肾纳气，促使饮食物的下降。有胃病之人常食烧馒头片，对胃的恢复比较好。

> 说个冬季养胃法：大枣、生姜、冰糖各适量，泡水当茶饮，效果很好。注意：有糖尿病的人在饮用时一定要去掉冰糖。
>
> 说个健胃单方：三个乌梅七个枣，十个杏仁一块捣，十人胃病十一好。可以用乌梅、大枣、杏仁一起泡水喝，但胃酸过多的病人，不宜用乌梅。

三、饮食物的消化吸收

营养物质的消化吸收靠的还是肾。

（一）生理

气是人体内唯一具有自主运动的物质，营养物质的吸收，是在气的进入运动下进行的。而气的进入即纳气为肾主管，故而，营养物质的吸收靠的也是肾。

（二）病理

吸收消化不好，营养物质滞留，可出现胃的堵闷感；肾"矫枉过正"的超常发挥功能，清气被利用之后，使得浊气产生过多，则可使人体出现胃胀感。

临床上常常能见到胃部有堵闷感的病人，我们在治疗时用助消化药如焦三仙、鸡内金等和导滞药如赭石、玉片等的同时，少佐一点补肾纳气之药如山药、熟地、磁石等，效果很是不错。

对于消化不良出现的胃胀问题，用降气排浊之品如厚朴、玉片、川楝子、陈皮、木香等可很快缓解症状。也可用民间一单方：服用少量烧焦的食物即可。

四、营养物质和水液的运送

饮食物中营养物质和水液的运化靠的是脾。

（一）生理

脾主运化，不只是运化饮食物中的水液，更运化由肾吸收而来的营养物质。包括运和化两方面。运，是运送，即把由肾吸收来的物质进行运送；化，是转化，即把运送的物质转化为血和津液，以补充它们的不足。

（二）病理

如果脾的运化功能下降：吸收来的物质不能很好地转运，停滞于胃肠道，可形成积食积滞，这就是可以用健脾法来治疗积食积滞证的道理；吸收来的物质没有得到转运，又能导致血虚证的出现，这也是血虚证要用补脾法来治疗的道理。

（三）养生

首先，不能伤脾。脾主思，忧思忧虑而伤脾，所以，平时一定要注意这方面的情绪。

其次，我们要健脾。黄色为脾所主，更多的黄色食物有补脾作用。如香蕉、芒果、山药、玉米、高粱、小麦等都可选择食用。

甘味健脾，所以，适量的服用甜味食物可以补脾。大多数人都知道，女性在月经期最好服用一定量的红糖，其道理就是红糖性温而味甘，有健脾作用，而脾能补充血液的不足，在月经期服用味甘之红糖以健脾而补血，虽月经排血，但体内之血却不亏，这样，人体也就没有什么不舒服的症状出现。还有，一定要注意饮食物的质和量。如质硬不易消化之物会增加肾的负担，而过饱则会增大脾的运化负担等。

五、浊物的外排

浊物的外排靠的是肺。

（一）生理

小肠"泌别清浊"，稠厚之浊物要运送到大肠，清稀之水液要运送到膀胱。人体对浊物的外排，外排同样靠气，人体脏腑之中只有肺具有排气功能，故而，大肠中粪便的排出、膀胱中尿液的代谢都需要肺功能的正常发挥，这就是肺的"肃降"功能。

（二）病理

1. 肺的排浊不力可导致大便难

当粪便和尿液达到一定量的时候，肺就发挥功能，开始外排：如果肺的外排之力大于肾的固摄之力，将二阴口打开，则二便外出；如果肺的外排之力小于肾的固摄之力，不能将二阴口打开，则二便内留。我们在某种特殊情况下的摄便和憋尿就是肾功能发挥之后不让肺打开二阴口的缘故。

所以，在临床上只要见到二便问题，就要从以下方面考虑。

首先，要看肾和肺的功能是否正常。肾功能低下者，健肾；肺功能低下者，补肺。

其次，大便问题还要从脾来考虑。由于脾主运化，不只运化营养物质，更运化水湿。如果脾的功能下降，运化不力，饮食物中的水液不能正常运送入血，致使其留入肠道，则出现肠道中水液过多，其重力超出了肾固摄"后阴"之力，导致泄泻；津液中的废弃水液不能运化到肠道，致使肠道干涩，"无水行舟"，其干黏之力超出了肺的外推之力，这样就可导致大便难出。例如，陈潮祖老先生的《中医治法与方剂》中的五苓散治疗便秘验案。

某，女，50余岁。自述大便困难，5~7日始一行，服药无效已有年矣。讯其四肢无力，别无所苦，面色淡黄，舌淡脉缓。遂嘱助手小许书五苓散一帖付之，亦未说明何以要用此方。第2周复去应诊，病人自述服此方后竟一日大便2次，1周来已1日一行。余问小许是否知道此方的道理？回答不知。余谓：便秘一证，无非四种基本病理，一是阴津枯竭，二是水津不布，三是传导无力，四是三焦气滞。今病人面色淡黄，舌淡脉缓，身软无力，显系肾的气化不及，以致水精不能四布，五经不能并行，虽有湿滞体表证象，肠道却见燥涩，与水肿而兼便秘同理。用此方化气行水，令其水精四布，内渗肠道，大便自然正常。医者但知五苓散能治气化失常的泄泻，不知能治气化不行的便秘，是对《内经》"水精四布，五经并行"之理犹未透彻理解，亦对治病求本之旨尚未彻底明了。

这里也许有人要问，为什么饮食物进入胃和小肠靠的是肾，而进入大肠和膀胱却靠的是肺？

这是因为，对人体而言，进入胃和小肠，是入的过程，靠肾的纳气才能完成；而进入大肠和膀胱，则是出的过程，这个必须靠肺的排气才能完成。

2. 肺的排浊不力可导致小便不能畅排

同样，膀胱中小便的外出靠的还是肺功能的发挥，如果肺虚之后，排浊不力，就可以导致小便淋漓不出，外排不畅。

3. 肺的排浊不力也可导致肥胖

对于肥胖而言，更多的人说是由于吸收的多、消耗的少而形成的，这个说法是对的，但谈的只是表面原因，而没有谈到为什么吸收多的这个根本问题。

人体之吸收，胃中很少，更多的是在小肠。每个人都有自我调节和自我控制的能力，人体需要的营养物质吸收够了，肺就把小肠中的东西赶快下送到大肠。如果小肠的排空时间正常，何有吸收增多之说？吸收多，只能说明饮食物在小肠中的停留时间延长所致，而导致这种情况出现的原因一个是大肠积滞；另一个是肺功能下降，排浊不力。

大肠中宿便积聚滞留，使得从小肠而来的物质下达受堵，导致这些物质长时间的停留在小肠，逼迫人体吸收增多。而肺主管排浊，现浊物不能畅排，直接原因就是肺功能下降。

所以，出现这种情况的根本原因只有一个，就是肺气虚，肺的功能下降所致。常听说"喝口凉水都长肉"就是这个理。

临床上治疗肥胖，更多是用通滞泄便之法，能起到一定的效果，但没有补肺，故而，多有反弹。

4. 肺的排浊不力也可导致腹部胀大

久坐之人，常见的问题就是腹部胀大，其原因为：饮食物腐化之气的顺排是必须通过肛门口外出的，而坐的这个姿势可使肛门口的收缩增强，这样势必就增加肺的排浊负担；经常性的坐，导致肺的排浊负担加重；肺伤之后，排浊不力，浊气和浊物同时滞留，腹部自然膨大。

（三）养生

旧的不去，新的不来，宿食、宿便等积滞不去，导致新的饮食物不容易进入和下降，则出现诸多病变。关于宿食，前面已经谈过了，这里再说一下宿便的去除。

据说宋美龄的养生是从年轻时就开始每天晚上灌肠，晚年时依然头脑清楚，精神状态很好。所以，这是排浊的一个很好方法。

这种方法，普通老百姓都可以做。可以到专业的医院、门诊用结肠灌洗机做，我的门诊就有一台大型机器，效果很好。而且，费用是相当的低。

如果不方便，也可自己在家里做，方法如下。

取单腔导尿管一根，剪掉后面的硬管结合部，将前面的圆头缓慢插入肛门内 5~20cm（在圆头部涂点香油则更好），再用 50ml 的注射器通过外部之管头注入烧开过的温水（37℃左右）100~2000ml，过几分钟后去厕所，则大便立刻顺畅而下。

六、营养物质的利用

营养物质被人吸收之后，首先转化为血，其次，血中的营养物质进入津液而营养形体。

（一）血

1. 血的概念

血是运行于脉管之中的红色液态样物质。其内藏有气、精微物质、营养物质和水液。

藏于血中之气为营气，随着营气的运动，血液运行；精微物质，来源于髓；出生之后，血液中的营养物质和水液，他们都来源于饮食物。

血必须运行在脉管中，才能发挥它的生理效应。

2. 血的生成和充盈

（1）血的生成

人在出生之前，母体之中，体内之血由精所生；出生之后，精继续为血液提供精微物质。

西医上，胎儿之血由骨髓产生；出生之后，骨髓的主要作用还是造血，即生血。而骨髓，就是中医上的精。在这一点上，中西医不谋而合。

精为肾所主，故而，肾主管血的生成。在临床上，遇到血生成有障碍的病变，需从肾来论治的，而西医则是从骨髓来论治的。

血的生成不足，可出现血虚证。

（2）血的充盈

饮食物入胃，在脾的运化作用下将营养物质和水液送进血中，补充血的不足。所以，脾为充血之脏。以前的中医书上都说"脾主统血"，实际上这里的"统"为"充"，因为血之所统在于脉，而脉为心所主。脾只能运化，补充血中营养物质和水液的不足。

凡是血中有人体所需的营养物质和精微物质不足的情况出现，就说明血的充盈不足。因血的充盈不足而导致的病症，就是我们所说的血虚证。

对于中医上血虚证的理解，有三种情况：一是血中的营养物质、精微物质不足；二是水液含量减少，即血容量的不足；三是前二者兼而有之。

这里需要强调一下：西医之贫血，属于中医之血虚；但中医之血虚，却不一定是西医所谓的贫血。

3. 血的运行

人体之中，具有自主运动功能的物质只有气，其他所有物质的运行都是随着气的运动而运行的，血的运行也不例外。

存在于血中的气叫作营气。营气的运动推动着血的运行。充足且正常的营气是血运行的前提。如果营气不足，推动力下降，就可出现血流缓慢。由于血流缓慢，不只是可以导致人体所需的营养物质运送不及时而出现血虚证，更可致血中物质的瘀积，从而形成血瘀证。在临床上常听到的西医上之高血糖、高血脂、高血黏，就是因为血中营养物质的瘀积所致。

肝主疏泄而调气，所以，血的运行与肝的关系很是密切。

由于血行脉中，所以正常的脉是血运行的基础。随着血的运行，其内的物质才被运送到津液中，以补其不足。

如果脉的功能下降，就会出现血液外渗，比如临床上的紫癜；如果脉的功能丧失，则可出现血溢，比如衄血、咯血、吐血、尿血、便血、妇科的大出血等等。

脉是由心主管的，所以，血之所统在于心。

4. 血之所藏

对人体而言，所需之气由空气而来，只要呼吸，随时都有，但人体中的营养物质和水液却来源于饮食物，不是时时都可以产生的，故而就要藏存。而血液就是藏存营养物质和水液的地方，所以，藏血的目的就是藏营养物质和水液。

脉为血府，正常人体中的血液都藏在脉管中，而脉为心所主，故而，血为心所藏。

也许有人会问，既然是心藏血，那么人体出现局部血虚的时候就应该责之于心，但为什么在临床上更多地是从肝论治？

想想生活当中的仓库管理员，其工作就是保管库存内的物件，使其不得无故流失，但这些东西的使用权却不归仓库管理员所管。心主脉而藏血，就是说心保管着血液，使之不得外溢，所以，心就相当于仓库管理员；由于肾生血、脾充血，所以给仓库内放东西是肾和脾的工作；由于肝主疏泄，调气调血，所以，仓库里面东西的使用权就在于肝，现在，局部出现血虚，只能说明是肝没有及时地将仓库里的血调配到所需之地，故而，就要责之于肝，这就是临床上从肝来论治血虚之病症的原因。

5. 血的生理功能

①由于血中含有丰富的营养物质和大量水液，故而，血的功能就是补充津液。没有血液的供给，津液就会出现不足，轻则百病皆出，重则生命不存。临床上的补血生津就是这个道理。

②血是神志活动的主要物质基础。无论何种原因所形成的血虚、血瘀等，都可以出现神志活动的异常，比如健忘、多梦、失眠、神志恍惚甚或谵狂、昏迷等。

6. 血的病理变化

在临床上，血的病理变化只有三种：血虚、血瘀和血溢。

如果血的生成和充盈不足，或是耗血太过，就会出现血虚证；如果血流不畅，则会出现血瘀证；如果脉管功能下降，固摄不力，则会出现血溢证。无论出现哪一种情况，都可导致血的生理功能下降。

（1）血虚证

①发病机制

首先，整个机体出现血虚，分开来说，只有三种情况：生成不足、充盈不足和耗损太过。

生成不足：前面已经说过，血的生成是由肾主管的。如果肾功能低下或丧失，则生血无源，从而可导致全身血虚证的出现。注意，这里谈的肾功能是中医上的意义，并非西医上的肾功能，这点一定要注意。

充盈不足：血的充盈在于脾。如果脾功能下降，则血将不充，同样也会出现全身血虚证。

耗损太过：对血而言，生成和充盈功能都正常，但耗损的量大于生成充盈量，也势必会出现全身血虚证。如思虑太过或某种原因导致的大出血等。

其次，机体局部出现血虚只有两种情况：血流不畅和耗损太过。

血流不畅：由于血瘀或气滞等的阻塞，导致血运受阻，出现局部血虚。比如在生活当中，好多人喜欢跷二郎腿。由于跷的时间有点长，便出现了局部发麻发木的症状。这种麻木症状的出现就是由于血流不畅使得局部血虚，营养不足所致。遇到这种情况，把腿伸直，敲打局部，改善血液运行，短时间内症状即可消失。

耗损太过：局部的营养物质消耗太过，血运不及时，则形成局部血虚证。如久视伤目、久握伤掌等。长时间的手提重物，会出现酸麻无力感，这也是血虚证的局部表现。

这里要说明一点，中医理论体系有两个特点：整体观念和辨证论治。说的就是人体是一个整体，在辨证论治的时候，要从整体出发，如发热证等等，对一部分疾病而言，这种思维是对的。但对更多的疾病而言，这种思维是不合适的。临床辨证，更多的是局部辨证，而不是整体辨证。

举个例子：现在的社会整体来看，和谐、安定。但局部总有不和谐不安定的因素存在。如偷、抢、骗，甚至杀人等。这些局部不良的情况没有引起大局的动荡，故而，抓捕之后改善局部情况即可。中医的诊断治疗也一样，如果局部病变没有引起整体不适，那么，只要做好局部治疗即可，不必要进行整体调节。

也许有人会问，局部血虚的成因里怎么没有血的生成和充盈？如果血的生成和充盈不足，则会导致全身即整体的血虚证，而不会只是局部，这个道理应该不难理解。

②临床诊断：由于血中含有丰富的营养物质，所以，血虚时，人体的营养物质供应不足，反应在肌肤不营：可出现面、唇、眼睑、爪甲、舌质的淡白；反应在经络不营：可出现手足的发麻；反应在头目不营：可出现头晕眼花；反应在胞宫不营：可出现月经量少、色淡、经期延后甚或闭经。血虚时，血容量不足，脉道失充，可出现脉细等表象。

五脏各有其华：心之华在面；肾之华在发；脾之华在唇，肝之华在爪；肺之华在毛。华是光彩之意，而光彩靠的就是血的营养物质充足供应，"以外揣内"，如果其华不营，其直接诊断就是血虚：头发枯槁脱落，为肾血虚；面色苍白，为心血虚；爪甲发白不红润，为肝血虚；唇色淡白，为脾血虚；毫毛干枯无光泽，为肺血虚。

③临床治疗：先要找出导致血虚的原因。如果是耗损和出血所致，就必须阻止继续耗损和出血；如果是血的生成不足，就必须要补肾强肾；如果是血的充盈不足，就必须要健脾运脾；如果是血流不畅所致，则需活血理气。大致可分为直接治疗、寻根治疗两类。

直接治疗：虚则补之。临床上可用养血补血之药，如当归、白芍、阿胶、熟地、首乌、龙眼肉、丹参等。

这里说一下补血之药治疗血虚证的道理。

其一，由于血中含有丰富的营养物质，血虚证，更多的就是营养物质缺乏证，所以，补充营养物质就可以治疗血虚证。补血药物中经人体吸收后的有效成分和比例，都接近血液的营养物质成分和比例，故而，补血药物就可以治疗血虚证。在临床上，最快的补血之法——输血，就是因为所输之血和血虚证患者身体中血液的营养成分、比例更加接近的缘故。

其二，补血药物可以刺激具有调血作用的肝，使之疏泄功能增强，这样局部之血虚可得到快速补充。就如一个人干了一天的活，很累，这时的身体就需要更多的营养物质。经常能见到的情况就是这个人刚吃了一点饭，就有精神了。按理来说，刚吃进去的饭，脾还来不及运化其中的营养物质，怎么会有精神？这是因为对肝的刺激：肝觉得有营养物质进入，这样就可以放心地把脉中之血进行调配，所需之处，血液含量增多，人就显得有精神了。生活当中，一个人的身上只有一百块钱，舍不得花，以备急用。如果这个人中了大额彩票，虽然钱还没有拿到手，但却会痛快地花掉身上之钱，就是这个道理。

此外，由于血中不只含有营养物质，更含有大量的水液，故而血虚之人更应该多喝水。在煎服中药时也应多加水。

寻根治疗：因为血的运行靠的是气，所以补气和理气之法都可以促使血液的运行。特别是对局部血虚之证，适当加用补气和理气之药可以收到事半功倍的效果。

《内外伤辨惑论》里有一名方"当归补血汤"：黄芪 30g，当归 5g。虽为补血，但黄芪用量却比当归多五倍，由此可见，补气药在治疗血虚证中的重要性。

活血理血之药同样可以增强血液的运行，故而，为了更好地取效，治疗血虚证时也要加入适当之品，特别是由于血瘀导致的血虚证，更应该很好的加用活血理血之药。

2. 血瘀证

（1）发病机制

因为血瘀是由于血液运行不畅而致，所以，凡是能导致血液运行不畅的原因均可导致血瘀证的出现。

①直接原因：血的运行靠的是气。气虚可以导致血的运行无力而出现血瘀

证；气滞可以导致血的运行不畅而出现血瘀证；津液中痰湿堵塞，血不能出脉而滞留，也可以出现血瘀证。

②根本原因：因劳伤、发热等原因而导致气虚，气虚后则出现血瘀证；因情志不畅，或感受外邪，或外伤跌扑闪挫等原因而出现气滞，气滞之后出现血瘀证。

久病之后，虚实夹杂，不但有气虚存在，也有气滞存在，这样就更能导致瘀血这个病理产物的出现，故而，中医上有"久病多瘀"一说。前辈颜德馨老在谈气血辨证时说"久病必有瘀"，就是这个道理。

（2）临床表现

临床症状：疼痛如针刺刀割，痛有定处，拒按，常在夜间加剧。肿块在体表者，色呈青紫；在腹内者，坚硬按之不移，称为癥瘕。出血反复不止，色泽紫暗，中夹血块，或大便色黑如柏油。面色黧黑，肌肤甲错，口唇爪甲紫暗，或皮下紫斑，或肤表丝状如缕，或腹部青筋外露，或下肢青筋胀痛等。妇女常见经闭，舌质紫暗，或见瘀斑瘀点，脉象细涩等。

1988年10月"血瘀证研究国际会议"在北京召开，会议通过讨论，制订了血瘀证诊断参考标准：①舌紫暗或有瘀斑瘀点；②典型涩脉或无脉；③痛有定处（或久痛、锥刺性痛，或不喜按）；④瘀血腹证；⑤癥积；⑥离经之血（出血或外伤瘀血）；⑦皮肤黏膜瘀斑，脉络异常；⑧痛经伴色黑有血块或闭经；⑨肌肤甲错；⑩偏瘫麻木；⑪瘀血狂躁；⑫理化检查具有血瘀、循环滞瘀表现。具有以上任何一项，均可诊断为血瘀证。

以上内容可以给我们更多的理论指导。也许会有人问：这么多内容，不好理解也不好记，有更简单的理解方法吗？

有，只要我们知道了血瘀证的概念，然后可以推理。凡由瘀血内阻而导致的一类病证统称为血瘀证。什么是瘀血？就是脉内血流不畅或脉内外的不通利，导致血中之含量异常增多的物质；出于脉外，但未能及时排出、消散而瘀积之血统称为瘀血。所以，在临床诊断时，只要见到青紫色，就可以直接诊断为血瘀证，然后，再注意以下几点即可：①因血流不畅而出现的病症，就可以直接诊断为血瘀证；②因脉内外不通利，如西医上的动脉硬化等所出现的病症，也可以直接诊断为血瘀证；③因脉内的物质异常增多，如西医上谈的高脂血症、糖尿病等导致的病症，我们就可以直接诊断为血瘀证；④因出于脉外的"血"导致的病症，更可以直接诊断为血瘀证。

实际在临床上很难见到单纯的血瘀证，绝大多数的时候都是和其他的实证或虚证夹杂。

瘀血，既可以是病因，又可以是病理产物。而更多数的疾病都会出现血流不畅的情况，只要有血流不畅情况，我们就可以诊断为血瘀证，就可以用活血化瘀法进行治疗，这也是活血化瘀药更广泛应用于临床的原因。

（3）临床治疗

①直接治疗：瘀则通之，用化瘀之法，选化瘀之药。

②寻根治疗：因气虚导致血瘀者，补气治疗之；因气滞导致血瘀者，理气即可；因痰湿导致血瘀者，祛痰利湿。还有，找出导致气虚、气滞、痰湿阻滞的原因，更要治疗之。

再说一点：中医上，临床症状的出现，有可能是直接原因导致的，更有可能是病理产物导致的。如劳累出现气虚，气虚导致血瘀而出现不适症状：劳累是病因，气虚是劳累的病理产物，血瘀又是气虚的病理产物。还有可能，血瘀又导致气滞和痰凝，这样，血瘀是气滞和痰凝的病因，气滞和痰凝又是血瘀的病理产物。更有可能，血瘀和痰凝又导致局部气虚的出现。这样，就形成恶性循环。如果失治误治的话，后果将会很严重。

（4）活血化瘀药的治疗机制

①增加血液运行速度，使得"瘀者自开"。

②加大血管壁的通透性，使得该出于脉的物质赶快外出，改善血液的"浓、黏、凝、聚"现象。

③改善微循环，使血液的代谢速度加快。

3. 血溢证

（1）发病机制

脉由心管，血是运行于脉管之内的物质，如果出现血溢情况，毫无疑问，是心功能低下，脉不固血所致。

导致脉不固血的原因：有热，有寒，有瘀，有虚，也有外伤。

①火热："热胀"之后，血管内的气不但膨胀，且运行速度加快。由于血管壁之内外本来就有微孔相通，平时是血中的水液和营养物质可以外出，现在由于压力增大，使得整个血液都由微孔外出，导致出血。

②寒："冷缩"之后，皮肤发紧，皮下之血管变脆。此时依然劳作，使得血液循环加快，出现相对"热胀"，导致出血。我们常说的冻破了，就属于这种情况。

③血瘀：前面有瘀血阻滞，后面依然照常运行，使得瘀阻之处压力加大，

超过了脉的固摄力之后，血则外溢。想想生活当中的水管子，就更能明白这个道理。

④气虚：气虚之后，脉的功能下降，固摄血液不力，导致血的外出。就如渔网，平时可以网住大鱼，不使其外出，但现在渔网功能下降，大鱼就可破网而出。

⑤外伤：直接破坏血管，导致出血。

（2）临床表现

血溢的临床症状就是各种出血表现：轻则渗血形成紫癜等；重则吐血、咯血、呕血、衄血、便血、尿血、妇女的漏证等；更甚者则出现大出血，如妇女的崩证等。

（3）临床治疗

治疗血溢，即出血，急则治其标，"出则止之"，但要注意防止止血留瘀情况的出现；缓则治其本，更要针对出血的病因进行治疗。

直接治疗，出则止之，中医里本身就有止血之法，有止血之药。所以，在临床上见到血溢证时，首先要想到用止血药。但是，我们更要遵循"见血休止血"之训，在临床上用止血药的同时，还要注意两点：一是明白了血溢证的发病机制，就可以知道，对于血溢证的治疗，一定要提高心功能，因为气是脏腑发挥功能的物质，所以，一定要补心气；二是寻根治疗，即要找出导致脉不固血的原因，对其进行治疗。比如是因热导致的出血，这时就要用清热凉血之药进行治疗；因血瘀导致的出血，这时就要用活血化瘀之药进行治疗；如果是因气虚导致的出血，我们就要用补气药进行治疗等等。

（4）止血药的治疗机制

①收缩血管而止血。

②可以"堵"住出血处之血管壁，降低血管的通透性。

③改善自我调节能力，增强自我修复功能。

7. 血的代谢与清理

血的代谢，实际上就是血中之营养物质和水液出脉而补充津液的过程。

现在的社会，人们的生活水平都不错，进入血中的营养物质不是适量，更多的是过量；而且还有很多的是人体所不需的物质，这些都须要清理。人体内的血，处于一个相对封闭的环境，就如公园里相对封闭的湖水一样。可湖水每过几年都要清淤一次，而人体中的血液，一辈子有几人清理过？

血液的代谢就是让血中的物质出脉而入津液。首先，就是要改善脉管的内外通畅。只有脉管内外通畅，血中的物质才可以顺利地出脉而入津液。如西医上的血管硬化，导致通透性下降，这样势必会有更多的物质滞留在血中而不得外出，对脉管外而言，可出现营养物质不足之证；对脉管内而言，可出现血瘀之证。由于脉为心所主，脉的功能就是心的功能，气是脏腑发挥功能的物质（前面已经谈到），所以补心气是关键。

其次，消除津液病态。如果津液出现了病态，形成痰湿堵塞，这时即使脉管的通利性很好，但出路被堵，血中的物质还是不能很好地外出，故而，除痰利湿法也要考虑。

最后，改善血液的流通速度。在生活当中，我们好多人都见过水管子漏水的情况：水的流速越大，则漏水越多，水的流速越小，则漏水越少。同样道理，血液流速大的时候，血中的物质更容易外出。中医上，血的流动靠的是气的运动，所以，气足的时候，血的流速增强；气顺的时候，血的流速也增强。故而，补气和理气两法一定要用。当然，中医上就有活血化瘀之药，他们更能改善血的流速，并能改善微循环，修复微血管，这种直接治法肯定适合血的清理。

从上所知，血液清理之法为：补心气、除痰湿、活血化瘀和理气。古时候，人们根本就不知道血还有动脉血和静脉血之分，更不知道动脉血输送营养，静脉血输送代谢废物（肺之动静脉除外），故而中医书上也就没有谈及。由于动脉血富含营养物质，相当于中医上的"血"，而静脉血含有代谢废物，所以我们也可以利用静脉血的这个特点来对血液进行清理：①不定期的抽放静脉血，减少人体浊血量。②找出体表不正常的静脉血管，并点刺放血。③三伏天里对体表进行拍痧，增加血液的代谢。拍击皮肤之后，局部有瘀阻的毛细血管破裂，释放出堵塞之物。过段时间，在自我修复作用下，破裂的血管重新连接。

这里多说一点：放血的作用就是放气。因为我们选择放血的血管更多的是静脉血管，里面存有大量的浊气。放血之后，浊气快速外排，不但能改善气滞、气郁之病情，更可使得清气得到补充，脏腑功能得到提升，所以临床上见到腿疼、腿沉之患者，在局部寻找异常的静脉血管，点刺放血，或绑扎用输液管放血，效果都是立竿见影的。如果局部没有的话，可以在其他对应部位找异常血管，如在上肢部位找，找到后放血，效果也是很好的。当然，一定要把握好出血量。

生活当中，有些人感觉发痒后就使劲地抓挠，抓破之后才觉得舒服，原因就是痒为风所致，风为浊气的郁结所致，抓破后，浊气外排，则风平痒止。临床上，对于这种痒症，用梅花针点刺之后，其痒即可消失。这都是放血就是放气之理论的临床具体应用。

（二）津液

1. 津液的概念

津液是人体内一切水液的总称。不但包括各脏腑器官的内在液体及其正常的分泌物，如胃液、肠液、唾液、关节腔液等，还包括代谢产物中，如尿、汗、泪等。一般来说，性质较清稀，流动性较大，布散于体表皮肤肌肉和孔窍，并能渗注于血脉的，称作津；性质比较稠厚，流动性比较小，灌注于骨节脏腑等地方的，称作液。

2. 津液的生理作用

①津液具有濡养和滋润作用更多的津液中含有由血运送而来的大量营养物质和水液，故而，津液具有濡养和滋润骨、脉、筋、肉、皮之五体和孔窍的作用。换句话说，津液是直接充养形体的物质。

②补充后天之精：津液中的部分营养物质变成精微物质而补充后天之精的不足。

③津液具有排毒作用：人体内无用的、有用但过剩的和对人体有害的物质统称作毒。随着津液的代谢，毒，亦被排出体外。冬吃萝卜夏吃姜，就是说夏天多出汗，以汗排毒，毒出身健。

3. 津液的生成补充布散及代谢

人生之初，体内就已经存有津液。因肾为先天之本，所以津液的生成由肾主管。故曰：肾为水脏，主津液。

饮食物中的水和营养物质在脾的运化下入血，在心保持脉管通利的前提下而入津液，补充津液的不足。又在脾的运化下，将此有营养的津液布散到所需的地方；发挥功能后的无用津液在肺的作用下随气排出：大部分是通过小便而排出体外；一部分合在大便中排出体外；一部分化作汗液，通过皮肤而排出体外；还有一部分是随着呼气从口鼻排出的；极少部分是化作泪液、鼻涕等排出体外的。

简言之，津液的生成在于肾，补充在于脾，布散在于心和脾，代谢在于肺。

这里有一个问题：肝在津液的新陈代谢中起作用吗？

当然起作用，而且起特别大的作用。因上面的四脏是起直接作用，也就是说，见到津液的代谢失常时，首先要责之于这四脏中的某一脏或某几脏。因为它们要负直接责任。那么根本责任由谁负责？不用说，我们就知道是肝。为什么？因为肝主疏泄而调气，脾心肺肾要发挥功能，没有气是不行的，气的量少也是不行的。而各脏腑含气量的多少是由肝来调配的。所以，津液失常的根本原因就要责之于肝。如《难病奇治》中朱进忠老先生对好多津液之病就是从肝来论治的。

4. 津液的病理

体内之津液生成、补充、布散和代谢失常，可导致其在人体中的含量失常而出现各种病理变化。

任何原因导致的津液失常，必将影响津液的功能发挥：濡养滋润不力；后天之精补充不足；津液内停，排毒不畅。津液的含量失常主要包括津液不足和津液局部过多两种情况。

（1）津液不足

由于来源不足或损伤太过而形成全身或局部津液不足，这时，津液中的营养物质就相应减少，濡养滋润的能力降低，导致孔窍干燥等不适；五体中的营养物质补充不及时，则可出现阴虚之证如下。

①肺阴虚，可出现皮肤干燥、手足干裂、鼻腔发干等。

②肝阴虚，可出现筋软无力、眼睛干涩等。

③心阴虚，可出现脉管变脆、少汗或无汗等。

④脾阴虚，可出现肌肉萎缩、口唇干裂、少涎或无涎等。

⑤肾阴虚，可出现骨质疏松、咽干口燥、唾液减少或消失等。

由于津液布散失常而形成全身或局部的不足，可出现大便干结、小便量少或无尿等等。

看到这里，有人会问：导致大便干结、小便量少或无尿的原因很多，上面为什么只谈津液的病变，而未谈其他的原因？

答曰：只要见到大便干结、小便量少之症，就可以直接诊断为局部津液不足：大便干结，肠道中津液不足所致；小便量少或无尿，膀胱中之津液不足所致。但治病求本，我们更要找出导致局部津液不足的原因。如果是津液布散失常引起的局部津液不足，就遵循上法，仿五苓散之法治之；如果是因为气虚而引起的局部津液不足，补气即可；如果是因为血虚而引起的局部津液不足，补血即可；如果是因为阴虚而引起的局部津液不足，补阴即可；如果是因为阳虚而引起的局部津液不足，补阳即可；如果是因为血瘀而引起的局部津液不足，活血化瘀即可；如果是因为气滞而引起的局部津液不足，理气即可；如果是因为积食而引起的局部津液不足，消食化积即可；如果是因为结石和虫积引起局部津液不足：去结石、除虫积即可。有热的清热，有寒的去寒，这样，对于上述病症的诊断和治疗就可以层次化、清晰化、简单化。

（2）局部津液过多

人体内之津液量都是按照一定的比例而存在。如果局部津液的含量过多，就会出现多种病态，如出现痰证、湿证、水饮证、多汗证、泄泻证、小便及白带量多证等。

津液的病态停留：浓稠者称作痰；清稀者为水饮；介于两者之间的为湿。下面，我们逐一谈之。

①痰证：中医里面的痰，有狭义和广义之分。

◎痰的定义

狭义的痰是指我们常说的由咯咳而出的有形之痰。正因为它是看得见的物质，所以，我们在临床上遇见有痰的病人，要详细询问痰的颜色、痰的量、是否容易咳出、痰中是否夹有血丝等等。

广义的痰是指人体津液中比较黏稠的病理物质，它可以存在于人体的任何部位，可以引起人的更多不适，故有"痰为百病之源""诸般怪证皆属于痰"之说。气血和平，经络调畅，则津液流通而无痰患。如果饮食不当、异常情志刺激、劳倦体虚等，都可致气虚气滞，津液凝聚而生痰。

丹溪云：痰之为物，随气升降，无处不在是也。

直接治法：中医里有许多祛痰药，如陈皮、半夏、白芥子、皂角刺等。

寻根治法：考虑到气虚气滞，并要分析导致气虚气滞的原因：由寒引起的，散寒祛寒；由热引起的，散热清热。

◎痰的分类

痰，在中医的许多书籍中谈的很多，根据其性质，我分为四类：寒痰、热痰、燥痰和风痰。

寒痰

诊断：颜色清白，容易咳出之痰为寒痰。如风寒感冒初期所咳之痰，痰色清白，而且容易咳出。

成因：寒痰的形成有二，一是受寒；二是发病初期。

治疗：一是直接用祛寒痰药；二是或解表或温里以除寒。

常用的祛寒痰药物：半夏、南星、白芥子、旋覆花等。

常用的解表散寒药物：麻黄、桂枝、荆芥、防风、紫苏、白芷、藁本、细辛、苍耳子、辛夷、香薷、生姜等。

常用的温里除寒药物：附子、肉桂、干姜、吴茱萸、高良姜、丁香、小茴香、艾叶等。

热痰

诊断：颜色黄浊，容易咳出之痰为热痰。

成因：一是受热；二是由寒痰失治误治而来。说到受热，我们好理解，比如风热感冒。对于寒痰日久而变热痰，道理何在？要想更好的理解它的成因，我先说一个事：在农村呆过的人都知道，刚收回的小麦，恰逢下雨，人们常会先用塑料布将其盖上，等三五天雨停后，再揭开塑料布时，就会发现小麦里面很热。这是因为空气不流通而出现的郁热。人身亦如此，开始是受凉引起的寒痰，如久而不除，就会阻滞气机，导到气滞。由于人体中的气是以运动形式而存在的，故而，局部气的运动增强，摩擦生热，出现郁热，此热与痰相结合，自然就出现了热痰。

所以，热痰的治疗：一要直接祛痰；二要清热；三要疏通气机。

常用的直接祛热痰药物：瓜蒌、贝母、葶苈子、天竺黄、竹茹、胖大海、海浮石、昆布、海藻等。

常用的清热药物：清热泻火的石膏、寒水石、知母、决明子、竹叶、芦根；清热解毒的金银花、连翘、大青叶、板蓝根、蒲公英、地丁草、鱼腥草、败酱草、蚤休、白头翁、马齿苋、白鲜皮、土茯苓、山豆根、射干；清热凉血的犀角、生地、丹皮、赤芍、紫草、地骨皮、白薇、青蒿、银柴胡；清热燥湿的黄芩、黄连、黄柏、栀子、龙胆草、夏枯草、苦参、秦皮等。

常用的理气药物：柴胡、连翘、薄荷、枳壳、厚朴等。

燥痰

诊断：颜色黄浊，不易咳出之痰为燥痰。

成因：燥痰的形成：一是秋燥，饮水量少；二是内火旺盛，火灼津液，炼液为痰；三是嗜好烟酒，损伤津液，聚而为痰，等等。

治疗：燥痰的治疗，首先要祛除诱因，如嗜好烟酒之人要戒烟禁酒；其次，诱因祛除不了的，就要自我调节。如嗜好烟酒之人，不能戒烟禁酒者，就要多喝绿茶水；我们不能把秋天从生活的时间表里去掉，这时，便要多喝水、多吃梨等；内火旺盛之人，就要赶快平息内火。

我们知道，痰色黄浊，属于热。所以，燥痰的治疗，一是直接祛除热痰；二是要用滋阴药，以稀释痰液，使之易咳出；三是要祛火，实火要清、虚火要补、郁火要散。

常用的滋阴之品：沙参、玄参、麦冬、石斛、百合、玉竹、银耳、阿胶、梨膏等。

风痰

诊断：颜色清白，但不易咳出之痰，为风痰。

常用药物：白附子、天麻、雄黄、僵蚕、皂角等。

这里，我要说的是，对于痰的治疗，要想疗效更好，在去除病因直接去痰的同时，则必用补阴药，佐以补气药，少用活血理气药，原因是：

首先，我们再次深入了解一下寒痰和热痰：把人体内的津液比作稀饭的话，稀饭受凉冻或大热之后，都会变稠。由于稠块的流动性差，如果放在管子中，就会产生堵塞。这时堵塞管子的稠块就相当于人体内之痰：由凉冻而来的，称作寒痰；由热而来的，称作热痰。

然后，我再说说上面用药之法的道理：想把凉冻之痰去除，加点温热的水，使其融化，这样，去除时会更快更彻底；想把热痰去除，加点凉水，使其稀释，去除时会更省劲。所以，祛寒痰时，加用温里滋阴药，祛热痰时加用滋阴泻火药，则效果更好。至于加用补气理气药，是因为气对津液有推动作用；加用活血药，是因为血活则津液自调。

看到这里，也许有人会问：活血药物作用于脉内之血，而痰湿为津液病变，部位在脉之外，可为什么活血药物能改善痰湿病证？

首先，正常之津液变为痰湿，可出现局部之正常津液含量不足，而活血药物可促使血流加快，这样就有更多的营养物质和水液出于脉而转化为津液，使得津液得到补充；

其次，活血药物可使血中之气顺畅，而气顺之后，更多的营气就可以转化为卫气来布散津液，从而促使痰湿得化。

◎痰的临床表现

广义之痰所致之病的症状很杂，比如：

痰阻于肺，肺失宣降，则出现咳喘、咯痰、胸闷等症；

痰阻于胃，失于和降，则出现脘痞纳呆、恶心呕吐等症；

痰阻中焦，清阳不升，则出现头晕、目眩等症；

痰迷心窍，心神受蒙，则出现痴呆、神昏、癫狂、喉中痰鸣等症；

痰聚局部，皮下肌肉，则出现瘰疬、气瘿、痰核、乳癖等症；

痰气互结，阻于咽喉，则形成梅核气——喉中有异物感，吞之不下、吐之不出，但不影响正常饮食；

痰阻经络，气血不利，则出现肢体麻木、半身不遂等症；

痰之为患，变症多端，痰在心经则脉管不利，血运受阻；在肝经则筋挛拘急；在脾经则肌肉松弛无力；在肺经则皮松毛脱；在肾经则骨弱软惫等等。

中医里有句话叫作"久病必有痰"。开始听到"久病必有痰"这句话的时候，觉得说得很绝对。后来在临床上干的时间长了，理论方面的书看多了，才觉得这话说得很妙：所谓久病，就是病程长久之意。人体的所有疾病，在中医上，要么是虚证，要么是实证，或是虚实夹杂之证。对于虚证，只有四种：气虚、血虚、阴虚、阳虚。久病之后，不管哪种虚，都会影响到气而出现气虚。气对津液有布散作用，气虚之后，布散作用减弱，津液停聚而成痰。对于实证，只有四种：气滞、痰湿水饮、血瘀、积滞（积食、结石、虫积、肠滞）。久病之后，不管哪种实，都可导致气滞，气滞之后，津液布散不力，凝聚成痰。所以说，久病必有痰。

故而，在临床上，见到久病之人，在辨证论治的前提下，加用适当的祛痰药，则疗效更好。

◎ **痰的辨证**

痰，在中医上属于实证的范畴，在临床上一定要辨证清楚寒热属性。由于广义上的痰是看不见、摸不着的，只能根据证象来推测，所以，证象的寒热，就是痰的寒热。

《名老中医之路》中载王渭川对于痰饮的诊断，可参考：如见患者左眼上下灰黑如烟煤，就知属寒痰；如见患者眼泡暗黑，知属热痰；如见患者四肢多痿痹，屈伸不自如，知属风痰。

◎ **痰的治疗**

痰的治疗：分直接治疗和寻根治疗两种。见痰治痰，是治标之法。而治本之法，我们就要考虑到气的病理变化，因为痰是津液凝聚而成，津液的运行靠的是气，只有病态之气才能导致津液的病态，也就是说气虚气滞是痰产生的根本原因，而受热或受寒均可引起气虚气滞，因此，治疗时一定要连带考虑。

直接治疗：中医本身就有祛痰药，如白芥子就可以去皮里膜外之痰。

寻根治疗：根据诊断找出痰产生的根本原因，针对这些病因进行因虚生痰者补之；因实生痰者利之。更多的时候，只要去掉导致气虚气滞的病因，则气虚气滞的问题就可以解决，然后，直接祛痰即可。当然，在临床上，治疗时再加适当的补气理气之品，则取效更快疗效更好。下面具体谈谈。

治疗大法：痰在上焦宜吐，中焦宜化解，下焦宜攻利。

虚痰宜补：六君子通治气虚生痰，四物汤加贝母通治阴血虚而生痰，对于阳虚生痰，则"病痰饮者，当以温药和之"。

实痰可攻：如瓜蒂散吐风痰，益元散治酒热痰，保和丸攻食积痰，神术丸救痰饮，滚痰丸、化痰丸下诸痰等。

最后，我还要说的是：一定要找出痰产生的根本原因。虽然有时候是痰导致人体的各种不适，直接祛痰后，症状消失，但是，没有消除病因，过后还会复发，在临床上必须要做到：把患者要求我们治疗的病治好后，不能有并发症和后遗症。

附 治痰药各有所能

痰在四肢，非竹沥不能达。

痰在胁下，非白芥子不能除。

痰在皮里膜外，非白芥子、姜汁、竹沥不能导达。

热痰火痰用青黛、黄芩、黄连、天花粉；实证，滚痰丸最效。

老痰用海石、瓜蒌、贝母、老痰丸之类。

风痰用南星、白附子。

湿痰用白术、苍术、半夏。

食积痰用神曲、白术、麦芽。

酒痰用天花粉、黄连、白术、神曲。

痰因火盛，逆上者，治火为先，黄芩、石膏之类。中气不足，加参、术。

痰结核在咽喉，咳唾不出，化痰药加"咸能软坚"之味，瓜蒌仁、杏仁、海石、连翘佐以朴硝、姜汁。

二陈汤，丹溪谓"一身之痰都管治，如要下行，加引下行药；要上行，加引上行药。"

润下丸降痰最妙，可以常服。

小胃丹，治痰饮必用之药。实者，用之，亦二三服而已；虚者，便不宜多用。

滚痰丸，治火痰必用之药。亦不宜多用。

竹沥导痰，非姜汁不能行经络。

荆沥治痰速效，能食者用之。二沥佐以姜汁，治疗经络中痰最效。痰中带血者，加韭汁效。

海粉，热痰能清，湿痰能燥，坚痰能软，顽痰能消。可入丸药，亦可入煎药。

南星治风痰、湿痰；炒半夏，大治湿痰、喘气心痰。

石膏坠痰火极效；黄芩治热痰，假其下火也。

枳实去痰，有冲墙倒壁之功。

五倍子能治老痰，人鲜知之。

天花粉治热痰，酒痰最效。又云，大治膈上热痰。

玄明粉治热痰、老痰速效，能降火软坚故也。

硝石、礞石大能消痰结，降痰火。研细末和白糖置手心，舌舔服甚效。

苍术治痰饮成窠囊，行痰极效。

（《新安医籍丛刊》）

（2）水饮证

津液停留，稠厚者为痰湿，清稀者为水饮。水饮，又分为水肿和饮证。津液排泄不畅，泛滥肌肤，引起眼睑、头面、四肢甚至全身浮肿的，称为水肿；津液运行不畅，停留胸、胁、腹等局部，形成饮证。

①水肿。中医上有阳水和阴水之分：外邪侵袭人体，津液排泄不畅，停聚肌肤而出现的水肿病症，称作阳水；人体正气不足，津液排泄不畅，停聚肌肤而出现的水肿病症，称作阴水。陈士铎在《本草新编》里，把阳水叫作外来之水；把阴水叫作内伤之水。

阳水的临床表现为：头面浮肿，一般从眼睑开始，继而遍及全身，小便短少，来势迅速，皮肤薄而发亮。常伴见恶风或恶寒、发热、肢节酸重、苔薄白，脉浮紧；或咽喉肿痛，舌尖红而脉浮数。

阳水的诊断要点是：起病急，水肿先见于眼睑头面，上半身肿甚。

阴水的临床表现为：水肿，腰以下为甚，按之凹陷不起，脘闷腹胀，纳呆便溏，面色㿠白，神倦肢困，舌淡，苔白滑，脉沉。水肿日益加剧，小便不利，腰膝酸冷，四肢不温，畏寒神疲，面色㿠白或灰滞，舌淡苔白滑，脉沉迟无力。

阴水的诊断要点为：发病缓，水肿从足部开始，腰以下肿甚。

关于治疗，张仲景提出"腰以上肿，当发汗""腰以下肿，当利小便"为临床常用之法。

②饮证。《金匮要略》将饮证分为痰饮、悬饮、溢饮、支饮四类："其人素盛今瘦，水走肠间，沥沥有声，谓之痰饮"，是指饮停腹腔，今称腹水；"饮后水留胁下，咳唾引痛，谓之悬饮"，是指饮停胸膈，今称胸水；"饮后水留四肢，当汗出不得汗出，身体疼重，谓之溢饮"，是指水流四肢；"咳逆、倚息、短气、不得卧，其形如肿，谓之支饮"，是指饮停肺气管中。

关于饮证的治法，《金匮要略》里谈得很详细，很到位。即"病痰饮者，当以温药和之"。我们知道，凡是质地清稀者，均属于寒。而饮是津液病变中之清稀者，故而，饮证属于寒证。寒则热之，对于饮证的治疗要用温热之药来治疗。这里有个问题：为什么用温药和之，而不用热药？我们知道，有一个词叫作"热灼津液"。津液病理变化之饮证，如果用热药后，很有可能会导致水饮的黏稠度增高，变为湿，这就为治疗增加难度，也为病人增加痛苦，故而，热药是不可用的，只用温药和之即可。生活当中，从冰箱中取出冷冻之物的化冻过程，没有人用热开水，而是选用温水，一是不伤物，二是化冻更快。这就相当于我们现在所说的"温药和之"。延伸一点，对于病性属寒的风湿、类风湿性关节炎、月子病等病症的治疗，想要疗效更好，也要"温药和之"，切不可刚治疗就用大量的附子、肉桂、细辛等大辛大热之药，这点一定要注意。对于水饮的治疗，需淡以渗之，也就是应用淡味药来渗利水湿。

（3）湿证

所谓湿，即通常所说的水湿，它有外湿和内湿的区分。外湿是由于气候潮湿或涉水淋雨或居家潮湿，使外来水湿入侵人体而引起；内湿是一种病理产物，常与消化功能有关。中医认为脾有"运化水湿"的功能，若体虚消化不良或暴饮暴食，吃过多油腻、甜食，则脾就不能正常地"运化"而使"水湿内停"；且脾虚的人也易招来外湿的入侵，外湿也常困阻脾胃使湿从内生，所以两者是既独立又关联的。

临床上又有寒湿和湿热之分：湿而兼寒的为寒湿，湿而兼热的为湿热。治疗上：直接治法就是温里去湿和清热利湿，药物可选附子、羌活、独活、木瓜等和栀子、黄柏、车前子、滑石等；寻根治法就是找出导致寒湿和湿热的根本原因进行治疗，如由脾虚所致的就要健脾运湿等。

▶ 空气的进入利用和外排

社会发展到了现在，早已不是只具有朴素认识的《内经》时代，我们知道，空气是人体生命活动的必需物质之一。

一、空气的进入

（一）生理

人在胎儿时期，体内的气由母体输送，这时的气叫作元气，由肾主管。出生之后，此元气就如吸铁之磁石一样，将外界的空气"吸"进人体，这就是中医上的肾之"纳气"。

（二）病理

当由鼻进入的清气不足时，人体就会代偿性的用口来吸气。比如长跑之后的吸气、哮喘病人和鼻塞患者的吸气等就是这种情况。

如果通过鼻和口的吸气还是不能满足人体正常的清气供应，这时就会出现病态：轻则导致气虚；重则导致气陷。

1. 气虚、气陷证的产生原因

①由于人体元气不足，导致摄入体内的清气太少即呼多吸少所致：轻则肾气虚，重则大气下陷。

②由于肝功能下降，调气不力导致体内之清气调配不合理所致：轻则出现脾、肺、心的气虚证，重则出现中气下陷的病理变化。临床上我们见到更多的气虚证就是由于这个原因而形成的。

③是由于肺功能下降导致的浊气外排不力郁结占位而出现清气不足所致。

2. 气虚、气陷时出现的病证

（1）当气不足时，就会出现脏腑功能下降

①肺气虚，肺功能下降：胸中之浊气外排不畅，可出现咳喘、胸闷；皮中之浊气不能外排，可出现胀、痒之感；肠道中的浊气不能外排，可出现腹胀；膀胱中的浊气不能畅排，可出现小便淋漓不尽；皮肤功能下降，导致防御外邪的能力低下，出现易感冒等病症。

②心气虚，心功能下降：主血脉的功能下降，可出现各种出血病症，如咯血、衄血、尿血、便血、女性的崩漏及脉管内外物质交换出现异常等；心不藏神，可出现神不守舍的病症。

③脾气虚，脾功能下降：运化功能下降，饮食物中的营养物质不能很好地运送到血中，不但能导致积食证，更会出现血虚证；水液不能更好地运化，不但可出现泄泻或便秘证，更可出现痰湿水饮等病症。

④肝气虚，肝功能下降：疏清功能低下，可出现人体局部的气虚证和精之出少入多证；泄浊功能低下，可出现体内的气滞证；调血功能下降，可出现局部的血虚证。

⑤肾气虚，肾功能低下：藏精功能不足，可出现遗精等证；纳气功能低下，不但可出现气虚证，更可出现气陷证。

（2）气虚及阳

由于气是阳的必用物质，故而气虚之后，很可能会出现阳虚证。

（3）气虚证的治疗

虚者补之，气虚所致的病症，我们就要用补气法，选用补气之药，常用的补气药有：黄芪、党参、太子参、白术、山药、扁豆、红枣、甘草、紫河车等。

气虚严重导致气陷的病症，在补气药的基础上加用升提法，常用升提药物有：黄芪、升麻、柴胡、葛根等。

由于血为气之母，血液充足，气才能有所藏，故而，治疗气虚证时少加一些补血药，如当归、白芍、地黄等，效果更好。

（三）养生

从养生学上来说，由于人体的气，来源于外界的空气，故而空气质量的好坏直接影响人体内之气的充足与否。因此要尽量生活在空气质量好的地方，且多用鼻来吸气；常在树木多的地方呆，因为树能为人体提供所需的更多的清气；阴雨天尽量不要外出锻炼。这时的气压相对增大，空气中的浊物含量相对增多，锻炼活动之后，人体所需之气量增加，在吸气的同时一并将更多的浊物吸进人体，这样则会伤害身体。

由于外界空气的进入靠的是肾，故而，保护肾功能是养生的关键，具体的内容，前面已经谈过了。

二、气的分类

1. 按用途分

①清气：就是对人体有用的气。

②浊气：更多的是指清气被人体利用后产生的气，当然，饮食物腐化后的气也属于浊气。

2. 按产生时间分

①先天之气：就是先天产生的气，即胎儿时期体内存在的气，中医把这个气又叫作"元气"。

②后天之气：就是后天产生的气，即后天通过呼吸、饮食而进入体内的气。

3. 按存在地方分

①宗气：存在于胸中之气。

②营气：存在于血中之气。

③卫气：存在于体内血之外的气。

三、气的特性

1. 运动性

人体之中，气在不停地运动，比如在胸中，外界空气和体内之气的交换就是一种运动；血和津液的运行，靠的就是营气和卫气的运动；人体各种代谢废物的外排，都是靠气的外出运动来推动等。

气的运动又称为气机。随着气的运行，其他所有该动的、能动的物质都随之而动。

因于气的这种固定常态运动，运动产生摩擦，摩擦生热，所以，人体才能保持正常的体温。这也正是我们中基课本上所谈"气有温煦作用"的原因。活动之后，人感到热，就是因为体内之气的运动速度加快，摩擦增大的缘故。

我们的古人由于知识的局限，只能用抽象之语言来阐述，像《素问·六微旨大论》中说："出入废则神机化灭，升降息则气立孤危，故非出入，则无以生长壮老已，非升降，则无以生长化收藏。是以升降出入，无器不有，故器者，生化之宇，器散则分之，生化息矣。故无不出入，无不升降。"

生活当中，经常能见到一类病人，就是睡觉起来病情加重，活动后则好转。中医的直接诊断就是气滞所为，原因是休息时，气的运动减缓，导致病情加重，而活动之后，气的运动增强，使得病情减轻。所以，询问病人休息时加重与否、活动后是否好转也是诊断气滞证的一个指标。

由于其他物质都是随着气的运动而运行的，故而在治疗痰湿、瘀血等实邪导致的所有疾病时，加用适当的补气理气药，则疗效更好。

2. 消耗性

脏腑功能发挥靠的是人体中之清气。为了维持基本生命活动和人体正常的功能活动，脏腑不停地发挥自己的功能，清气不停地被消耗。

清气被利用后产生的浊气由肝、肺排出体外。

正是因为气具有消耗性，所以，人体就必须不停地进行呼吸，以排出浊气而补充清气。

这里，我要说一个问题，就是人体之中有藏血之脏、有藏精之脏，可为什么没有藏气之脏？

原因很简单：藏血就是藏营养物质和水液，而营养物质和水液不是随时都能得到补充的，所以，人体要藏之以备急需；而气就不一样，虽然具有消耗性，但只要有呼吸，就可以随时补充，既然能随时补充，还有藏的必要吗？故而，虽然气对人体是相当的重要，但人体却没有必要来设立一个藏气之脏。

3. 可调性

就是说人体在肝的调气作用下，可使某局部之气增多或减少。

这里用几个生活中的事例来说明：①咳嗽或打喷嚏时，有人会出现遗尿现象；②如厕时，由于大便难而出现脑溢血。为什么会出现这些现象？如果人体本身就存在着清气不足的情况，即我们常说的气虚，不过气虚并不严重，还能发挥其固摄作用。当人体出现咳嗽或打喷嚏的动作时，瞬间就必需大量的清气，也就是说这样的动作需要把身体其他地方的清气调用过来才能完成，这时由于下部之清气被上调，以致下部气虚更甚，气虚不固，尿液外出，则形成遗尿。同样，如厕时由于大便难，使得肠道中肺气增多而排浊，导致上部之清气更虚。由于一部分心气已经转化为肺气（气的可转化性见后），导致心气的一过性不足，主脉的功能下降，脉不固血而出现血溢脉外的情况。

将气的这一特性应用于临床可治疗某些疾病，举例如下。

①流鼻血的病人，民间有一疗法就是让病人的双手猛然高举。为什么高举双手能起到一定的止鼻血作用？因为高举双手时，上部之气随之增加，气能固血，所以鼻出血的情况即刻可以得到缓解。

②由于长时间的憋尿，以致小便时尿不出，这时，用提壶揭盖法取嚏，使上部之清气瞬间增加，下部之清气瞬间减少，浊气增加，随着肺的排浊，小便出焉。

4. 可转化性

就是说人体内之气可以相互转化。营气出于血则转化为卫气，卫气入血则转化为营气；营气入胸中则转化为宗气等。

大气下陷证的出现就是由于营气从宗气中的转化减少所致；过度生气之后出现的脑溢血，就是由于一部分心气转化为肝气，脉虚不固而导致血溢脉外。

将气的这一特性应用于临床可治疗某些疾病，举例如下。

食后不宜剧烈运动：就是因为吃完饭后，更多的气要转化为脾气进行升清运化。如果此时进行剧烈运动，则要消耗更多的气，这样就导致了脾气不足，之后，可出现食物中的营养物质不能充分运化的情况。食物不化，不但能导致人体所需的营养物质含量减少，更能导致积食证出现。

5. 可补性

有消耗，就要有补充，这样，生命才得以延续。

人的呼吸就是补充人体之气不足的基本且最有效最直接之法。中医上也有补气药，可以提高脏腑功能，补肾纳气、补肝疏泄、补肺排浊等。

四、清气的输送

（一）生理

肝主疏泄。清气进入人体之后，在肝的疏通道路下被输送到所需之地，输送到脉内血中之气叫作营气；输送到脉外津液中之气叫作卫气。

（二）病理

肝主疏泄而调气，人体内局部之清气不能得到及时补充，就说明肝功能低下（注意，这里说的肝功能，是中医上的含义表述，绝不可等同于西医上的肝脏功能）。

理气药就是增强肝功能的。临床上见到肝功能下降所致的病症，我们就可以选用适当的理气药物来做治疗，如柴胡、香附、郁金、元胡、川楝子等。

五、清气的作用

中医基础理论课本上在气的功能一节里谈道：气有推动作用、温煦作用、防御作用、固摄作用及气化作用。

下面，我就用通俗的语言来解释一下这些功能。

1. 推动作用

人体中只有气具有自主运动性，其他物质都是随着气的运动而运行：血，随着气的运动而运行；津液，随着气的运动而布散、代谢；精，随着气的运动而从骨中出来以指导功能发挥。

2. 温煦作用

前面已经谈过，运动产生摩擦，摩擦生热，因气是以运动的形式而存在的，故而人体的体温保持就是气运动的结果，这就是气的温煦作用。另外，饮食物给人体提供热量，也是通过气的布散作用，运送到周身。

3. 防御作用

防御，不但要抵抗外邪，更需防止内乱。因为气是脏腑功能发挥的物质，只要脏腑功能正常，则外邪不侵，内乱不生。《素问·评热病论》说："邪之所凑，其气必虚"，就是说外邪侵袭人体致病是因脏腑功能低下所引起的，这和生活当中"苍蝇不叮无缝的蛋"的道理是一样的。

4. 固摄作用

（1）固摄血液

血液运行于脉中，因脉的固摄而不至于外溢，脉为心所主，所以，气对血液的固摄作用实际上是心主脉的表现。

（2）固摄津液

正常情况下，人体各部位之气的含量是一定的，局部的浊气过多，清气就不足，反之，局部的清气量多，则浊气含量就少，如同阴阳图中的阴阳鱼一样，一个多，另一个就少。

由于津液的代谢外出，靠的是浊气的外带，如果局部浊气含量减少，外出之量亦少，随之代谢的津液也就少；如果局部清气不足，浊气含量增加，随着浊气外排，津液外带增多，这样就出现了临床上的气虚津液不固之证，所以，气对津液的固摄作用大小，实际上是由局部浊气的含量决定的。

如果出现津液不固的情况，只能说明局部有过多的浊气聚集，而浊气的含量增多又表示局部清气的不足。掐头去尾：津液不固是由清气不足，气虚引起的。

5. 气化作用

气化，是指通过气的运动而产生的各种变化。气化作用就是通过气的运动而使得血液、津液相互转化并代谢，饮食物进入人体之后出现的营养物质、水液和废物的分离，无用之废物的外出，精出于骨而指导功能发挥等等。

其实，人体内之气，它还有两个非常重要的作用：①气是脏腑功能发挥的物质。②气是人体功能发挥的必需物质。正常的人，不但要有完整的形体，更要有与之相配的功能。由于人体的功能是气和营养物质在精的化合下产生的，所以，人体之功能发挥，就必须要有气的参与：自主运动需要气，如走路、跑步、跳绳、拿东西、吃饭等等；被动运动也需要气，如与病邪做斗争等，所以，我们常常能见到剧烈运动之后则会觉得气不够用；感冒之后会出现身困乏力等。

六、浊气的外排

（一）生理

肝主疏泄，疏，是疏清气；泄，是泄浊气。清气被利用后产生的浊气，也是在肝疏通道路的情况下到达人体和外界能接触的地方，如胸中、皮肤和肠道等；然后，由肺排出体外。

（二）病理

当有浊气外排不畅，即气滞的情况出现时，我们就要责之于肝和肺。在临床上见到气滞病症时，我们也一定要区分肺之气滞和肝之气滞：胸中、皮肤和肠道等"表"部的浊气不能外排而滞留的，为肺之气滞；体内之浊气不能有规律的到达胸中、皮肤和肠道等"表"部而出现郁结的，为肝之气滞。

简单地说，位于体表部位的浊气不能外排就要责之于肺，因肺主排浊；体内之浊气不能到达体表部位而郁结的，就要责之于肝，因肝主疏泄。

我们中医诊断学里的"气滞证是以胀闷为诊断要点，它的一般表现是：①气郁不运，不通则痛——局部胀闷、疼痛；②浊气必排，运行当中——疼痛游窜，时轻时重；③浊气以排出为舒——叹气、嗳气、矢气后症状缓解"，是对肝和肺的气滞病症的总括，我们在临床时最好进行更细的诊断，这样对于准确用药、快速取效、彻底治愈是很有帮助的。

治疗时，肝郁气滞的，疏肝理气即可；肺郁气滞的，散气即可。疏肝理气的药物，临床可选柴胡、香附、乌药、郁金、川楝子、荔枝核等；散气的药物，皮肤中浊气郁结的，可选解表药，如麻黄、桂枝、柴胡、薄荷等；胸中浊气郁结的，可选皂角、桔梗等排气药；肠道中浊气郁结的，可选厚朴、枳实等下气药。

气滞严重之后，浊气滞留过多而逆乱，这时就出现了气逆证。治疗时在气滞的基础上，加用平逆的一些药物即可，如上逆的，降气，药物选用赭石、天麻、钩藤、川楝子等。

（三）养生

1. 要保护和增强肝、肺功能

前面我已经谈过肝功能的养护了，这里，就谈谈对肺功能的养护。

①悲伤肺，忧、悲同义，所以，要尽量避免忧愁悲伤情绪的出现。

②白色入肺，故而，常食一些白色之物可补肺，如白萝卜、白菜、豆浆、

豆腐等。

③辛入肺，我们也可以食用辛辣之物来提高肺功能，如辣椒、生姜、大蒜等。

2. 旧的不去、新的不来

浊气不排，清气不进。我们要尽可能将体内之浊气更多的排出体外。那么，怎样能使更多的浊气外排？

（1）腿部

有人谈到，敲腿部之胆经对身体很好，故而好多人都在敲打胆经。我认为，其实你在腿脚的任何部位敲打，都能起到养生的作用，不独胆经（不过腿部之胆经是手便于敲打的部位罢了）。原因就是敲打之后可以使浊气能更多更快的到达肠道和胸中而外排。腿部之浊气含量减少，清气含量增加，故而，健康舒服。

但有没有更好的办法来排腿部之浊气？有。用取象比类法，生活当中，在杯子里的水中放点泥土，当杯子中的水静止时"泥浊"沉于杯底，晃动时，杯底之"泥浊"上行。此"泥浊"就相当于人体中之浊气，要让其上行，最好的办法就是晃动，而不是敲打。有报道说一个百岁老人的养生经验就是每天坐在床边晃动双脚，其道理就在于此。所以，想要更好的健身，那就利用你的空闲时间来晃动腿脚吧。

还有，更多的人喜欢热水泡脚，其道理就是受热之后，脚腿部的毛孔打开，浊气外排，之后，使局部清气含量增多，人则感到很舒服。推之，在热水中加上麻黄，增加浊气外排，效果不是更好？同样道理，因浊气郁结而导致胸闷、咳喘的病人，用麻黄煎水洗脚，亦能减轻病痛。

当然，最简单的就是洗脚水中加用生姜，不过，由于生姜有升压作用，所以高血压病患者不宜使用。

（2）胸中

这里，说一件事，就是很多老年人在公园里晨练时用背靠树，由于不知道其中的道理，不能很好地配合呼吸，这样很有可能不但达不到强身健体的目的，而且还会损伤身体。原因就是：胸中，是宗气所呆之地，有清气，更有浊气。当后背受到撞击时，胸中之宗气就要晃动，浊气就要上升，这时如果刚好遇到向外呼气，则浊气随之而出。浊气的更多外出，使得给清气的留存空间相对增大，清气聚集更多，人就会很舒服。但在撞树之时刚好遇到吸气，那就麻烦了，上升之浊气，随着空气一并进入胸中，使得宗气中的浊气含量更多，清气含量更少，则很容易导致气虚之证的出现。所以，在撞树的一瞬间必须做呼气动作，不撞时做吸气动作，这样才可达到健身的目的。

我们对呕吐的病人拍击后背也是这个道理，不过这时排的是胃中之浊气。浊气快速外排，胃中之气的含量正常，胃内之物就不会随着浊气的外排而出，呕吐自然停止。

（3）皮肤

一定要正常的出汗。汗液的外出，不但能将人体中无用的浊物外排，更能将体内的浊气外排。现在，更多的人冬天不出汗，夏天有空调，一年也出不了几次汗，这对身体健康来说，是相当不好的。

（4）肠道

一定要保持大便的通畅，使得肠道中的浊气更畅外排。所以，好几天才大便一次的人一定要注意。

附 诊什么的知识点

诊什么？诊的是人，而人是由形体和功能这两部分构成的，由饮食物和空气这两大物质供应机体所需的，故而，要诊察了解人的正常与否，就必须要知道形体的组成、功能的产生、饮食物的进入利用和代谢、空气的进入利用和外排等有关情况。

一、形体

人的形体是由精和骨、脉、筋、肉、皮毛组成的（甲为筋之余、齿为骨之余、发为血之余）。

1. 精

精的分类：先天之精和后天之精。

先天之精：就是先天形成，后天不可补之精，如脑髓。

后天之精：就是先天形成，但后天可补之精，如骨髓和生殖之精等。

精的作用：化合气和营养物质而产生功能；化生血液；主生殖。

精的出入靠肝肾。

2. 骨

骨与肾相关。骨的作用：支撑人体；保护重要器官；协同运动。

3. 脉

脉与心相关。脉的作用：运行血气；约束血行。

4. 筋

为形体中一类坚韧刚劲的物质，相当于西医所说的神经、肌腱、韧带、筋膜等。

筋的作用：连接和约束关节；主持运动。

筋与肝相关。

5. 肉

肉与脾相关。包括肌肉、脂肪和皮下组织等，也就是我们现在所说的瘦肉和肥肉。

肉的作用：保护内脏；进行运动。

6. 皮

就是我们与外界相接触的部分，包括我们的皮肤、口腔黏膜、鼻腔黏膜、胃肠道内壁、膀胱壁、尿道内壁、女性的阴道壁等。皮与肺相关。

皮的作用：防御外邪，调节津液代谢，调节体温，辅助呼吸。

二、功能

人体功能包括我们常说的运动功能和神志活动功能两种。

1. 运动功能

人体的各种活动称为运动。

在肝的疏泄作用下，精出于骨在津液中化合气和营养物质而产生运动功能。

2. 神志活动

神志活动，就是人的精神意识思维活动。

神志活动是在肝的疏泄作用下，精出于骨在血中化合气和营养物质而产生的。

《素问·宣明五气》中说"心藏神、肺藏魄、肝藏魂、脾藏意、肾藏志"，这就是神志活动的五脏参与作用。

三、饮食物的进入利用和代谢

饮食物的进入靠的是肾。饮食物下降靠的也是肾。营养物质的消化吸收靠的还是肾。饮食物中营养物质和水液的运化靠的是脾。浊物的外排靠的是肺。

营养物质被人吸收之后，首先转化为血，其次，血中的营养物质进入津液而营养形体。

1. 血

血是运行于脉管之中的红色液态样物质。其内藏有气、精微物质、营养物质和水液。

血的生成在于肾，血的充盈在于脾，血的所藏在于心，血的输送在于肝。

血的功能之一补充津液；之二是神志活动的主要物质基础。

在临床上，血的病理变化只有三种：血虚、血瘀和血溢。

2. 津液

津液是人体内一切水液的总称。不但包括各脏腑器官的内在液体及其正常的分泌物，如胃液、肠液、唾液、关节腔液等，还包括体内未排出的代谢产物，如尿、汗、泪等。一般来说，性质较清稀，流动性较大，布散于体表皮肤肌肉和孔窍，并能渗注于血脉的，称作津；性质比较稠厚，流动性比较小，灌注于骨节脏腑等地方的，称作液。

津液的作用：津液具有濡养和滋润作用；补充后天之精；津液具有排毒作用。

津液的生成在于肾，补充在于脾，布散在于心和皮，代谢在于肺。总负责在于肝。

津液的病理主要包括津液不足和津液局部过多两种情况。其中津液局部过多则会产生痰湿水饮：浓稠者称作痰；清稀者为水饮；介于两者之间的为湿。

四、空气的进入利用和外排

1. 空气的进入靠的是肾

进入不足可出现气虚和气陷。

进入之气有不同的名称：按用途来分，可分为清气和浊气两种；按产生时间来分，气有先天之气和后天之气；按存在地方来分，有宗气、营气和卫气之别。

气有五个特性：运动性，消耗性，可调性，可转化性，可补性。

2. 清气的输送靠的是肝

清气有五个作用：推动作用，温煦作用，防御作用，固摄作用，气化作用。

3. 浊气的外排

体内向胸中、体表、肠道排的，是肝；胸中、体表、肠道向体外排的，是肺。

如 何 诊

四肢不全行动不便，四诊不全辨证不严。

临床诊病，望闻问切需面面俱到。

《黄帝内经》中谈到"以我知彼，以表知里，以观过与不及之理，见微得过，用之不殆"，说的就是当我们在认识事物的时候，必须要熟知对方，以外测内，观察事物表现得太过或不及，通过微小的改变看出反常的所在，这样才能掌控之而不会出什么危险。故而，中医诊断，首先要知常才能明变，也就是首先要知道人体的正常，之后，才能确定什么是异常；其次，通过望、闻和切来司外揣内，根据"有诸内者，比形诸外"的规律，观察人体外部的征象来测知体内的变化情况；最后，通过询问而得知病人的"因发知受"，发，是发作；受，是感受，因发知受，就是说因于病情发作而使得身体感受到不适。

说得简单点，就是通过望闻问切四种方法来诊人体的正常与异常。

在整个诊的过程中，"见微得过"很关键，也就是说通过微小的变化来看出反常的所在很重要，否则，就是"温水煮青蛙"，后果很严重。

很早以前，我曾治疗过一个病人，当时的病情就是很典型的"中气下陷"证，大便稀，小腹及肛门有重坠的感觉，不思饮食，全身困乏无力，用补中益气汤加减治疗，3天后好转，看舌诊脉后根据现证稍改处方，继续用，又3天，也好转，又3天，也好转，但就是没有痊愈。在问诊时听到病人说是大便不稀了，但很细。当时我的心里就一惊，为什么？因为有物堵塞才能使得大便变细啊。于是，让病人赶快到西医医院做个检查。3个月之后，病人和她的老伴过来了，说是感谢我，多亏发现得早，做手术之后，身体恢复得特别好。发现什么？发现的是肿瘤。

1998年前后，一个人找我给她父亲看病，症状就是肚子特别胀，吃饭很少，二便正常。询问后得知是上腹部胀的厉害，在西安看的地方很多，用药后有好转，但不久又反复。鉴于这种情况，我让其做个检查，看看西医上的肝胆情况如何，结果做完检查后，病人直接就住进西安肿瘤医院了。诊断肝癌晚期。从这以后，我见到顽固性的长期上腹部发胀的病人，都要求其先做西医上的肝胆检查，以排除肿瘤。

生活当中，聪明人常常能做到"防微杜渐"，而我们做中医大夫的，不但要"知微"，要"杜渐"，而且还须"亡羊补牢"的把这个"微"去掉，这才是尽职尽责。当然，自己没有能力去掉的，完全可以找别人来去掉，比如借助于西医的有关人和物等。

这里，我再说两点：一是要想更好地诊出人的异常，就需要丰富的知识，中医的知识要多，西医的知识也一定要有，因为西医的对象也是人，即使以纯中医自居，这一点也要具备；二、望闻问切的过程，也是由远及近的过程，较远距离，望、然后闻、问，较近距离，切。

▶ 望

人是一个有机的整体，内在脏腑经络、气血津液等的病理变化，必然会通过外在的表现反映出来，因此，观察人体全身、局部等的变化，不仅可以了解身体的健康情况，而且还可作为判断脏腑经络、气血津液等病理变化的依据。

由于人的视觉在认识客观事物的过程中占有重要的地位，故而《难经·六十一难》中就谈到"望而知之谓之神"。

在望的时候，一定要注意以下两个方面。

（1）光线充足，避免干扰

望，最好是在白天充足的自然光线下进行。如果自然光线不足，可借助日光灯，不宜采用有色灯光。对于夜诊的患者，必要时需白天再次进行复诊，尽量避免因光线干扰而造成的误诊。

（2）充分暴露，排除假象

有人在就诊时给脸上涂了好多粉，这样，就不能给大夫一个做出准确诊断的表象，误诊，很有可能会出现，故而，我们在诊断的时候，尽可能地让病人保持本色，不涂不抹他物。

（一）全身望诊

全身望诊也叫整体望诊，就是指中医大夫对就诊之人的神、色、形等进行整体观察，以了解异常情况的一种诊断方法。

1. 望神

望神就是观察人体生命活动的外在表现，即观察人的精神状态和功能状态。

由于人的动态展示不但表现在运动功能的发挥上，还体现在神志活动表现在外的精神状态上，故而，望神，就是看运动功能和神志活动，简单地说，就是看人体的功能。

正常的神，就是指正常的人体功能，即正常的精神状态和正常的运动功能：神志清楚、语言清晰正确、面色红润、表情丰富自然、目光明亮，精采内含、反应灵敏、动作灵活协调、体态自如、呼吸平稳等现象。

望神时，会发现两种异常情况：一种是亢盛，一种是低弱。

（1）亢盛者

神志活动异常增强，出现烦躁不安、胡思乱想、失眠多梦等现象；运动功能异常增强，出现多动、震颤、头摇、手足蠕动、四肢抽搐、循衣摸床、撮空理线、舞蹈病状、狂走高歌、口振、口动、牙关紧急、睡中磨牙、鼻翼煽动、颈脉搏动、颈脉怒张等现象。

（2）低弱者

神志活动减弱，出现神志昏迷、语无伦次、嗜睡、健忘等现象；运动功能减弱，出现反应迟钝、瞳神呆滞、表情淡漠、头部低垂、动作失灵、猝然跌倒、不能久立、声音低弱、困乏无力、呼吸微弱、肢体痿废等现象。

我们常说的癫、狂、痴、痫以及神志模糊、昏不知人、昏厥、神志不清、神志错乱、神昏谵语、躁扰不宁、烦躁不安、半身不遂、舌謇、语言謇涩等都是神的异常。

临床上还需注意一种现象——"假神"。即久病、重病之人，突然出现一些反常情况，如本来已经无神，但突然精神转佳，目光转亮，两个面颊发红，语言清晰，声音响亮，喋喋不休，想见亲人，食欲增加，食多不知饱等，它是垂危病人突然出现精神暂时好转的假象。见到"假神"，这可不是好兆头，往往是临终前的预兆。古人将其比喻为"残灯复明""回光返照"。

2. 望色

色是颜色、色泽之意。颜色，是色调的变化；色泽是明亮度的变化。常色，是指人在正常生理状态时的颜色和色泽。其又有主色和客色之分。

（1）主色

人群中，每个人的肤色、面色是不一致的，这是生理性个体特征，不过，每个人都有终生不改变的基本肤色、面色，这就是主色。不论是由于遗传，或地区环境，或工作条件的等造成某些人肤色。面色或黑或白或黄或青或红等区别，只要终生基本保持不变，都是主色。比如生活在海拔较高地区的人，其面色终生较红，这就是主色；生活在海拔较低地区的人面色较白，这也是主色。

（2）客色

客色是相对于主色而言的，主者，长居不变，客者，随时而变化。由于生活条件，如自然环境、气候等因素的影响，人的肤色、面色产生相应的变化。因生活条件变化所产生的相应变化的色叫作客色。比如经常坐办公室的人旅游爬山之后，面色被太阳晒得有点黑，这个"黑色"就是客色；坐在火炉前，脸被烤了发红，这个"红色"也是客色。

主色和客色都是常色，也就是正常生理状态下出现的正常颜色和色泽，故而，不属于病态，它们的共同特征是：明亮润泽、隐然含蓄。

望色，就是看病人皮肤和脸上出现的颜色和色泽是否正常。

在望色的时候，一定要排除非病理因素如气候、昼夜、情绪、饮食等的影响，而且还需与脉症相互参照，才能做出准确诊断。比如天热的时候，面色可能会稍红一些，天气寒冷的时候，脸色可能会稍白或者稍青；白天，脸上会更显光华，晚上，脸色相对会沉暗一些；心情好的时候，脸色会稍红一些，心情抑郁的时候，脸色会稍青一些，思虑的时候，脸上可能会出现轻微的黄色；酒足饭饱之后，脸色会红润一些，饥饿的时候，脸色会稍淡而少光华，喝酒之后，可能会红光满面等。

望色，首先，我们要望脸色，看其是红黄隐隐、明润含蓄还是发红、发青、发黄、发白或发黑等。其次，我们要望皮肤，看有无异常的发黄、发红、发黑和皮肤白斑出现，腹部和小腿是否有青筋等。接下来，我们要看五官的颜色是否出现异常，比如眼睛是否发红、白眼球发白还是发黄、目眦是红润还是出现淡白色、黑眼球是褐色或棕色还是出现灰白浑浊、眼胞是不是颜色发黑晦暗、耳郭是色泽红润还是出现淡白、发红、焦黑色；小儿的耳背是不是有红络出现；鼻头的颜色是否发白、黄、发红、发青；口唇颜色是否出现淡白、深红、青紫、青黑；牙齿是否出现枯黄；牙龈是否出现淡白、红肿；咽喉是不是发红等。最后，还要看头发有没有发黄、青壮年是否有白发等。

在望色时，我们还要熟知望色十法，因为其能帮助我们了解病情的性质、病情的转归等。清代的汪宏在《望诊遵经》中谈道："大凡望诊，先分部位，后观气色，欲识五色之精微，当知十法之纲领。十法者，浮沉清浊微甚散搏泽夭是也。"

浮是色显露于皮肤之间，说明病在表；沉是色隐约显于皮肤之内，说明病在里。初浮而后沉，说明病是自表入里，病情加重；初沉而后浮，说明病是由里出表，病情好转。

色清明者为清，病情属阳容易治疗；色暗浊者为浊，病情属阴较难治。从清转浊，是阳病转阴，说明病情加重；由浊转清，是阴病转阳，说明病情好转。

微是颜色浅淡，说明正气较虚；甚是颜色深浓，说明邪气盛。

散者疏离，是色散开的意思，说明新得之病或者病快好了；搏者壅滞，是色团聚的意思，说明患病很久或者病情严重。先散后搏，说明病情加重；先薄后散，说明病情好转。

泽是气色润泽，表示气血没有受到损伤；夭是气色枯槁，说明气血受损。先夭而后泽的，说明气血恢复，病情缓解；先泽而后夭的，说明气血受损，病情加重。

附 面部脏腑部位诊断

看面部的脏腑分部，第一种是：《黄帝内经》中的《灵枢·五色》篇中把整个面部分为：鼻——明堂，眉间——阙，额——庭（颜），颊侧——藩，耳门——蔽这五个部分，其中庭对应的是面首；阙上对应的是咽喉；阙中，也就是我们常说的印堂部位，对应的是肺；阙下，也叫下极或者山根，对应的是心；山根下面，也叫年寿，对应的是肝；年寿的左右，对应的是胆；年寿的下面，也就是鼻尖部位，有的也叫准头，这里对应的是脾；鼻尖两边鼻部，对应的是胃；鼻子两边，就是脸部的中央，颧下部位，对应的大肠；这个部位，也就是颧下部位的两边，对应的是肾；鼻梁两侧胆区的外下方，对应的是小肠；鼻唇沟的两侧，鼻孔的下方，对应的是膀胱。

第二种是《黄帝内经》中的《素问·刺热篇》里的划分：左颊，对应的是肝；右颊，对应的是肺；额头，对应的是心；颏，也就是下巴部位，对应的是肾；鼻子，对应的是脾。

这两种划分方法，前一种运用的较多，后一种，常作为临床参考。

生活当中，如果我们的车子不幸出现了问题，我们很少有人来责问为什么要坏在这个地方，为什么不坏在其他地方，只是尽快找原因并修理而已。取象比类，我们也不要过多的来根据病变出现在面部的部位来判断脏腑归属，而是需尽快的根据其他的表象来对判断病因、病位、病态和病性等有关问题。

3. 望形

人的形体，是由骨、脉、筋、肉、皮毛（发、齿、甲）组成的，正常的形体，就是由正常的骨、脉、筋、肉、皮毛（发、齿、甲）组成的身体，强壮而结实，不胖也不瘦，没有畸形。

望形，就是通过我们的眼睛来看就诊之人的形体强弱、胖瘦如何、有无畸形出现、外在的皮毛是否正常，头发、牙齿和指（趾）甲有无异常。

首先，我们要先看形体是不是很虚弱；其次，我们要看皮肤有没有出现干枯、肌肤甲错、肌肤水肿、斑疹、水疱、疮疡、痤疮等情况。

《中医诊断学》中还谈到一个是望态，即望姿态。由于人体正常的姿态，就是人在正常生理情况下的动态，而此，是神的内容，在前面已经说过了，故而，这里我就略而不谈了。

（二）局部望诊

局部望诊又叫分部望诊，它是在全身望诊的基础上，根据病情需要而对患者的某些局部进行深入细致的观察以了解病情的一种诊断方法。

1. 望头面

看头时，要看头发是否干枯，是否出现脱发、斑秃，头是过大还是过小，形状是否为方的；如果患者是小儿，则还需要看是否出现囟填、囟陷和解颅，是否有发结如穗的现象等。

看面时，需观察是否有形体异常增大的面肿、腮肿和形体异常缩小的面脱情况；脸的形状是否出现口眼歪斜、惊恐貌、苦笑貌等。

看眼睛时，需观察是否有形体异常增大的眼胞肿胀和形体异常缩小的眼窝凹陷现象；眼的形状出现异常的眼睑下垂、眼球突出；瞳孔是否正常，是不是有瞳孔缩小、瞳孔散大、瞳孔大小不一的情况；是否有目睛凝视、嗜睡露睛的情况等。

看耳朵时，需观察是否有形体异常增大的耳肿或者有形体异常缩小的耳郭萎缩现象；耳朵皮肤是否出现耳轮甲错；耳内是否流脓、耳道是否红肿等。

看鼻子时，需观察是否有形体异常增大的鼻头肿胀和形体异常缩小的鼻柱溃陷现象；鼻内是否有赘生物；鼻子是否有流涕和流血现象等。

看口时，需观察口唇有无干裂、糜烂和生疮情况；口角是否流涎；口内是否长有口疮和鹅口疮；是否有口张、口噤、口撮、口僻现象；口内的牙齿是否有松动、脱落现象；牙齿是否干燥；龈肉有没有萎缩，牙龈是否糜烂，牙缝是否出血；睡中流涎、时时吐唾、口角流涎等。

2. 望咽喉颈项

看咽喉颈项时，需观察形体是否有异常增大的咽喉肿胀、瘿瘤和瘰疬等；

是否有形体形状异常的咽部溃烂、白喉等。

3. 望胸胁腹部

看胸胁腹部时，需观察形体是否有异常增大的桶装胸、腹部膨隆和形体异常缩小的扁平胸、腹部凹陷；形状异常的鸡胸、漏斗胸、肋如串珠、胸不对称等；是否有乳痈和乳房肿块等。

4. 望腰背

看腰背部时，需观察形状的异常，看有无脊柱后突、脊柱侧弯、脊疳、腰部拘急、角弓反张等情况。

5. 望四肢

看四肢时，需观察是否有形体异常的肿大；形状异常的畸形、拘急；是否有四肢不用的情况出现。

6. 望二阴

看二阴时，需观察是否有形体异常增大的阴囊肿大、子宫脱垂、肛裂、痔疮、肛瘘、脱肛、肛痈等情况。

7. 望舌

脏腑的病变反映于舌，具有一定的分布规律，虽然历代医家有不同的认识，历代医籍也有不同的记载，但是，它们都有各自的分法依据，我们在临床时须根据自己的需要而选择不同的舌部配属。

取象比类是中医常用的一种思维方法，根据全息理论，按照阴阳属性分法，结合"肝生于左，肺降于右，心布散于外，肾治于里，脾胃运行于中焦"的理论，我们来看：舌尖在外，和心的布散于外相合，故而，舌尖属心；舌根在内，和肾的治于里相合，故而，舌根属肾；舌的中间和运行于中焦的脾胃相合，故而，舌的中间就属脾胃；舌的左边和肝生于左相合，故而，舌的左边属肝；舌的右边和降于右的肺相合，故而，舌的右边属肺。

根据全息理论，按照阴阳属性分法，心和肺位于人体上焦属阳和舌尖的在外属阳相合，故而，舌尖属心肺；脾胃位于中焦和舌的中间和相合，故而，舌的中间属脾胃；肝居两胁，与舌的两边相合，故而，舌边属肝；肾为人体下焦属阴和里面的舌根相合，故而，舌根属肾。

根据全息理论，以舌来表胃的话，舌尖为上脘，舌中谓中脘，舌根为下脘；以舌表三焦的话，舌尖为上焦，舌中为中焦，舌根为下焦。

望舌，就是中医大夫用眼睛来看就诊之人的舌质（包括舌下脉络）和舌苔的正常与否。

为了准确地观察就诊之人的舌质（包括神、色、形、态）和舌苔（苔质、苔色），我们最好要求患者在白天充足而柔和的自然光线下把舌伸出口外，充分暴露舌体。口要尽量张开，伸舌要自然放松，毫不用力，舌面应平展舒张，舌尖自然垂向下唇。先看舌苔，后看舌质，按舌尖、舌边、舌中、舌根的顺序进行。

初学者在看舌时容易出现的一个问题就是看舌太慢，这样使得患者伸舌时间相对较长，可能会引起一些不满，故而，当病人把舌伸出后，我们就需特别快地记住这个舌的图片，留在大脑中，然后，从自己的大脑中再提取有关情况，比如舌质的淡、红、紫暗、瘀斑等情况和舌苔的白、黄、灰、黑等情况。

临床上还有一种现象，就是病人过来后，只是看舌，见其舌质淡白，但没有舌苔，此时必然会疑虑不解而影响诊断，但结合问诊就会得知，病人的舌苔本来很厚，于是就养成了早上刷舌苔的习惯，就诊之前，刚刚刷过舌苔。这点，也要注意。

还有，必要时需询问病人的饮食习惯，因为饮食对舌象影响也很大，常使舌苔形、色发生变化。由于咀嚼食物反复摩擦，可使厚苔转薄；刚刚饮水，则使舌面湿润；过冷、过热的饮食以及辛辣等刺激性食物，常使舌色改变，等等。因此，临床遇到舌的苔质与病情不符，或舌苔突然发生变化时，应注意询问患者近期尤其是就诊前一段时间内的饮食、服药等情况。

在没有任何不适的情况下出现的"淡红舌、薄白苔"，这属于正常的舌。具体说，正常的舌就是舌体柔软，运动灵活自如，颜色淡红；其胖瘦老嫩大小适中，无异常形态；舌苔薄白润泽，颗粒均匀，薄薄地铺于舌面，揩之不去，其下有根与舌质如同一体，干湿适中，不黏不腻等。

临床上有时会见到病人出现"淡红舌、薄白苔"，这是因体内寒热虚实夹杂相互制约的结果，此时，可不能将此定为正常。

临床上我们常见的舌色异常情况有淡红舌、淡白舌、红舌、绛舌、青紫舌；舌形异常的情况有老舌、嫩舌、胖舌、瘦舌、点刺舌、裂纹舌、齿痕舌；舌态异常的有痿软舌、强硬舌、歪斜舌、颤动舌、吐弄舌、短缩舌等。

临床上我们常见的苔色异常的有白苔、黄苔、灰黑苔；苔质异常的有薄苔、厚苔、润苔、燥苔、腻苔、腐苔、剥落苔、偏苔、假苔等。

临床上我们常见舌下脉络异常的有：短细、粗胀、色呈暗红、青紫、紫黑等。

8. 望小儿食指络脉

小儿的手指，靠近掌心的为第一节，依次向外为第二节、第三节。第一节，也叫风关，第二节，也叫气关，第三节，也叫命关。

小儿食指络脉，就是食指靠拇指一侧的浅表静脉，即中医上说的"络脉"。正常情况下，小儿食指络脉色泽淡红，红黄相兼，隐隐显露于手指第一节之内，或者不显露，多呈斜行、单支并且粗细适中。其因天气炎热而变粗增长，因天气寒冷而变细缩短。1 岁以内的小儿，络脉较长，1 岁以上的小儿，络脉随年龄的增长而缩短。

3 岁以下的小孩，由于手腕部位诊脉的部位短小，且常哭闹，使得本来就不好诊的脉又失其真象，故而，对于小儿的诊脉，更多时候是看小儿食指络脉。

望小儿食指络脉方法：在光线比较好的地方，大夫用左手握住小儿的食指，来看食指络脉。如果看不清楚，则需大夫用右手大拇指内侧面用力推小儿的食指靠近拇指的浅表静脉，方向是从手指部位推向手腕部位，连推 2~3 次，使指纹显露，便于观察。注意，这里的"用力"，一定要让小儿能承受为宜。

小儿食指络脉，常见的异常颜色有鲜红、紫红、青、淡白、紫黑等；常见的异常明亮度有浮而显露和沉隐不显；常见的异常长度有达于气关、达于风关、达于命关、透关射甲；常见的异常脉形有：增粗和纤细。

9. 望排出物

排出物就是人的分泌物和排泄物，如痰涎、呕吐物、二便、涕唾、汗、泪、带下等。

常见的痰色有白、黄、黑等；常见的痰质有清稀、黏稠；常见痰中的夹杂物有血、泡沫等。

常见的涕色有白、黄；常见的涕质有清和浊等。

常见的涎唾量的异常有增多和减少；质的异常有清和黏等。

常见的呕吐物质地有清稀和秽浊；颜色有黄绿、红色或紫暗色；形态有不消化的食物、红色的血、紫暗色的血块等。

▶ 闻

人体的各种声音和气味，都是在脏腑生理活动和病理变化过程中产生的，所以鉴别声音和气味的变化可以判断出脏腑的生理功能和病理变化，从而可以知道机体正常与否。

闻诊，就是通过听声音和嗅气味来了解健康状态，诊察疾病的方法。

由于闻诊是诊察疾病的重要方法之一，故而，颇受历代医家的重视，正如《难经·六十一难》说的"闻而知之谓之圣"。

1. 听声音

声音，就是我们用耳朵能听到的各种音响。"听声音"中的"声音"，专指就诊之人发出的各种音响，比如患者的语声、语言、呼吸、咳嗽、呕吐、呃逆、嗳气、太息、喷嚏、呵欠、肠鸣等。

健康的声音，虽有个体差异，但发声自然、音调和畅，刚柔相济，此为正常声音的共同特点。由于人们性别、年龄、身体等形质禀赋之不同，正常人的声音亦各不相同，男性多声低而浊，女性多声高而清，儿童则声音尖利清脆，老人则声音浑厚低沉。

声音与情志的变化也有关系。如怒时发声忿厉而急；悲哀则发声悲惨而断续等。这些因一时感情触动而发的声音，也属于正常范围，与疾病无关。

常见的异常声音有语声重浊、语声低微细弱、语声高亢洪亮、音哑、失音、惊呼、谵语、郑声、独语、错语、狂言、语謇、喘、哮、短气、少气、鼻鼾、咳嗽、呕吐、呃逆、嗳气、太息、喷嚏、肠鸣增多、肠鸣减少等。

2. 嗅气味

嗅气味就是指嗅辨患者身体气味与病室内气味以诊察疾病的方法。

常见的异常气味有：口气的酸臭；汗出的腥膻、腥臭、骚臭；痰的腥臭、鼻涕的腥臭、呕吐物的酸腐臭秽；大便的臭秽、小便的臊臭、散发出烂苹果味；妇女月经的臭秽、奇臭、发腥等。

病室里的异常气味有臭气触人、血腥味、腐臭气、尸臭、尿臊味、烂苹果气味、酸臭味等。

▶ 问

问，是中医大夫对患者或者陪护着的询问。《难经·六十一难》说"问而知之谓之工"。

说真的，在我工作之后，临床上还是不能很好地询问病情，原因就是不知道如何围绕主诉来问，虽然，已经熟记中医诊断学中的"问诊内容"：病人的姓名、年龄、婚否、民族、职业、籍贯、现在的工作单位、联系电话、发病季节；主诉、现病史、既往史、个人生活史、家族史等情况。但就是不会灵活应用，有时又会按照《十问歌》来死板硬套地问，即"一问寒热二问汗，三问头身四问便，五问饮食六问胸，七聋八渴俱当辨，九问旧病十问因，再兼服药参机变，妇女尤必问经带，迟速闭崩皆可见，再添片语告儿科，天花麻疹全占验。"

课本毕竟是课本，要的是尽量全面，将在外不由帅，临床时的中医大夫必须按照病人的实际来进行问诊，绝不可漫无边际地乱问。

中医门诊上的问相对简单，可参照以下。

1. 围绕主诉来问

有的病人，过来后就会给你说自己什么地方不舒服，这时，你就围绕着这个"不舒服"来问；如果病人过来后就坐在椅子上，这个时候你通过"你哪里不舒服""你哪里不好受"等问话来了解病人的主诉表象，然后，围绕这个表象进行询问。

举个例子：当病人告诉你胃不舒服时，我们要了解胃是如何不舒服、此不舒服与什么因素有关、与胃相关的饮食情况、大便情况、腹部情况等。

2. 边辨边问

一边进行辨证，一边来问，这样，就能更快的收集到自己想要的信息。比如过来一个脸上长痤疮的女孩，我们的直接辨证是热，因为痤疮是红色的，故而，就需问有没有口干的情况、喜欢喝冷水还是热水、大便是否干燥、小便是否发黄等，如果病人没有口干、大便干燥、小便发黄，这时，我们就要想到根本原因应该是寒，故而，接下来就需问腰和肚子有没有发凉的感觉、以前是否经常的吃冷饮等，如果是，再结合舌与脉，我们就能准确地做出诊断了。

3. 尽量详细地问

通常来说，问得越详细，收集的信息就越全面，这样，就能更好地进行诊断。

我记得很早以前治疗过一个病人，大便稀，肛门重坠，全身困乏无力，再结合舌和脉，确诊为中医上说的中气下陷证，用补中益气汤加减治疗，9天之后，还是"好转"，没有痊愈，正在想原因时，病人告诉我说大便已经不稀了，不过有点细，我的心一惊，让病人到西医院做一下检查看看。3个月后，病人过来说检查完后，直接住院，做手术，由于肿瘤发现得早，故而，现在什么事都没有。看看，正是因为我没有详细地问，差点出现了严重后果。多亏病人自己描述说"大便细"。

4. 急重病人，扼要询问

对于一些急症病人，比如急性流鼻血的病人，简单问一下是一个鼻孔出血还是两个鼻孔出血，出血有多长时间了等问题之后，就需赶快地止血，等血止之后，再问也不迟。此时可不能做"慢郎中"。

对于一些重症病人，比如晕厥之人，简单地问一下家属晕厥的原因，就须赶快救治，不管是用中医的办法还是西医的办法，先让病人醒过来再说。

问诊，在临床上是至关重要的，看看更多的中医书，病案的记载，只是根据问诊所得的情况就能正确地诊治。

通过问诊，我们能发现的异常有：功能异常，形体异常。

这里，有一个小妙招，就是对于初学中医而不会问诊的人来说，问几个"哪儿不舒服"就可以，也就是问"哪儿不舒服"，还有"哪儿不舒服"，还有"哪儿不舒服"，患者基本就会给你说清楚病情的。有时候，你问一个"哪儿不舒服"，患者可能就会给你说得很详细了。当然，问诊时听到与病情或诊断无关的话题，需要及时"打住"。

当然，对于病人没有说的问题或者你为了更进一步的辨证，则需更多围绕主诉来问，比如，患者说是胃痛，你就得问胃痛的时间、什么样的疼法及与饮食有无关系、大便情况等。

▶ 切

切，是接触、靠近、按压之意。切诊，是中医大夫用手指或者手掌对患者的某些部位进行触、摸、按、压，从而了解健康状态，诊察病情的方法。

切诊作为中医四诊之一，在获取健康与疾病等有关信息方面，有十分重要的作用，正如《难经·六十一难》所说"切而知之谓之巧"。

临床上，切诊主要包括脉诊和按诊两部分。

（一）脉诊

脉诊，也称切脉或诊脉，是中医大夫用手指对患者身体某些特定部位的动脉进行切按，体验脉动应指的形象，以了解身体状况，辨别病症的一种诊查方法。

脉为血府，贯通周身，五脏六腑的气血都要通过血脉周流全身，当机体受到内外因素刺激时，必然影响到气血的周流，随之脉搏发生变化，医者可以通过了解脉位的深浅，搏动的快慢、强弱（有力无力）、节律（齐否）、脉的形态（大小）及血流的流利度等不同表现而测知脏腑、气血的盛衰和邪正消长的情况以及疾病的表里、虚实、寒热。

虽然中医诊脉有三部九候，但是，最常用的还是寸口诊法，也就是切按桡骨颈突内侧一段桡动脉的搏动，根据其脉动形象，来推测人体生理、病理状态。

1. 诊脉方法

切成人脉，以三指定位，先用中指按在高骨（桡骨茎突）部位的桡动脉定关，继续以食指在关前（远心端）定寸，然后用无名指在关后（近心端）定尺。三指应呈弓形斜按在同一水平，以指腹按触脉体。三指的疏密应据病人的高矮而做适当调整，如患者身体较高，医生三指排列可松一些，如病人身体较矮，则三指的排列可紧一些，同时要三指排列整齐，否则影响脉形的准确性。

切脉时运用三种指力，开始轻度用力，在皮肤为浮取，名为举；然后中等度用力，在肌肉为中取，名为寻；再重度用力，在筋骨为沉取，名为按。根据临床需要，可用举、寻、按或相反的顺序反复触按，也可分部以一指直按的方法体会。

诊脉，主要是诊查脉位、至数、脉长、脉宽、脉力、脉律、流利度和紧张度这八个方面。

①脉位，是指脉动显现部位的深浅。脉位的深浅主要是靠指力的轻重来体会，脉位表浅为浮脉，脉位深沉为沉脉。

②至数，是指脉搏的频率。正常成年人一吸一呼，脉跳动四五下为正常，如果跳动的次数超过了五次，就是数脉，不足四次者，为迟脉。

③脉长，就是脉动应指的纵向长度。当脉动范围超越寸关尺三部者，为长脉，不足者，甚或只有关部或寸关部者，为短脉。

④脉宽，是指脉动的横向范围大小。也就是我们常说的脉的粗细。脉道宽大者为大脉，脉道狭小者为细脉。

⑤脉力，就是脉搏的强弱。脉搏应指有力的为脉实，应指无力的为脉虚。

⑥脉律，就是脉动节律的均匀度。其包括两个方面，一是脉动节律是否均匀，有无停歇；二是停歇的至数、时间是否规则。

⑦流利度，是指脉搏来势的流利通畅程度。脉来流利圆滑者为滑脉，来势艰涩，不流利者为涩脉。

⑧紧张度，是指脉管的紧急或迟缓程度。脉的紧张度主要体现在脉长、张力和指下搏动变化情况。弦脉、紧脉就是紧张度高的脉，缓脉就是紧张度弛缓的脉。

2. 诊脉注意事项

临床上切脉时需注意：①医者须全神贯注，仔细按触，反复细心体验，防止主观臆测粗枝大叶，时间也不能过于短促（每次诊脉时间不应少于 1 分钟，两手以 3 分钟左右为宜，必要可延长到 3~5 分钟）；②注意内外因素对脉象的影响，如小儿脉较成人脉软而数，妇女脉较男子脉细弱而略数，胖人脉较瘦人脉沉。夏天脉较洪大，冬天脉较沉小。剧烈运动后脉洪数，酒后脉数，精神刺激和某些药物也可引起脉象的暂时变化；③有些人因桡动脉解剖位置的差异，脉不见于寸口部而于拇指腕侧处，称为反关脉；从尺部斜向手背，称为斜飞脉。

3. 脉象种类

健康人的脉象称为正常脉象。一般是不浮不沉。不大不小，不强不弱，不快不慢，均匀和缓，节律整齐，又称为平脉或缓脉。平脉至数清楚，一息（即一呼一吸）之间四五至，相当于 72~80 次，节律、强弱一致。脉象受体内外因素的影响而发生生理的或暂时的变化，也属正常。如年龄越小，脉跳越快，婴儿脉急数，每分钟 120~140 次，五六岁儿童常为一息六至，每分钟 90~110 次，青壮年体强，脉多有力，年老人体弱，脉来较弱，成年人女性较成年男性脉细弱而略快，瘦人脉较浮，胖人脉多沉，重体力劳动，剧烈运动长途步行，饮酒饱餐，情绪激动，脉多快而有力，饥饿时则脉较弱。

男属阳女属阴，脉的寸部属阳尺部属阴，所以，相较而言，男性的脉寸强尺弱，女性的脉为寸弱尺强。

在中医学有关脉学的专著中所记载的病脉有 28 种，不过临床常见的有 14 种脉。

①浮脉：脉搏呈现部位浅。轻取即得，重按反觉稍减。

②沉脉：脉搏显现部位深。轻取不显，重按始得。

③迟脉：脉搏次数少，一息不足四至（每分钟脉搏少于 60 次）。

④数脉：脉搏次数多，一息六至以上（每分钟脉搏多于 90 次）。

⑤滑脉：脉来流利圆滑，如盘滚珠。

⑥涩脉：脉来涩滞不畅，如刀刮竹。

⑦弦脉：脉挺直而长，如按弓弦，有劲有弹力，脉管的硬度大。

⑧紧脉：脉来绷急，应指有力，如绳索绞转，脉的张力大，脉跳有力。

⑨缓脉：一息四至，不快不慢，不强不弱，脉来和缓，脉的硬度、张力适中。

⑩洪脉：脉形洪大，脉来如波涛汹涌，来盛去衰，脉形宽，波动大。

⑪细脉：脉形细如线，脉形窄，波动小。

⑫促脉：脉来急数，时而一止，止无定数，即脉搏快且有不规则的间歇。

⑬结脉：脉来缓慢，时而一止，止无定数，即脉搏慢而有不规则的间歇。

⑭代脉：脉来歇止，止有定数，不能自还，良久复动，即有规律的间歇，脉搏动到一定至数歇止一次，歇止时间较长。

（二）按诊

按诊是中医大夫用手直接触摸或按叩患者某些部位，以了解局部冷热、润燥、软硬、压痛、肿块或其他异常变化，从而推断疾病部位、性质和病情轻重等情况的一种诊断方法。常用的按诊方法如下。

（1）触法

是大夫将自然并拢的第二、三、四、五手指掌面轻轻接触或轻柔地进行滑动来触摸患者局部皮肤，如额部、四肢及胸腹的皮肤，以了解肌肤的凉热、润燥等情况，用于分辨病属外感还是内伤，判断机体阴阳盛衰以及气血津液的盈亏情况。

（2）摸法

是大夫用手指掌稍用力寻抚局部，如胸腹、腧穴、肿胀部位，以探明局部的感觉情况，如有无疼痛和肿块，肿胀部位的范围及程度等以辨别病位和病态的虚实。

（3）按法

是以重手按压或推寻局部，如腹部或某一肿胀或肿瘤部位，了解深部有无压痛或肿块，肿块的形态、大小、质地的软硬、光滑度、活动程度等，以辨别虚实情况。

（4）叩法

也就是叩击法。是大夫用手叩击患者身体某一部位，使之震动产生叩击音、波动感或震动感，以此确定病变的性质和程度的一种检查方法。

附 如何诊的知识点记忆

如何诊：望闻问切。

望而知之谓之神：全身望诊（全身望诊也叫整体望诊，就是指中医大夫对就诊之人的神、色、形等进行整体观察，以了解异常情况的一种诊断方法）；

局部望诊（头面、望咽喉颈项、望胸胁腹部、望腰背、望四肢、望二阴、望舌、望小儿食指络脉、望排出物）。

闻而知之谓之圣：听声音，嗅气味。

问而知之谓之工：围绕主诉来问；边辨边问；尽量详细地问；急重病人，扼要询问。

切而知之谓之巧：脉诊（主要是诊查脉位、至数、脉长、脉宽、脉力、脉律、流利度和紧张度这八个方面）；按诊（触法、摸法、按法、叩法）

断 什 么

断什么？由于中医的目的是防治疾病，所以，
断的当然就是病了。如果对"病"的构成
因素不了解，何以断病？

断，是分析判断。判断什么？由于中医的目的是防治疾病，故而，判断的当然是病了。

要搞清楚病，就必须知道病因、病位、病性、病态、表象、病势、病时和病程。

▶ 病因

病因，就是发病原因，生活当中常说一句话"没有无名原因的爱，也没有无名原因的恨"，人体也一样，没有无名原因的病。

关于病因，《金匮要略》里提到"千般灾难，不越三条"，宋代陈无择根据这个而提出了"三因学说"，即外因、内因和不内外因。

外因，就是我们常说的外感六淫，即风、寒、暑、湿、燥、火六种外感病邪；内因就是情志所伤；不内外因就是饮食劳倦、跌扑外伤、虫兽所伤等。

其实，人体的病因只有两种，一种是直接原因，一种是根本原因。

直接原因，就是直接导致人体发病的原因；直接原因导致人体根本变化，因这种根本变化而导致疾病出现的原因就是根本原因。

换句话说，直接原因是诱因；根本原因是体内受到损伤变化。

一、疾病发生的直接原因

（一）气候因素

自然界的气候，古人把它归纳为六种，即风、寒、暑、湿、燥、火，又称为六气。这六种气候的正常变化，在人的适应能力下，一般不会发病，但当气候出现了异常变化，如冬天过于寒冷，夏天过于炎热，或冬天不冷反而很热，

夏天不热反而很凉等，当人体适应不了的时候，就会发病。在六气变成致病因素的时候，我们就叫作六淫。还有一种情况，就是气候的变化虽然正常，但有些人的适应力低下，同样也能引发疾病，如夏天的中暑、春天的伤风、冬天的受寒等，这也属于六淫致病。

六淫致病，季节性很强，一方面是由于自然界气候的异常变化影响人体，一方面是人体的适应能力低下而发生疾病，这就是中医对六淫致病的基本看法。如果这种疾病在人群中广泛流行，我们就叫作"疠气""瘟疫""时行"，比如流行性感冒就叫作"时行感冒"（上海人民出版社出版的《辨症施治》一书中，把瘟疫也列为六淫致病中，这里，也借鉴而列于此）。

六淫引起的疾病，虽然季节性比较强，如夏天多暑病，冬天多寒病，但是由于自然界气候变化的复杂性和人体个体的差异性，在同一个季节里，可以感受不同的外邪，发生不同的疾病。

我们怎么来认识病因？

当我们掌握了六淫致病的特点后就不难认识它们，现在，我来具体说说各自的特点。

取象比类，是中医的思维，我们随时都要想到应用，根据六气的特点来判断出六淫的特点。

1. 风邪

自然界的风来去比较快，流动性强，时有时无，能使树木摇动，尤其是树梢摇动最为显著，且起风之后会夹带其他的东西如沙土等一起动，所以，六淫中风邪的表现就是人在生病时所出现的类似于自然界"风"所致现象的一系列证候。

发病急，变化快，一会儿在这个地方，一会又在另一个地方，具有游走性，这就是"风善行而数变"；人体有像树摇动一样的证候，如抽搐、震颤、摇头、瘙痒、怕风等；

从阴阳属性上来说，风属阳，根据同气相求的原则，风邪容易侵袭人体属阳的部位，如头面部、皮肤和阳经等，这点《黄帝内经》中也明确提到了，如"伤于风者，上先受之""故犯贼风虚邪者，阳受之"等。

"风为百病之长"，容易结合其他病邪而使人生病，如我们常说的风湿、风热、风寒等。

这里我还要说一点，就是人体病邪中的风有外风和内风之别。外风就是我刚才说的六淫中的风邪，而内风则是由体内病因导致的，如血虚生风、热极生风等。

外风是外来之邪，属于中医上的表证，而内风属于中医上的里证，对于表里的鉴别，一个是问病人的发病原因，一个是看脉，以脉的浮沉分表里，也就是说浮脉的风证为外风所致，沉脉的风证为内风所致。在治疗上，外风需要宣散，内风需要平息。这就是它们的不同点。

①风寒：就是风邪和寒邪结合共同侵犯人体。出现的症状有怕冷重，发热轻，头痛，无汗或有汗，鼻塞流涕，咳嗽，吐白痰，舌苔薄白，脉浮紧；治疗的方法是疏风散寒，辛温解表；常用的药物有葱白、细辛、麻黄、苏叶、荆芥、防风、桂枝等。

②风热：就是风邪与热邪结合共同侵犯人体。出现的症状有发热重，微怕冷，头痛，头胀，目赤，咽喉肿痛，口渴，鼻流黄涕，咳吐黄痰，小便色黄，量少，舌苔薄黄，脉浮数；治疗的方法是疏风散热，辛凉解表；常用的药物有金银花、连翘、薄荷、菊花、芦根、桑叶、牛蒡子等。

③风湿：就是风邪和湿邪结合共同侵犯人体。出现的症状有头痛而重，全身困倦，关节酸痛，窜走不定，出汗，怕风，舌苔白腻，脉缓；治疗方法是疏风化湿；常用的药物有防风、防己、羌活、独活、秦艽、威灵仙、木瓜、苍术、薏仁、桑枝、五加皮、地龙等。

2. 寒邪

同样，我们用自然界中"寒"的寒冷、冰冻、凝结等现象来看人体中寒邪致病的病症特点。全身或局部有寒冷的情况，如怕冷、喜热、四肢不温、小便清长，痰的颜色发白等，就是受寒了。

不过，外寒致病，可分为两种，一种是伤于皮肤的"伤寒"，如受寒的感冒等；一种是直中于里的"中寒"，如手足厥冷等。

不管是伤寒还是中寒，它们都有这么几个特点。

①以阴阳属性来说，寒属阴，一是容易侵袭人体属阴的部位。

②寒性凝滞：凝滞就是凝结、阻滞不通的意思，如受寒会导致血的流动受阻，即"寒则血涩"等。

③寒性收引：收引，就是收缩牵引。热胀冷缩，自然之理，受寒之后，会导致筋肉收缩而挛急，如晚上腿肚子受寒，则会出现"抽筋"的感觉等。

寒，也有内外之分，如冻伤、着凉、喝冷水等导致的病症就是"外寒"所致；由于人体阳气衰退，"阳虚则寒"，其出现的病症就是"内寒"所致。在治疗上，外寒更多的是温散，内寒的更多的是温补。

这里要注意一点的是，外来的寒邪可在一定条件下进行转化，如由寒化热等。风寒感冒，怕冷的感觉消失以后，出现的咽干、口渴、痰黄稠等就是寒邪化热。

寒邪侵袭日久为什么会出现热证呢？

寒性收引，人体受到外寒的侵袭，皮肤肯定要收缩，而皮肤也有很好的排浊气的作用。现在皮肤收缩，浊气不能顺畅外排，大量的浊气郁结在皮下，由于气是以运动的形式而存在的，所以，郁结在皮下的大量浊气过强的运动，产生更多的摩擦，摩擦生热，这时，人体就会出现"热"的症状。这就是我们常说的"气有余便是火"。火、热同义，只是量的不同。

3. 暑

暑为夏季所主之气，具有很强的季节性。暑邪致病，主要发生在夏至以后，立秋以前，它具有这么几个特点。

从阴阳属性上来说，暑属阳。从人体部位上来说，头为诸阳之汇，暑邪更容易侵犯头部，所以，好多人中暑以后，就会出现头晕，甚至昏倒等；也容易侵犯皮肤，导致腠理大开，出现多汗等；从病性来说，可导致阳性病症出现，如壮热、面赤、脉洪大等。

暑邪伤人，更容易夹湿，就是说暑湿两种病邪常常会同时侵犯人体。原因就是这时的气候多雨潮湿，所以，常会出现胸闷、不思饮食、困倦无力、腹泻、舌苔腻等症状。

伤暑之后，就会出现头疼、烦躁、口渴、自汗、呕吐、腹泻、四肢疲倦无力、小便短赤、脉浮滑而数等，治法是清解暑热，常用药物有藿香、佩兰、扁豆、香薷、竹叶、荷叶、滑石、甘草等。当然，多喝绿豆汤也很不错。

中暑之后，就会表现突然昏倒、高热、呕吐、恶心、面色苍白，或昏迷不醒、四肢抽搐、牙关紧闭、脉细数；治疗方法为清心解暑、息风解痉；常用药物有麦冬、玄参、竹叶、钩藤、菖蒲等，严重者可针刺人中、百会、十宣、合谷等急救穴，清醒后再用药，如知母、石膏、山药、甘草等。

暑湿，就是暑邪与湿邪共同侵犯人体，常出现胸口胀闷、呕吐、肚子疼，或赤白痢疾、舌苔白滑、脉濡等症；治法为芳香化湿解暑；常用药物有藿香、佩兰、厚朴、苍术、半夏、薏仁、茯苓、猪苓、车前子等。

4. 湿

湿为长夏所主之气。长夏，就是夏秋之交的这一段时间。在这段时间里，气候潮湿，所以，人体稍不注意就会被湿邪侵犯，如经常坐卧湿地、住处潮湿、水中工作、汗出沾衣等。湿邪致病，有这么几个特点。

①从阴阳属性上来说，湿属阴，所以，很容易侵犯人体属阴的部位，如脚腿等。这点，《黄帝内经》中就谈到"伤于湿者，下先受之"。

②湿性重浊：重，就是沉重的意思，所以，只要见到病人有沉重之感，我们的直接诊断就是有湿邪存在，如身体沉重、四肢困倦、头重如裹、腿脚发沉拖不动等。

③湿性黏滞：黏，就是黏腻；滞，就是停滞。湿邪的黏滞主要表现在两方面：一是湿邪导致的症状黏滞，如排出物滞涩不畅；二是湿邪致病之后，病久不愈，反复发作。

全身或局部水湿瘀积，如水肿、湿疹、疮疡流水等都属于湿邪致病。由于"脾恶湿"，故而，湿邪容易侵犯脾胃，出现食欲不振、腹胀、大便稀、舌苔厚腻等症状。

湿邪也有外、内之别，外湿指的是外感湿邪而引起的病症，内湿是由脾虚运化失常所致。但不论内湿还是外湿，治疗上一般都用芳香化湿、清热燥湿和利湿之法，稍微不同的是，对于内湿为主的病症，一定要注重健脾。

单纯性的湿邪致病，临床上很少见，更多的时候是和其他的病邪夹杂，如与热邪、寒邪、风邪、暑邪等，治疗时就要兼顾治疗，如清化湿热、温化寒湿、祛风燥湿、清暑利湿等。

寒湿，多因风、寒、湿三邪结合共同侵犯人体，常表现为全身疼痛，四肢关节沉重，变天阴冷时加重，腰脊酸痛，沉重无力，大便稀或四肢浮肿，舌苔白腻，脉濡迟等；治法是温阳化湿；常用药物有桂枝、麻黄、秦艽、苍术、附子、独活、防己等。

湿热，是湿邪和热邪结合共同侵犯人体，常见的症状有低热、心烦、口渴、四肢关节红肿热痛，胸闷、黄疸、小便黄赤、舌苔黄腻、脉濡数；治法是清热利湿；常用药物有苍术、生石膏、知母、栀子、茵陈、茯苓、白茅根、滑石、薏仁等。

内湿常见的症状有胸闷痞满、腹泻便溏、肢软无力、身体沉重、舌苔白腻、脉濡缓；治法为健脾利湿；常用药物有党参、黄芪、山药、白术、茯苓、猪苓、苍术、桂枝等。

5. 燥

燥为秋季所主之气。秋凉干燥而得。燥邪致病有这么两个特点。

①燥邪干涩，易伤津液：燥邪伤人之后，病症表现为干燥，津液不足，如咽干口渴，皮肤干涩等，所以，《黄帝内经》中就谈到"燥胜则干"。

②燥易伤肺：肺喜润而恶燥，燥邪伤人，干涩伤津，所以，肺自然就会受到伤害。

治宜养阴润燥，常用的药物有沙参、石斛、麦冬、天冬、玉竹、生地、天花粉、知母等。

6. 火

火热同义，只有量的区别，热之过为火，火不及为热。

（1）火邪致病特点

①从阴阳的归属来说，火热属阳，所以，容易侵犯人体属阳的部位，如头部等。我们常见的目赤面红等就是火热之邪所伤而致。

②火易耗气伤津：热胀冷缩，火热之邪侵犯人体，"热胀"之后，腠理打开，汗液自然外泄的同时，更能泄气，所以，火邪容易伤津耗气。

③火易生风动血：空气流动形成风。由于气藏在津液和血液里，火热之邪侵犯人体，灼伤血和津液，血和津液之量减少，此时有部分气就无处藏身，气是以运动形式存在的，这部分外出于血和津液之气阻力减少，使得气的运动增强，这就是"风"；热胀冷缩，当热对人体产生的"胀"超出了脉的固摄力时，"迫血外出"，从而出现各种出血证。

（2）火邪的分类

①实火，是直接感受火热病邪，灼津伤血，主要表现为发高烧、不出汗、烦躁、口渴、大便干燥、小便黄红、口唇干燥、神昏谵语、抽搐、角弓反张、舌苔红绛起刺等；治法为清热泻火，常用药物有生石膏、黄芩、生地、栀子等。

②虚火，是体内阴血不足所致，表现症状有口干舌红、潮热、盗汗、午后颧红、耳鸣健忘、手足心热、舌红绛少苔、舌光起刺无苔、脉细数等；治法是滋阴泻火，常用药物有青蒿、鳖甲、龟甲、玄参、黄柏、知母、丹皮、地骨皮、生地等。

③郁火，是因体内实邪堵塞，气运不畅所致，治疗时必须去实邪在辨证基础上，少佐以连翘、柴胡、薄荷等药。

准确地说，外因里面还有一种病因，这就是疠气，即一类具有强烈传染性的病邪。它具有发病急、病情较重、症状相似、传染性强、易于流行等特点。临床上一定要多注意。

我们常常听一些病人说："大夫，我的寒气就这么重，这么长时间还没有去掉？""大夫，我的火就这么大，用了这多药还没有泄掉？"之类的话，这是怎么回事？

中医上讲的这六淫，是致病因素，哪一淫致病，就说这一淫的病症，如受寒，就说寒气重导致的病症。而寒气重，其实真正的意思为寒对病人造成的伤害，所以，中医上的祛寒气，实际上是用药物来修复"寒"对病人造成的伤害，只要这种伤害没有修复好，大夫就会说病人的"寒气"还没有去掉。比如类风湿性关节炎的"寒"等，只有修复好了"寒"对人体造成的伤害，"寒气"才会消除，病才能好。

（二）生活因素

饮食、劳作、休息是生活三要素，一旦这三者失常，则是疾病发作的直接原因，如饥饱失常、饮食不洁和偏嗜等都可导致人体不适；劳作当中的外伤、虫兽伤更是发病的直接原因；该休息而不得休息时的过度劳力、过度劳神，不该休息而休息的过度安逸等都可导致疾病的出现。

（三）精神因素

精神因素一般是指七情内伤。七情，指的是喜、怒、忧、思、悲、恐、惊七种情志变化，正常情况下，一般不会使人发病，如果突然、强烈、长久的情志刺激，则可致病。由于七情为五脏主管，故而，七情致病，首先会伤及五脏。如怒伤肝、喜伤心、思伤脾、忧悲伤肺、惊恐伤肾等。

其次，七情致病，可导致气机逆乱。如《黄帝内经》中谈到的"怒则气上""喜则气缓""悲则气消""恐则气下""惊则气乱""思则气结"等。

正是由于异常情志对人体的伤害，故而，我们平素就要调情志。对生病的人来说，调情志更为重要。

二、疾病发生的根本原因

外因是通过内因而起作用的，故而，不管什么直接原因导致的病症，其根本原因都是体内脏腑功能的失常，也不管我们用什么辨证方法，比如八纲辨证、三焦辨证、六经辨证、卫气营血辨证、气血津液辨证还是经络辨证等，最终的落脚点还是脏腑辨证。

▶ 病位

病位，就是疾病发生的位置。中医上的病位，包括结构定位和功能定位两种情况。

一、结构定位

人体结构有上下、表里、骨脉筋肉皮等的不同，故而，疾病的发生部位也就可以根据这些来定位。

由于上、表属阳，故而，上部和表部的疾病更多的是阳邪致病，如外感的风、暑、火、燥等病邪和体内的热证，它们更容易侵袭人体上部、表部这些属阳的部位。

同样，下部、里面属阴，所以，下部、里面的疾病更多的是阴邪致病，如外感的寒、湿等属阴病邪和体内的寒证，它们更容易侵袭人体下部、里面这些属阴的部位。

由于阴阳具有无限可分性，阴中有阳，阳中有阴，所以，根据上面的结构诊病一定不能绝对化。

五脏主五体，骨脉筋肉皮的病变直接找五脏就可以了。

二、功能定位

根据不同的辨证方式而作不同的定位，如经络定位、卫气营血定位、三焦定位、气血津液定位、脏腑定位等。

▶ 病性

病性，就是疾病的性质，有寒热两种。

病性，就是疾病的性质，有寒热两种，也就是我们常说的寒热属性。

病性，我们可以从阴阳、脏腑、气血津液三个层面上来做诊断。

1. 阴阳层面上

寒属阴，热属阳，故而，属阴的病证就等同于寒，属阳的病证就等同于热。也就是说，属阴的病证就是寒证，属阳的病证就是热证。

凡是相对静止的、凝聚的、向下的、向内的，都为病性属寒者；凡是相对运动的、分散的、向上的、向外的，都为病性属热者。换句话说，就是该运动而静止的或者该运动而运动力度不够的、该散开但散开力度不够而凝聚或该凝聚该凝聚太过的、该向上而向下或者该向上但向上力度不够的、该向外而向内或该向内但向内力度不够的，其病性属阴；该静止而运动的或该运动但运动力度不够的、该分散而凝聚的或该分散而分散力度不够的、该向下而向上的或该向下而向下力度不够的、该向内而向外的或该向内但向内力度不够的，其病性属热。

虽然这里面有虚寒和实寒、虚热和实热，但是，其病性都属寒或热。比如肿瘤，直接诊断就是凝聚太过，为阴盛（阴的本义简化说就是团聚）其病性就是寒，且为实寒。临床治疗，则需以阳制阴，即用发散（阳的本义简化说就是发散）法来消除。比如尿道有问题之后出现尿憋得慌，这就是由于该散但散的力度不够所致的，为阳（阳的本义简化说就是发散）虚出现的寒，此时的治疗，则是以阳补阳，需要用发散法来助阳发挥功能。当然，阳虚出现的寒，是虚寒，从寒热的层面上来说，依然是以热制寒，由于热属阳，也就是说以阳来治疗这个"虚寒"。

所以，对于寒热来说，依然遵循着"寒者热之，热者寒之"的原则；对虚实来说，依然遵循着"虚者补之，实者泻之"的原则。

2. 脏腑层面上

陈潮祖老先生在《中医治法与方剂》里谈道：脏腑功能衰退时所出现的一类证象叫作寒证；脏腑功能亢进时所出现的一类证象叫做热证。

气是脏腑功能发挥的物质。气太过，脏腑功能亢进，气有余便是火，火热同义，只是量的差别，所以把脏腑功能亢进时所出现的一类证象叫作热证，反之则为寒证。由此可知，并不是人体出现怕冷、恶寒或畏寒之证就是寒证；并不是人体出现怕热、发热、高热之证就是热证。更多的时候，在临床上诊断出的寒证并没有怕冷，热证也并没有发热。比如：湿滞经脉，身体困重，就可以直接诊断为寒证，这是因为脾功能下降所导致的病症；由于肝的疏泄太过而导致头晕、目眩等病症就是热证；胃体不能受盛食物而出现纳少、恶心、食后欲吐等证就是寒证；由于胃的功能亢进，导致受盛过量而出现的多食、多饮、易饥等病症就是热证。

只要我们明白了脏腑功能，对于寒热病性的辨证应该不难，按照寒热之证的定义往里套就行。

3. 气血津液层面上

由于气有温煦作用，故而，气虚则寒。这里的气，指的是清气。

清气被利用后产生浊气，气有余便是火，火热同义，只是程度不同。所以，有余之气增多，便是热。

人体内气的总量是相对恒定的，清气不足，浊气就增多，这是必然。清气不足为寒，浊气增多为热，故而，有寒必有热，反过来说，在没有外邪侵袭的情况下，人体内有热必有寒。不过，当以气虚表现为主的时候，我们就说是寒证，当以气有余为主的时候，我们就说是热证。

（1）从冷、白、稀、润、静来诊断寒证

①冷：指恶寒、畏寒、喜温喜暖、四肢逆冷、腰、背、腹、腿等冷痛等。

②白：指面色㿠白，舌质淡、苔白、痰白、小便清长色白。

③稀：指分泌物、排泄物清稀。如痰、涎、涕、唾、脓液、带下、大便清稀。

④润：指舌苔润滑，口不渴，咽喉、鼻不燥。

⑤静：指屈身倦卧、喜静少动，懒言少语、表情淡漠、脉迟等。

（2）从热、黄（赤）、稠、燥、动来诊断热证

①热：指发热，包括潮热、壮热、低热、烦热、五心热等各种热型。

②黄（赤）：指面色或机体其他病变部位的颜色以及分泌物、排泄物等的颜色发黄或赤。

③稠：指分泌物、排泄物的质地黏稠等。

③燥：指口干咽燥欲饮水，鼻腔干燥，舌干苔燥无津，大便秘结不通等。

⑤动：指烦躁不宁，善言好动，表情丰富，脉数等。

但需要注意，更多时候，不能只见到一个症状就诊断为寒或热，比如上面所说的发热，不能看到病人有手脚心发热我们就诊断为热证，一定要结合其他的症状，四诊合参来诊断。

▶ 病态

病态，就是疾病的状态，有虚实两种。

一、虚性病态

虚性病态，就是我们常说的虚证。虚就是正虚，即正不足。临床上有四种。

1. 气虚证

由于脏腑功能下降而出现的一类病症叫作气虚证；气虚之极，则会出现气陷证。

2. 血虚证

由于营养物质供应不足而出现的一类病症叫作血虚证。

3. 阴虚证

就是血和（或）津液不足兼有热象的病症。

4. 阳虚证

就是气虚兼有寒象的病症。

二、实性病态

实就是邪实。实性病态，就是中医上的实证，其有四种。

1. 气滞证

由于气机郁结不畅而出现的一类病症叫气滞证，气滞之甚可出现气逆。

2. 血瘀证

因血流不畅而郁阻停滞所出现的一类病症叫血瘀证。

3. 痰湿水饮证

是指由于津液凝滞、布散不力而出现的一类病证。

4. 积滞证

是指由于积食、肠滞、虫积、结石等的阻滞而出现的一类病证。

气是人体中唯一具有自主运动性的物质，所以，气滞之后，必然会出现血瘀和痰湿水饮，也会出现积滞；而血瘀、痰湿水饮和积滞日久，也必然会导致气机不畅，出现气滞。不过，在临床上看以谁为主，就叫作这个"谁"之证。

有虚证，就很有可能会出现实证。如气虚之后，机体推送血液及布散津液之力下降，则会出现血瘀痰凝等。有实证，必然有虚证，如痰湿水饮停滞之后，因"道路"不通可出现局部津液不足；血瘀之后可出现血虚，积食之后，人体的营养物质吸收受阻亦可出现血虚、阴虚等等。

▶ 表象

所谓表象，就是疾病表现出来的现象，包括症状和体征。比如躁扰不宁、心胸剧痛、心胸憋闷疼痛、心悸、怔忡、脘腹痞胀、手足瘛疭、爪甲不荣、下利无度、里急后重、小便短少不利、面部红疹、皮肤色斑、手腕部的痰核等等。

▶ 病势

病势，有两种解释，一种是指疾病发展和演化的趋势或趋向。

疾病发展的缓急之势。一般外感病、阳证病势较急；内伤病，阴证病势较缓。外感病中的温热病，特别是疫病发展快，而寒湿病则较慢。

疾病的演变之势，包括疾病的病程和分期。如《伤寒论》将外感病分为六个病期，用六经来表示病期和发展趋势，并用循经传、越经传，两感等概括其传变规律。温病学派用卫气营血和三焦来表示温热、湿温病的演变规律。内伤病按五行生克乘侮关系相互影响传变，如肝病传脾、肾水侮脾土等。

病证动态之势。如脾气下陷、胃气不降、阳气欲脱、疹毒内攻、风寒入里等病机所表现出的向下、向上，向外，向内等动态之势。

另一种解释是指病情、病状。常用于较重的病。如《东周列国志》第二回中说："自知不起，不肯服药。三日之后，病势愈甚。其时周公久已告老，仲山甫已卒。乃召老臣尹吉甫、召虎托孤。"还有《红楼梦》第九十回也说："原来那黛玉虽则病势沉重，心里却还明白。"

判断患者病情的严重程度，对中医大夫来说很是关键，这里我简单地说一下。

①少神者病轻，失神者病重，假神者更是危证。

②面色荣润光泽者，为无病或者病轻，面色晦暗或枯槁者，为病重。

③《素问·脉要精微论》中说："夫五脏者，身之强也。头者，精明之腑，头倾视深，精神将夺矣；背者，胸中之府，背曲肩随，府将坏矣；腰者，肾之府，转摇不能，肾将惫矣；膝者，筋之府，屈伸不能，行则偻俯，筋将惫矣；骨者，髓之府，不能久立，行则振掉，骨将惫矣。"意思是说头为精明之府，患者如果头部低垂，无力抬起，两目深陷，呆滞无光，则是精气神明即将衰败的表现；背为胸中之府，患者如果后背弯曲，两肩下垂，是胸中宗气即将衰败惫的表现；腰为肾之府，患者如果腰软疼痛不能转动，是肾将衰惫的表现；膝为筋之府，患者如果两膝屈伸不利，行则俯身扶物，是肝虚筋将衰惫的表现；骨为髓之府，患者如果不能久立，行则振摇不稳，是髓不养骨，骨将衰惫的表现。

④从舌上来看，凡出现以下舌象，均表示病情危重。

猪腰舌：舌面无苔，如去膜的猪腰。

镜面舌：舌面光亮如镜。

砂皮舌：舌粗糙有刺，如沙皮鱼，或干燥枯裂。

干荔舌：舌敛束而无津，形如干荔肉。

火柿舌：舌如火柿色，或色紫而干晦如猪肝色。

赭黑舌：舌质色赭带黑。

瘦薄无苔舌：舌体瘦小薄嫩，光而无苔。

囊缩卷舌：舌体卷缩，兼阴囊缩入。

舌强语謇：舌体强直，转动不灵，且语言謇涩。

蓝舌而苔黑或白：舌质由淡紫转蓝，舌苔由淡灰转黑，或苔白如霉点、糜点。

⑤从脉上来看，凡出现《医学入门·死脉总决》里面总结"雀啄连来三五啄，屋漏半日一滴落，弹石硬来寻即散，搭指散乱真解索，鱼翔似有又似无，虾游静中跳一跃，更有釜沸涌如羹，旦占夕死不须药。"这七种脉，均属病情危重。

釜沸脉：脉在皮肤，浮数之极，至数不清，如釜中沸水，浮泛无根。

鱼翔脉：脉在皮肤，头定而尾摇，似有似无，如鱼则水中游走。

虾游脉：脉在皮肤，来则隐隐其形，时而跃然而去，如虾游冉冉，忽而一跃的状态。

屋漏脉：脉在筋肉之间，如屋漏残滴，良久一滴，溅起无力，状如水滴溅地貌。

雀啄脉：脉在筋肉之间，连连数急，三五不调，止而复作，如雀啄食之状。

解索脉：脉在筋肉之间，乍疏乍密，散乱无序，如解乱绳状。

弹石脉：脉在筋骨之间，如指弹石，辟辟凑指。

最后，我要说的是，不管是从症状还是舌脉来看的危重病情，不一定就是无药可救、无法可救，比如采用西医的一些急救药，一些手术方法等。故而，我们在临床上见到危重之人，决不可断然下结论说不可救。切记，切记！

▶ 病时

病时，就是发病时间。病情严重出现在的夏天、冬天、白天、晚上，就是病时。

了解病时，对我们的治疗很有帮助，比如冬天、晚上发作的病证，我们的其中一个治法就是改变体内环境，使其变得像夏天、白天时的情况，这时，病情自然就消失了。然后，补充气血，提高机体适应力，使得体内环境变到冬天、晚上时的情况时也不会发病，这也是治愈疾病的方法。

▶ 病程

病程，就是疾病发作时间长短。

了解病程，对我们的治疗也有帮助，比如在治疗时要考虑"久病入络""久病必有瘀""久病多虚""久病及肾"等。

附 断什么的知识点记忆

断什么：断病。

要搞清楚病，就必须知道病因、病位、病性、病态、表象、病势、病时和病程。

病因：人体的病因只有两种，一种是直接原因，一种是根本原因。

病位：包括结构定位和功能定位两种情况。

病性：有寒、热两种。

病态：有虚、实两种。

表象：就是症状和体征。

病势：一种是指疾病发展和演化的趋势或趋向；另一种是指病情，病状。

病时：就是发病时间。

病程：就是疾病发作时间长短。

如 何 断

中医虽然有经验的成分在，但中医更是讲理和
推理的医学，如果用直接诊断法和寻根诊断法
来判断疾病，则无经验亦可。

临床上，要快速准确地诊断疾病，就需采用直接诊断和寻根诊断相结合的
办法。

直接诊断，就是根据表象直接作出判断。比如见到肢体沉重，我们的直接
诊断就是实邪所致，见到胀病，我们的直接诊断就是气滞所为等。

寻根诊断，就是在直接诊断的基础上进一步找到病证根本原因的诊断，它
是"辨证求因"原则的临床具体运用。

▶ 直接诊断法的运用

望神，就是望人的功能，而人的功能，不管是运动功能还是神志活动功
能，都是由精化合气和营养物质产生的，故而，当它们出现异常的时候，不管
是亢进还是低弱，不管是脖子不能动还是腰的转动有问题，不管是神疲、失眠
多梦、还是嗜睡、但欲寐、神志朦胧、神情默默、神昏谵语、猝然昏倒、昏
迷、昏厥、不省人事、半身不遂、步履不正、四肢不用、神疲体倦、躁扰不
宁、狂躁妄动、打人毁物、不避亲疏、胡言乱语、哭笑无常、神情痴呆、神志
模糊、神识不清、癫、狂、痴、痫、神智错乱、言语謇涩等，我们的直接诊断
就是要看精的外出和闭藏是否正常，要看气和营养物质是否充足。

下面，我们就把常见的表象做个简单的直接诊断分析。

1. 常见症状

形体虚弱　气血不足。

息粗　是指呼吸粗大，为体内少气的表现。体内少气，到了一定程度之
后，就会出现喘，故而，有的病案书上也会写"息粗而喘"

气急　就是指呼吸急迫，有的病案里会写上"息促"。这也是体内少气的
表现。

气息微弱　气虚到较严重程度的表现，如果病情更为严重之后，则会出现"呼吸微弱而不规则"。

气短　就是说呼吸短促，这也是体内少气的表现，严重者则可出现"不得卧"的情况。

气息灼热　就是说呼吸出来的气体有热感。由于气有余便是火，故而，发热，则说明有多余之"气"存在；清气都在让脏腑和人体发挥着功能，那么，这个多余之"气"必定是浊气。气以运动的形式存在，浊气增多，没有及时外排，郁结在胸中，运动速度没有改变，但气的含量增多，故而，就会产生更多的热，此热随呼吸外出，则出现"气息灼热"。

语声低怯　气虚的表现。有的病案中会记述为"声音低怯"。

声音嘶哑　正常的发声，不但需要气的充足，还需要咽喉和舌的结构正常，一旦不能正常发声，我们就要从这三个方面来考虑。

咳喘无力　气虚的表现。特别是肺气不足，肺功能下降，外排浊气不力，就会出现"咳喘无力"。

胆怯易惊　气有防御作用，气虚之后，防御作用下降，就如生活当中人们常说的"人穷志短"一样，可出现"胆怯易惊"。

性欲冷淡　肾主生殖，脾主思。性欲冷淡则说明肾脾两虚。

肌肉𥆧动　动，为风所致，肌肉𥆧动，则说明肌肉里有"风"，自然界中，空气流动形成风，人体之中，气的运动增强也会形成风，由于清气都在让脏腑和人体发挥着功能，故而，导致这个"肌肉𥆧动"的"风"就是浊气的运动增速。由于血为气之母，气只有藏在血（包括津液）中，才不会乱窜增速（气为血帅，气有推动血运行的作用，一旦出血，则无物可推，运动自然就会增速），故而，血（津液）不足是根本原因。另外，感受外风也可以导致。临床上，见到这种情况，一个治标的办法就是在局部"放气"，可用针刺，用白酒、生姜来搓局部也可以，不过，一定要注意，白酒等不能掉入眼内。

头重脚轻　清升浊降，自然之理。头重脚轻，说明头部浊物堆积不降。看看生活当中的"不倒翁"，上面轻，下面重，则"站"得很稳。如果人体头部出现了浊物郁积，则头重。

发热　是指患者体温升高或者体温正常但自觉全身或者局部有发热的感觉。气有余便是火，发热，总是"气有余"所致。在《其实中医很简单》中我已经谈过：气是以运动形式而存在的，运动产生摩擦，摩擦生热，由于正常情况下人体内之气的流速相对稳定，故而，产生的热就相对恒定，这就是中基课本上说的"气的温煦作用"之一。异常情况下，气的流速增强或者气的含量增多，就会出现摩擦产热过多。轻者，患者自己感觉到局部或者全身发热；严重者，可导致体温升高。

一般来说，热有三种，一种是微热，一种是潮热，一种是壮热。

微热，是指发热不高，体温一般在38℃以下，或仅仅是自觉发热。清气不足，浊气有余（人体内气的含量相对恒定，清气不足，浊气自然就会增加而出现"有余"）可导致；浊气外排不畅郁结也可以导致；血和津液不足，气无以藏而乱窜增速也可导致。

潮热，就是指按时发热或按时热势加重，好像有定时的潮汐一样。阳明潮热，是指日晡（下午3~5点）发热明显且热势较高，有时候也叫作日晡潮热。阴虚潮热，为午后和夜间有低热，兼见颧红、盗汗、五心烦热，严重的患者则会感觉有热好像是从骨头向外透发，也就是病案里常出现的"骨蒸潮热"。湿温潮热，为午后热甚，兼见身热不扬、头身困重等症状。临床上也会见到一些瘀血导致的病症，也是午后和夜间发热，这点，要和阴虚潮热相鉴别。

壮热，指高热（体温在39℃以上）持续不退，不恶寒只恶热的症状，常兼有满面通红，口渴，大汗出，脉洪大等症。

身热夜甚　是指发热以夜间为甚者。晚上，气血流动的速度相对白天而言要慢一点，因气的流速缓慢，摩擦产热不足，体内显寒，故而，生活当中，人们在晚上睡觉时总要盖点东西。现在，晚上发热，只能说明体内气的流速增加或者局部气的含量增多，而这些只能见于津液和（或）血的含量不足，或者是有物堵塞，气的运行不畅所致。

五心烦热　五心，是指胸中、两个手心、两个脚心。气有余便是火，有火就会出现烦；火和热，不过程度不一样，轻者为热，重者为火。

身热不扬　就是把手刚放到肌肤上，不觉得热或者很热，但放上一会儿之后，即感觉到手很热。我们都知道皮肤有很好的散热作用，现在出现了"身热不扬"，只能说明是皮肤受损，体温调节作用下降所致。

汗出热不解　人体内只有气具有自主运动性，其余所有的物质都是随着气的运动而运行的，排汗，就是因浊气的外出而外带津液所致。现在有"汗出"，就说明浊气能外排，但"热"不解，则说明体内的浊气郁结过多或者是体内的浊气向体表疏泄不畅所致。

寒热往来　是指患者自觉寒和热交替发作。气有温煦作用，气虚，温煦作用不足，则出现寒；清气不足，浊气增加，气有余便是火，火热同义；因于同病邪抗争，消耗人体内的清气，清气不足，温煦作用下降，出现"寒"；清气不足，浊气增加，就产生了热；浊气必排，通过人体皮肤外排浊气之后，热则减缓或消失；体内的清气还在同病邪抗争，消耗清气，此时又出现了"寒"。这就是寒热往来。

怕冷　气虚，气的温煦作用下降所致。

形寒肢冷　也是气虚温煦作用下降所致。

喜暖　有的写作"喜温"，也是气的温煦作用不足所致。

汗出　人体内只有气具有自主运动性，其余所有的物质都是随着气的运动而运行的，汗液也不例外。随着浊气的外出，汗液外排。由于气有固摄作用，故而，见到异常的"汗出"，只能说明是气虚不固所致。

自汗　是指醒的时候经常出汗，活动后出汗更厉害的一种症状。白天，人体不但要运动而劳作，而且还要进行神志活动而记忆思考，这样，就会消耗体内的气血。清气被消耗，浊气更多的产生，浊气外排，带动津液外出，形成"自汗"；耗血之后，本应藏在血中的气无以藏而乱窜形成"邪"气（就如脉管内的血才能被人体利用，脉管外的体内的血则是"邪"血，也就是我们常说的瘀血一样），邪气外排，带动津液外出，也形成"自汗"，故而，见到自汗症状，要从气血两方面来考虑，不能单一考虑只清气不足、气虚。

盗汗　是指睡着之后出汗，醒来的时候，汗就停止了。晚上，人体的功能减弱，气血的消耗也少，故而，产生的浊气和邪气也少，按理来说，不会出汗的。现在，有了"汗出"，只能说明浊气和（或）邪气增多所致。浊气增多，说明清气不足，气虚；邪气增多，说明血和（或）津液不足。血和（或）津液不足，且出现了热象，就是阴虚，由于这种情况在临床上经常能遇到，故而，人们常说阴虚盗汗。不过，气虚或阳虚（气血加寒象就是阳虚）也会出现盗汗。

易于感冒　因气有防御作用，故而这是气虚的表现。

浮肿按之凹陷不起　一个皮球，当气不足的时候，按压之后，皮球不能很好地回弹鼓胀；当气足的时候，按压之后，皮球局部则能很快地鼓胀反弹。取象比类，"浮肿按之凹陷不起"，也是气虚所致。

恶风　就是怕风的意思。即人体抵抗外邪的能力下降，因气有防御作用，故而，这是气虚的标志。

恶寒　有一份恶寒，就有一份表证。由于其常常是和发热同时出现，为外感风寒的一种表象，故而，好多人对此都不好理解，这里，我多说一点：恶寒，就是怕冷的意思，由于外感风寒，而风邪属阳，容易侵袭人体属阳的部位；内为阴，外为阳，人体的皮肤就是人体的外，所以，风邪致病，最容易侵犯皮肤；由于皮肤的一个很重要功能是调节体温，当体温过高时，通过散热而使体温正常，现在，皮肤受损，传递热量能力减退，皮肤不能正常地向外排浊气，气有余便是火所以，病人的体温居高不下；由于外界的自然温度低于人体的温度，皮肤受损，防寒能力低下，所以，就出现了冷的感觉。这样，恶寒和发热就同时存在了。

也许有人会问，恶寒和畏寒都是怕冷，但它们是两个不同的概念，产生的机制和表现也不同：恶寒是加衣被、取暖不缓解；而畏寒是加衣被、近火可缓解。你刚才说的是由于温差的原因而导致的恶寒，但为什么恶寒是加衣被取暖却不缓解？

外面的衣被加得再多，但皮肤已经受损，体温调节功能减退，不能很好地传递热量，所以，恶寒是得温不缓解；而畏寒则不同，由于皮肤功能正常，体温调节功能正常，加衣被之后，皮肤进行热量传递，故而，得温缓解。

见到有恶寒症状，就说明人体的皮肤已经受到损伤。

畏寒　就是怕冷，多穿衣服或者盖上厚被子之后，冷就可以缓解消失。由于气有温煦作用，故而，这是气虚温煦作用下降的表现。

身重　有的病案里会写成"沉重"。重，是沉重的意思，为实邪所致。由于人体内的实邪只有四种：气滞、血瘀、痰湿水饮和积滞，我们用排除法之后，可以知道此实邪要么是血瘀，如西医上谈的"静脉曲张"，要么是痰湿水饮，如腿脚肿胀等。

肢体困重　有时也写成"头身困重"。困，是困乏无力的意思，为气虚的表现；重，是沉重，为血瘀或者痰湿水饮所致。

疼痛　其机制有三：不通则痛、不荣则痛和不松则痛。不通则痛，是实邪堵塞，气血的运行道路不通，导致的一种疼痛；不荣则痛，荣，同营，是营养物质不足所致的一种疼痛；不松则痛，就是筋肉收缩而不能松弛所致的一种疼痛。临床上遇见的所有疼痛，都要从这三个方面来考虑。

胀痛　是指疼痛兼有胀感且胀甚于痛。气滞所为。其一般常随情绪变化而增减，常随嗳气、肠鸣、太息、矢气而减轻，时轻时重。

刺痛　是指疼痛如针刺或刀割，是血瘀所致。

窜痛　是指疼痛部位走窜不定，或攻冲作痛的症状。多为气滞所致。

固定痛　是指疼痛部位固定不移的症状。多因血瘀、痰湿、结石等所为。

游走痛　是指疼痛部位游走不定的症状。多为风所致。

冷痛　是指疼痛有冷感而喜暖的症状，常因变天（阴雨天）而加重。说明病性为寒。

灼痛　是指疼痛有灼热感而喜凉的症状。说明局部有气滞化火的情况出现。

绞痛　是指痛势剧烈，如刀绞割的症状。为实邪所致。

隐痛　是指疼痛不剧烈，还能忍受得了，但绵绵不休的症状。常为虚所致。

重痛　是指疼痛兼有沉重感的症状。多因湿邪所致。

酸痛　是指疼痛兼有酸软感的症状。为气血不足所致。

掣痛　也叫引痛或者彻痛，是指抽掣牵引作痛，由一处连及他处的症状。为气血不通，筋脉失养所致。

空痛　是指疼痛兼有空虚感的症状。为气血不足所致。

身体消瘦　有的病案里会写成"形体消瘦"，这是因气血不足所致。当出现"明显消瘦"时，则说明气血不足较为严重；当"日渐消瘦"，则说明气血渐亏。

饥不欲食　有的病案中会记述为"不欲进食"。脾主思，不欲，为不思，所以，有的病案里还会写成"不思饮食"，这都是脾虚的表现。

多食易饥　也叫"消谷善饥"，为胃内有热所致。

食少　和"纳呆"同义。有两种原因：一种是不思，一种是不能。这里也有两种原因：由于肾主纳食，这点在前面已经谈过了，故而，当肾虚的时候，就会因不能食而出现"食少"的情况；道路（口到胃）有物堵塞或者出现异常，也会出现"食少"，比如满嘴都是溃疡、患有食道肿瘤等情况。

嗳腐吞酸　嗳出腐气、嗳出食臭为嗳腐；酸水自胃上激于咽喉，未及吐出又吞咽了回去，为吞酸。嗳腐吞酸，为脾虚食积，肝木克土所致。

厌食　和"食欲不振""食欲减退""默默不欲饮食"一样，都属于脾虚脾功能下降所致。当患者有西医上的胆囊疾病时，还可能会"厌食油腻"或"厌油腻饮食"。

食量减少　有三种情况所致，一种是不想食，一种是不能食，一种是刚吃饱了饭。

浮肿　水饮所致。直接原因就是脾虚，因为脾主运化而布散津液。

身痒　痒为风所致，自然界中，空气流动形成风，人体之内，气的运动速度加快，也会形成风。血虚之后，气无以藏（血有藏气之功）而外出，形成"邪"气，此邪气没有血可推动（血的运行靠气的推动），其运动速度自然加快，从而形成风；火热之邪侵犯人体，使得气的运动速度加快，也会形成风；清气短时间内被利用过多，产生的浊气排泄不畅，郁结之后也会产生风。

麻木　有时会写成"肌肤不仁"或者"肢麻"，此为血虚不营所致。

心烦 热或者血虚所致。

饮一溲一 有时也写作"多饮多尿"，此为脾虚之后，运化作用减弱，使得饮食物中的水液不能及时运到脉中而转化为血所致。

小儿偏嗜生米泥土 有可能是肚子里面有虫。

妇女妊娠期间偏嗜酸辣食物 此为正常生理现象。

精神好转 疾病向愈。

肌肉僵直 寒则收引，受寒之后，则会出现"僵直"。当然，血和津液不足，也会导致肌肉僵直，不过，此种情况临床少见。

肌肉痉挛 寒可导致，血和津液不足也可导致。

肌肉抽搐 风所致。内风可导致，外风也可以引起。

肢体倦怠 气血不足所致。

体表肿块出现青紫色 血瘀所致。

皮肤瘙痒 风所致。临床上用白酒擦涂、生姜擦抹或者点刺放血之后，气散风息，瘙痒的感觉自然也就缓解甚或消失了。

角弓反张 是指患者颈项强直，脊背后弯，反折如弓。为血虚生风、热极生风或者破伤风以及马钱子中毒等所致。

皮肤干枯 有的写为"皮肤干燥甚至皲裂""皮肤脱屑""皮肤皱瘪""皮肤枯瘪""皮肤缺乏弹性"等，都是津液不足的表现。

肌肤甲错 是形容皮肤粗糙、干燥、角化，外观皮肤呈褐色，如鳞甲状。这是内有瘀血的一种外在表现。

肌肤水肿 直接原因为脾虚津液布散失常所致。

郁怒则痛甚 说明此疼痛是因气滞血虚所致。

矢气后得减 说明发作的症状为气滞所致。

痛势剧烈 多为实证。

痛势较轻 多为虚证，或者是较轻的实证。

痛而拒按 实证。

痛而喜按 虚证。

时痛时止 多为气滞所致。

得温则减 更多的是寒性病症。

得热则舒 更多的是热性病症。

痛处固定不移 实证。

遇寒痛剧（得温痛减） 说明此疼痛多为寒性病症。

动则尤甚 有的病案书上记述为"动则诸症加剧"，此为气血不足所致。

喜温喜按　虚寒所致。

动则缓解　说明此证为较轻的实证。因为活动后，气血的流速增加，能把较轻的"堵塞"给冲开，病情得到缓解。

头发干枯　犹如地里的草，当水分和营养物质不足的时候，就会干枯，用手轻轻一拔，就会拽出来一样，和我们常见的"脱发"机制差不多，都是因为血虚津液亏少所致。

头过大　多因积水所致。

头过小　多因先天发育不足所致。

方形头　多因先天不足或者后天营养物质不足所致，多见于佝偻病患儿。

头痛　按照疼痛的三种发病机制往里套就是。

头重　头重如物缠裹或头昏沉如裹，更多的是头部有痰湿所致。

头晕　头部的气虚不足所致。

头胀　气滞所致。

耳鸣　气血不足所致。

听力减退　也是气虚不足所致。

面色无华　气血不足所致。

脸色发红　人体之中，血是红的，发红就说明局部的血量增多。

生活中，我们烤火，不一会儿，局部皮肤就会变红，这就是因为受热的缘故；运动之后，清气被消耗，产生大量的浊气，气有余便是火，热迫血行，脸部发红。

大红，说明体内有实热；微红，说明体内是虚热。比如病人出现满面通红，则说明是因感冒发热引起或者体内有实热所致；病人仅仅出现两颧潮红，则多为虚热所致。如果久病之人，本来脸色苍白，但突然两颧象化了妆一样的出现红色，这不是好事，而是虚阳外越的危证，中医里叫"戴阳证"。比如一个人说谎了，当别人在询问的时候，此人出现脸红、冒汗，用生活当中的一个词来说就是"心虚"所致，用中医上的一个名词来说就是"虚阳外越"。

脸色发青　青色，就是我们常说的青紫色，导致其出现的直接原因就是瘀血所致。

瘀血：一是，指离经之血。比如有人不小心把手在桌子上碰了一下，皮肤没事，但局部的毛细血管破裂，皮下出血，不一会儿，局部就出现了青紫色，这就是由离经之血导致的。临床上常见的紫癜，也是由离经之血引起的。二是，指血流不畅时的滞留之物。生活当中，有人在寒冷的季节里长时间的户外工作，我们看其手脚，会发现被冻成了青紫色，这是因为寒则血涩，受寒之后，血流不畅，出现瘀阻，形成血瘀，从而出现局部变成青紫色。有人患有"心绞痛"，发作时除了自身感到疼痛之外，旁人还能看到其面色出现青灰、口唇指甲青紫，这时，我们的直接诊断也是血瘀。

青色，为五脏中的肝所主，故而，见到青色，我们首先就要看肝的功能是否正常。比如肝功能异常，出现的小孩惊风先兆：高热，鼻柱、眉间、口唇周围出现青色等。见到这种情况，必须要及时医治。

脸色发黄　生活中，花草树木，当缺水或者没有加肥的时候，会出现叶子的发黄，这就是因"虚"所致。取象比类，人体之中，津液具有濡润作用，当皮肤出现黄色的时候，就说明是因皮肤中的"津液不足"所致。

黄色为五脏中的脾所主，见到异常的黄色出现，我们首先就要看脾的功能是否正常。比如面色发黄而浮肿，即中医上说的"黄胖"，是脾虚湿阻，正常的津液不足所致；当一身都出现黄色时，我们就叫这个病症为黄疸。颜色发黄而鲜明好像橘子皮的颜色，称为阳黄，多湿热引起；颜色发黄而黯淡像烟熏了一样，称为阴黄，多寒湿所致，是热邪或寒邪侵袭津液，使其停聚成湿，湿邪滞留而伤脾所致。

有一种特殊情况，我们必须要知道，久病之人，本来面色苍白，现在印堂、准头（就是鼻尖）出现黄润的颜色，则说明脾气慢慢地恢复，是疾病转好的象征。

脸色发白　生活中，我们用止血带绑住手腕，一会儿，手皮肤的颜色就会发白，这是因为局部血运受阻。同样道理，脸色发白也是由血虚所致。

大失血的病人，脸色发白，更是因为血虚所致；亡阳之证，出现的面色苍白而冷汗淋漓，这是因为清气虚脱之后，推血无力，血上达于面部的量大为减少所致。吓得脸色苍白，就是因为恐则气下，血随气降，面部的血量不足所致。

白色为五脏之中的肺所主，当人体出现异常的白色时，我们也要看肺的功能是否正常。

脸色发黑　把一块木头泡在凉水里，时间长了之后，就会出现黑色，取象比类，当体内有寒证时，体表也会出现黑色，比如肾阳虚衰之人，其脸色就会出现黑色；寒痰阻滞之人，可出现口唇发黑等。

临床上见到一些人，明明是患有风寒感冒，可偏偏还在服用"大青叶"等寒凉性的药物，不但感冒没好，而且还出现了黑腻苔。此舌苔的发黑，就是"雪上加霜"，使得寒气更盛所致。

生活当中，很多东西被火烧了之后，就变成了黑色。取象比类，当人体内有火的时候，也会出现黑苔。

黑色，为五脏中的肾所主之色，当人体出现异常黑色时，我们就要看肾的功能是否正常。比如我们见到"面色黧黑"，就要看是否是肾虚所致。

面色晦暗 有时也写作"面色晦垢"，常因肾虚血瘀所致。

惊恐貌 面部呈惊怵恐惧的表现。多见于狂犬病。

苦笑貌 面部呈无可奈何的苦样表现，此因面肌痉挛所致，为破伤风的特殊征象。

面肿 有的病案里写成"面浮"，是面部有水饮的一种表现，其直接诊断就是脾虚津液布散失常所致。

腮肿 脾虚津液布散失常所致。

口眼歪斜 口目歪斜不能闭合，也称为面瘫，为风所致。

眼睛发红 为热所致。

白眼球发黄 是黄疸的标志。

目眦出现淡白色 是血虚的表现。

黑眼球出现灰白浑浊 为目翳。

眼胞颜色发黑晦暗 多为肾虚所致。

两目干涩 津液不足的表现。

目眩、目昏 气虚不足所致。

目痛 根据兼症来辨是不通则痛还是不荣则痛。如果目剧痛难忍，则更多的是不通则痛；如目微痛，则多为不荣所致。

目痒 风所致。

视物不清、视力减退 目得血而能视。这是血虚的表现。

眼胞肿胀 水饮所致。

眼窝凹陷 为血和津液不足的表现。

眼睑下垂 气虚不能升提所致。

眼球突出 多因痰浊所致。

瞳孔缩小 多因火灼津液所致，或者为吗啡、川草乌、有机磷农药中毒所致。

瞳孔散大 肾虚固摄无力所致，是濒死前的征象之一。其他的杏仁、麻黄、曼陀罗中毒等也可以引起。

瞳孔大小不一 虽然中风、颅外伤可以引起，但是，脑内的肿瘤更能引起，这点一定要注意。

耳肿 津液停聚所致，直接原因要责之于脾虚运化之力下降所致。

耳轮甲错　为久病血瘀所致。

耳内流脓　耳道内流出脓液，其色或黄或青，其质或稠或稀，又叫脓耳。临床上需根据其色和质来辨寒热：色黄，为热；色青，为寒；质稠，为热；质稀，为寒。

耳道红肿　为火热之邪所致

小儿的耳背有红络出现　如果兼见耳根发凉，则多为麻疹的先兆。

鼻头颜色发白　气虚不足所致。

鼻头的颜色发黄　多为湿热所为。

鼻头的颜色发红　为热所致。

鼻头的颜色发青　多为寒所致。

鼻头肿胀　津液停聚所致，直接责任就是脾虚不运。

鼻柱溃陷　多见于梅毒患者。

鼻子流涕　总为气虚不固所致。白者为寒，黄者为热；稀者为寒，稠者为热。

鼻子流血　也叫"鼻衄"，为燥火之邪所伤或者气虚不固所致。

鼻干　鼻中津液不足所致。

气喘　也叫"喘促"或"喘息"，是呼吸不畅的一种表现。吸气困难者，为肾虚所致；呼气困难者，为肺虚所致。

口唇淡白　血虚所致。

口唇深红　为火热之邪所致。

口唇青紫　血瘀所致、

口唇青黑　寒瘀所致。

口唇干裂　或"唇燥"或"唇舌干焦"，为津液不足所致。

口唇糜烂　多因火热之邪所伤。

唇舌紫暗　血瘀所致。

舌下脉络曲张　为血瘀所致。

口角流涎流涎不止　气虚固摄无力所致。

口渴　和"口干"一样，都是口中津液不足所致。渴喜冷饮者，为热所致；口渴喜热饮者，为寒所致；口干不欲饮者，为内有痰湿瘀血阻滞所致。临床上可千万不能见到口渴、口干就说是有火，这点一定要注意。比如 1993 年第 4 期的《河南中医》上就谈到"脾肾阳虚所致的口干"：口干伴痰多，说话时口泛白沫，颜面浮肿，手心烦热，大便干燥，小便时黄时白，畏寒喜暖等。宜温阳化气，用肾气丸与香砂六君子汤加减，或右归丸加减，或用生地、天麦冬、玄参、白芍、枸杞、肉苁蓉、补骨脂、覆盆子、淫羊藿、甘草等，对顽固性老年性口干症疗效满意。

口臭　饮食物由口进入后，在胃中受盛，如果下行不畅，存留过久而发腐，其气上达于口，则形成口臭。因为口臭的根本原因是饮食物的下行不畅所致。所以，不能在临床上见到口臭的病人就直接诊断为热证。如果口臭兼口渴、饮冷、大便干燥、牙龈肿痛、舌红脉数等，当属热证；如果见口臭，但并不思茶水，间有渴者，只是喜饮热汤，其人困倦无神，二便自利，当应诊断为寒证，用白通、四逆等方治之。现在西医发现扁桃体结石也会出现口臭；口腔不洁也会导致口臭。

口苦　常见于热证，但临床上因寒而致口苦者亦不在少数。见到口苦之症，不能直接诊断为热证，为什么？因为，苦为心所主之味，甘为脾所主之味，心属火，脾属土，火生土，心为母脏，脾为子脏，脾在窍为口，本应为适中的甘味，现今却是苦味，所以，只能说明"子盗母气"，准确的说法应该是"母气及子"。对于"母气及子"，实际上有三种情况。

①脾土正常，而心火过旺：这是我们常说的热证，临床见症有口苦且干，渴欲饮水，饮之为快，或口苦舌上有麻辣感，口苦伴有臭秽，舌苔多见深黄或老黄，或黄而干燥，或黄腻，舌质偏红或红绛。治疗时，选用清泻心火之药即可，如黄连、栀子、莲子心、竹叶、木通和连翘心等。

②心火正常，脾气不足：气是脏腑功能发挥的物质，气虚，脏腑功能下降；因脏腑功能下降所出现的一类证象称为寒证，所以，这种情况就属于寒证。症口苦而淡，口不渴或口渴但不思饮，即使饮也不多，或口苦而兼咸涩多涎，或口多清水，舌苔多见白滑，舌质淡白胖嫩，边多齿印等，治疗时，选用健脾益气药即可，如黄芪、人参、党参、白术、山药、薏苡仁、炙甘草和大枣等。

③既有心火的过盛，又有脾气的不足：则形成寒热夹杂之证，症见口干苦，但不欲饮水，舌苔黄腻，舌质淡白或淡红等，治疗时，在清心火的同时，更要健脾益气。

当然，有兼症时，要考虑兼症的病因，一并治疗。

有一单方，可缓解口苦症状：就是用淡盐水漱口。对于喝中药后的口苦亦有效。道理是：苦为心所主，而心为火，火为水所克，水为肾所主，肾主咸味，所以咸味可以克制苦味。

口淡　是指口中味觉减退，自觉口内发淡而无法尝出饮食滋味。《灵枢·脉度》篇说"脾气通于口，脾和则口能知五谷矣"，所以，口淡无味为脾之运化失常所致。如果脾脏本身虚弱，功能下降，则口淡兼食少纳呆、食不知味、脘腹胀闷、便溏、神疲乏力等；如果湿困脾土，脾失健运，则口淡兼口黏、纳呆、恶心欲吐、胸闷、便溏、苔腻等。临床上，脾气不足所致的，补益脾气；湿困脾土的，利湿健脾。

口咸　是指口中自觉有咸味，或伴有咸味痰涎排出。咸为肾所主之味，今上达于脾土所主之口中，只能说明是"相侮"所致。肾为水，本为脾土所克，现肾水所主之味反上占脾土之窍，这就是明显的"相侮"，临床治疗时泻肾健脾即可。

口甜、口甘　口里适中的甘味是正常的，如果口中感觉特别甜，持续不能自消，则是病态，中医上称为"脾瘅"。《内经》谓："津液在脾，故令人口甘。"所以，口甘之症，就是因为脾不能运化水湿，导致津液停滞而成。由于寒和热均可导致脾之运化功能失常，故而，不能在临床上见到口甘之症，一概诊断为热。

有一单方，见到"脾瘅"，一味佩兰即可。

口酸　是指口中自觉有酸味，甚者闻之有酸气。酸为肝之味，今上达于脾之窍，只能是肝木克脾土太过，导致"相乘"所致，出现这种情况的原因有两种：①肝气过盛而脾土正常：气有余便是火，肝火盛强之后，克脾土，上达于口，出现口酸，兼有胸胁灼痛，性急易怒，尿黄便干或吐酸，脘胁胀痛，烦躁易怒等；②肝气正常而脾气不足：脾气不足，吸收运化无力，导致饮食停滞，症见口中酸馊，或嗳气腐酸，厌食纳差，脘胀等。临床上，肝气过盛者，清泻肝热；脾气不足者，健脾益气。

口黏腻　或者"口腻""口腻不渴"，都是口中有"湿"所致。直接责任就是脾的布散津液功能失常所致。

水入即吐　或者"水入则吐"，说明体内有实邪阻滞。

口泛清水　或者"泛吐清水"，说明体内有寒湿之邪存在。

涎唾量增多　气虚不固所致。

涎唾量减少　津液亏少所致。

涎唾质清　属寒。

涎唾质黏　属热。

呕吐物清稀　属寒。

呕吐物秽浊　或者称"呕吐物酸腐臭秽"，属于热。

呕吐红色物质　红色物质，为血。说明脉不固血所致，或因气虚，或因内热。

呕吐紫暗色血块　说明有血瘀存在。

呕吐物中有不消化的食物　说明有积食存在。

牙齿松动　齿为骨之余，骨为肾所主。见到牙齿松动，则说明是肾虚所致。当然，外伤或者火热之邪也能导致牙齿松动。

牙齿脱落　肾虚所致。

牙龈红肿　红，为热所致；肿，为津液所变。红肿，则说明有内蕴湿热。

牙龈肿痛　津液出现了异常，导致了"肿胀"，不通则痛，出现肿痛。

龈肉萎缩　肉为脾所主。龈肉萎缩，说明脾虚严重。

牙缝出血　出血，为脉不固摄所致。要么因气虚，要么因内热。

睡中流涎　或者"口角流涎""流涎不止"，总为气虚不固所致。

时时吐唾　气虚固摄津液之力下降所致。

咽喉肿胀　局部津液出现了问题。

咽部溃烂　多因火热或者外伤所致。

咽喉发红　有火热之邪存在。

咽喉发痒　为风所致。

咽喉疼痛　或者"咽痛"，我们需结合兼症从疼痛的三个发病机制来进行辨证。

咽干　津液不足所致。

喉间痰鸣　或者"喉间哮鸣有声"，说明痰很多。脾为生痰之源，肺为贮痰之器，痰多，或是脾虚生痰过度，或是肺虚排痰不力。

声音嘶哑　或者"音哑"。随着气的外排，舌的活动，正常声音产生。声音嘶哑之人，因舌的转动正常，故而，其病症根结在于气的外排不力。而气的外排不力，原因有二：一是肺气不足，外排不力；二是有物堵塞，外排不力。

①导致肺气不足的原因有：风热、燥邪伤肺；寒邪伤肺；肝郁之后，到达肺的清气不足；肾虚之后，摄入的清气不足，使得肺气虚；脾气不足，土不生金，而致脾肺两虚等。

②导致外排不力的堵塞之物有痰湿、血瘀等。

胸腹灼热　气有余便是火，灼热，说明内有多余之气，有气郁气滞存在。

胸闷　气滞所致。

胸痛　根据兼症，结合疼痛发生的三个机制来辨证。

左胸心前区憋闷作痛　说明这个部位有严重的实邪存在。

胸背彻痛剧烈　更多为实邪所致。

心悸　指患者在没有被惊吓的情况下出现心跳、心慌，悸动不安的症状。

引起心悸的直接原因要么是因血虚不营所致，要么就是因火热之邪所致。

怔忡 指心跳剧烈的自觉症状。跳动往往上到心胸，下到脐腹，常由心悸进一步发展而成。成因同心悸。

心痛 按照疼痛的三个发作机制根据兼症来辨就是。如"剧痛"，则说明很有可能是实证；如"隐隐作痛"，则有可能是虚证；如"憋闷疼痛"，则说明是有物堵塞的不通则痛。

胸胁苦满 有物阻滞在此。

胁肋胀痛 气滞作痛。

胁肋灼痛 气有余便是火，气滞之后，郁结化火，且不通则痛，故而出现"灼痛"。

胸胁胀 气滞所致。

心中懊侬 火热可致，血虚失养也可导致。

乳房胀痛 气滞所致。

乳房肿块 实邪所致。

胃脘部嘈杂 形容自觉胃中空虚，似饥非饥，似痛不痛，热辣不宁的感觉。见到这个症状，则说明胃中有热存在。

胃脘胀满 气滞所致。

胃脘疼痛 根据疼痛发作的三个机制来诊断就是。如果是冷痛，则说明是因寒所致；如果是烧痛，则说明是因热所致；如果是隐隐作痛，则说明是虚痛；如果疼痛剧烈，则说明是实痛。

痞闷 或者"脘痞"，说明有物堵塞。

胃脘有振水声 说明此处有水饮存在。

胃痛食后缓解 说明是虚证。

胃痛吐后痛减 实证。

胃脘灼痛 气有余便是火，气滞之后，郁结化火，且不通则痛，故而出现"灼痛"。如果"胃脘隐隐灼痛"，则说明气郁不甚。

腹部压痛 说明是实证。

腹硬痛拒按 说明有实邪存在。

腹痛拒按 实证。

腹部按之有水声 说明此处有水饮存在。

脘腹隐痛喜按 说明是虚寒之证。

腹痛作泻 或者"腹痛欲泻"，泻后痛减或消失，说明是实邪阻滞。

小腹坠胀 气虚气滞所致。

小腹胀　气滞所致。

小腹冷痛　有寒邪存在，或者是气虚所致，因为气有温煦作用。

小腹灼痛　气有余便是火，气滞之后，郁结化火，且不通则痛，故而出现"灼痛"。

腹部坠胀　气虚气滞所致。

内脏下垂　气虚升提无力所致。

少腹拘急　寒则收引，拘急，多因寒所致。当然，热灼津液之后，筋脉失养，也会出现拘急。结合兼症，需仔细辨别。

气上撞心　气郁严重，出现了气逆之证。

咳声低微　气虚所致。

食后胀甚　说明胃肠不通。

脘腹坠胀　气虚气滞所致。

左少腹包块　实邪所致。

腹部硬满疼痛　实邪所致。

腹胀　气滞所致。

脐腹胀痛　气滞导致的疼痛。

脘腹水声辘辘　有水饮存在。

便秘　有时也写成"便闭"，是指患者排便次数减少，甚则多日不解，大便燥结，排出困难的表现。见到便秘，直接诊断只有两方面的问题，一是脾虚津液布散失常，导致肠道中津液不足，无水行舟，大便难出；二是肺虚之后，排浊之力不足，出现大便难出。当然，长时间没有饮食的情况需要排除在外。

大便艰涩　和便秘一样，有两种情况，一种是肠道中水液不足，另一种是肺虚排浊不力。

大便干结　有的病案里会记述为"大便干结难解"，这是因肠道中津液不足所致。

便溏　不是指大便稀，而是指大便不成形，形似溏泥，俗称"薄粪"。见到便溏，说明有湿邪存在。有的病案里记述为"大便溏泻""便溏不爽""泻而不爽""排便不爽"等更是"湿性黏滞"的表现。

五更泻　黎明前腹痛作泻，叫作五更泻。泄泻总不离湿，由脾虚津液布散失常所致。

大便臭秽　有的病案里记述为"泻下臭秽"或者"大便酸腐臭秽"为内有肠滞，即宿便的标志。

稀便　或称"大便稀薄"。说明肠道中的津液过多，其直接原因也是脾虚津液布散失常所致。更甚者，会"泻下清稀如水"。

泻后痛减 或者"泻后则安"，说明内有实邪。

大便中伴有不消化之物 有的病案中记述为"完谷不化"或者"下利清谷"。说明有积食存在。

大便黄褐如糜而臭 多因热邪所致。

大便灰白 或大便颜色灰白如陶土，多见于黄疸病人。

下利赤白 是指便脓血与黏液并见。多见于痢疾。

溏结不调 是指大便时溏时干，这是脾虚津液布散失常的明证。有的病案书上会写成"大便不调"。

便血 是指大便中带血。直接诊断是脉不固血所致。胃、食道等离肛门较远部位的出血，称为远血；直肠和肛门附近的出血，称为近血。远血颜色深，近血颜色鲜红。有的病案里会记述为"大便色黑如漆"或者"便黑"，说的就是远血。

肛门灼热 是指排便时自觉肛门周围有灼热不适的感觉。为气郁化火所致。

里急后重 是指腹痛窘迫，时时欲泻，肛门重坠，便出不爽，多见于痢疾。为气虚有湿的表现。

排便不爽 是指排便不通畅，有涩滞难尽之感。多为湿邪阻滞所致。当然，肺虚排浊不力也可导致。

滑泻失禁 是指大便不能随意控制，呈滑出之状，甚至大便出来了但自己还不知道的症状。有的病案里会记述为"大便滑脱失禁"，其直接诊断为气虚（严重）所致。

肛门重坠 是指患者自觉肛门有沉重下坠的感觉。直接诊断则是气虚升提无力所致。

大便排虫 说明肠道中有虫。

热结旁流 肠道燥屎内结而致时泻臭水之症。为宿便所致。

矢气臭如败卵 常因肠滞，即宿便严重。

尿量减少 在排除了饮水量少的情况下，是膀胱中津液减少的标志。

小便短少 是指小便量少时间短。为津液不足所致。如"小便短少不利"，则是有物堵塞所致。

小便短黄 或"小便短少而黄"。意思是小便（每次）量少，颜色发黄，为津液不足，阴虚有热所致。

小便短赤 意思是小便（每次）量少，颜色稍红。为津液不足且兼有脉不固血所致。

小便频数 是指小便次数增多，时时想小便的症状。直接诊断为气虚不固所致。当然，需要排除一种情况：大量喝啤酒之后。

尿急 是指不能自控排尿或排尿有急迫感，尿意一来，就须排尿，不可稍有懈怠；或者排尿之后，又有尿意，急需排尿，如果排尿不及时，则会尿湿裤子。多为肾虚不固所致。

尿痛 或者"尿时疼痛"，是指排尿的时候有疼痛的感觉。有时候还会出现小便涩痛，即排尿时自觉尿道灼热疼痛，小便涩滞不畅。说明尿道损伤或者有物堵塞。

小便不畅 说明有物堵塞或者肺虚排浊不力。严重者可出现"小便不通""小便点滴不出"。

尿血 或"尿中带血"，直接诊断就是脉不固血所致。

小便量多 是指尿量较正常的明显增多。其直接诊断就是脾虚津液不能正常布散所致。

小便清长 是指小便色清（尿清）量多，为寒证。

小便灼热 灼热，说明有郁结之火存在。

小便浑浊 有的病案里记述为"小便浑浊"。小便浑浊如膏脂的，为膏淋，多因湿热所致；小便浑浊如米泔的，多因脾虚所致。

尿中有砂石 或者"尿中夹有砂石"，为石淋。

小便余沥不尽 或者"余溺不尽""小便点滴不尽"，为肾虚固摄功能下降所致。甚者可出现"遗尿""小便失禁"或"小便不能随意控制而自行溢出"。

睡眠中经常不自主排尿 肾虚固摄无权所致。

尿黄 一般来说，黄为热所致。如果喝水太少也会出现"尿黄"。

尿少浮肿 津液布散失常所致。

二便闭塞 肺主排浊，肺的功能严重虚弱所致。

二便失禁 肾虚不固所致。

阴器肿痛 水饮停聚，不通则痛。

阴囊肿大 津液停聚所致。

阴部潮湿 津液布散失常所致。

阳痿 男子阳具为筋之聚，靠血充盈（筋为肝所主，血为心所主）；肾主生殖。故而，对于阳痿病症，需要从肝、心和肾者三个方面来考虑。

阳强易举 是指男性阴茎在未从事房事活动及未发生性欲或无憋尿等情况下的异常勃起，勃起后伴有阴茎疼痛。常为火热之邪所致。

精少不育　肾主生殖的功能下降。

阴囊收缩　寒则收引，阴囊收缩，因寒所致。

睾丸抽痛　风所致。血虚可以生风，热极也可以生风。

遗精　和"早泄"一样，都是肾虚不固所致。

子宫脱垂　又叫"阴挺"，为气虚不固所致。

胎动易滑　或者"滑胎"，是肾的固摄力下降所致。

宫寒不孕　因寒所致。

月经先期　月经周期提前 8、9 天以上者，叫作月经先期。一般因两种情况所致，一种是气虚固不住而"早出"；一种是热迫血行而"早出"。

月经后期　月经周期推后 8、9 天以上者，叫作月经后期。一般情况下，有三种情况，一种是血虚，没有东西可流，只能推迟；一种是血瘀之后，道路不通，想流但流不了；一种是气滞，阻塞不通，只能延后。

月经前后不定期　是指连续 3 个月经周期以上，月经时而提前，时而延后 7 天以上的症状。临床上需根据其他兼症而辨证之。

月经颜色深红　内热所致。

月经颜色淡红　血虚所致。

月经质稠　内热所致。

月经质稀　受寒所致。

月经量多　气虚不固、热迫血行、血瘀等均可导致。

月经量少　血虚可以导致，气滞血瘀也可以导致。

月经颜色紫暗　或"经色紫暗""月经夹有血块"等，为血瘀所致。

月经淋漓不断　气虚不固所致或者血瘀之后和"热结旁流"的发病机制一样。

经行不畅　气滞血瘀或者气虚所致。

经前经后小腹隐痛　血虚或者血瘀所致。

经前经后小腹空痛　血虚所致。

白带　是指带下色白量多，质稀如涕，淋漓不绝而无臭味的症状。为虚寒所致。

黄带　是指带下色黄，质黏臭秽的症状。为热所致。

赤白带　是指白带中混有血液，赤白杂见的症状。因脉不固血，虚寒所致。如果绝经后仍然见赤白带淋漓不断者，需要排除肿瘤病症。

带下过多　气虚不固所致。

带下淋漓不断　气虚不固所致，或者为湿邪阻滞所致，和"热结旁流"的发病机制一样。

带下色深　寒可导致，热也可导致，临床上需结合其他兼症进行辨证。

带下黄稠臭秽　热邪所致。

带下质地黏稠　内热所致。

带下有臭味　内热所致。

月经发腥　多为寒证。

带下质稀　寒证。

月经臭秽月经奇臭　如果兼见颜色异常者，应进一步检查，以判别是否为癌症所致。

四肢肿胀　或者"肢体浮肿"，为湿邪水饮所致。

四肢拘急拘挛　或者"四肢筋肉挛急不舒"，寒则收引，更多是因寒所致。当然，血虚津液严重不足也可导致。

四肢不温　或者"四肢欠温""手足不温""四肢厥冷"。气有温煦作用，气虚之后，温煦作用下降，出现"不温"。

四肢屈伸不利　虚可以导致，实也可以导致。

关节冷痛　或者"四肢冷痛"，为受寒所致或气虚温煦作用下降所致。

关节重着　湿邪所致或者内有血瘀。

患处红肿灼痛　湿邪阻滞日久，产生郁热；湿热滞留，出现红肿灼痛或者红肿热痛。

手足溅然汗出　内有火热之邪，热迫津出。

爪甲不荣　血虚所致。

小腿青筋　瘀血所致。

足跟痛　根据疼痛的三个发作机制结合其他兼症来鉴别诊断就是。

胫膝酸痛　或者"肌肉酸痛""关节酸痛"，为气血不足，不荣则痛。

肢体关节游走作痛　风邪致病。

腰部拘急　更多是因为受寒所致。

腰酸　或者"腰膝酸软""酸软无力"，为气血不足所致。

腰膝酸冷　气血不足的同时，还有寒邪存在。

腰膝酸痛　气血不足较为严重，不荣则痛。

背痛不可俯仰　寒邪所致，不松则痛。

腰部突然剧痛　实邪致病。

小儿食指络脉颜色鲜红　为外感表证，可能是小孩感冒了。

小儿食指络脉颜色紫红　主里热证，也就是说小孩有可能是积食等里证引起的发热。

小儿食指络脉颜色发青　表示有惊风或者有疼痛的感觉。

小儿食指络脉颜色淡白　主虚证。

小儿食指络脉颜色紫黑　表明体内有血瘀之证，病情严重。

小儿食指络脉浮而显露　表示病在表，也就是说患儿可能患有用感冒之类的表证。

小儿食指络脉沉隐不显　说明病在里，比如患有积食、腹泻之类的里证。

小儿食指络脉达于气关　达于手指靠近掌侧第一节的，表示病情轻。

小儿食指络脉达于风关　达于手指第二节者，表示病情较重。

小儿食指络脉达于命关　达于手指第三节的，则说明病情严重

小儿食指络脉透关射甲　即络脉已经延伸到了指甲端，则说明病情已经相当危重。

小儿食指络脉增粗　表示热证、实证。

小儿食指络脉纤细　表示虚证、寒证。

小儿食指络脉形态为单支、斜行的　表示病轻。

小儿食指络脉形态出现弯曲、环形、多支的　表示病重。

病室里臭气熏人　多为瘟疫类疾病。

病室里有血腥味　有失血病症。

病室里有腐臭气　患溃腐疮疡。

病室里有尸臭　脏腑衰败，病情危重。

病室里有尿臊味　多见于水肿病晚期。

病室里有烂苹果气味　多见于重症消渴病患者。

病室里有蒜臭味　多见于有机磷农药中毒。

2. 常见舌象

淡红舌　舌色淡红润泽。常见于健康人，不过，临床上也经常能见到久病虚实寒热夹杂之人，也有淡红舌，这就是病态，需将此分为两部分，一部分为淡，一部分为红。

淡白舌　比正常舌色浅淡。主气血两虚。

红舌　比正常舌色红，或呈鲜红色。主热证。

绛舌　较红色颜色更深，或略带暗红色。主热极。

青紫舌　全舌淡紫而无红色，称为青舌；深绛而色暗，称为紫舌。主血瘀。

老舌　舌质纹理粗糙或皱缩，形色坚敛苍老，舌色较暗者，为老舌。多主

实证。

嫩舌 舌质纹理细腻，形色浮胖娇嫩，舌色淡者，为嫩舌。多主虚证。

胖大舌、肿胀舌 舌体比正常舌大而厚，伸舌满口，称为胖大舌。舌体肿大满嘴，甚至不能闭口，伸出则难以缩回，为肿胀舌。两者均主痰湿水饮内停。

瘦薄舌 舌体比正常舌瘦小而薄，为瘦薄舌。主虚证。

点刺舌 点，是指突起于舌面的红色、白色或黑色星点。大者为星，称红星舌；小者为点，称红点舌。刺，是指舌乳头突起如刺，摸之棘手的红色或黑色点刺，称芒刺舌。由于点和刺相似，时常并见，故而，合称为点刺舌。为内热所致。

裂纹舌 舌面上出现各种形状的裂纹、裂沟，深浅不一，多少不等。主阴液不足。

齿痕舌 舌体边缘有牙齿压迫的痕迹，又称为齿印舌。主脾虚湿盛。

痿软舌 舌体软弱，无力伸缩，萎废不用。主气血不足之甚。

强硬舌 舌体板硬强直，失于柔和，屈伸不利，甚者语言謇涩。为热盛或风痰所致。

歪斜舌 伸舌时舌体偏向一侧，或左或右。为中风或中风先兆。

颤动舌 舌体震颤抖动，不能自主。多为血虚生风所致。

吐弄舌 舌伸于口外，不即回缩者，为吐舌；舌微露出口，立即回缩，或舌舐口唇四周，掉动不停者，为弄舌。多为内热所致。

短缩舌 舌体卷短，紧缩，不能伸长，甚者伸舌难于抵齿。虚可导致，实也可导致，临床上需根据其他兼症进行辨证。

舌苔白 常主表证、寒证。

舌苔黄 常主里证、热证。

舌苔灰黑 寒极或者热盛。

舌苔薄 舌苔的薄厚以"见底""不见底"作为标准。透过舌苔能隐隐见到舌质者，为薄苔，又称为见底苔。主疾病初起，病邪在表。

舌苔厚 不能透过舌苔见到舌质者，为厚苔，又叫不见底苔。主邪已入里，或者内有痰湿食积。

舌苔滑 舌苔润泽有津，干湿适中，称为润苔。舌面水分过多，扪之湿润，甚者伸舌欲滴，称为滑苔。为水湿内聚的表现。

舌苔燥 舌苔干燥，望之干枯，扪之无津，甚则舌苔干裂，称为燥苔。苔质颗粒粗糙如砂石，扪之糙手，称为糙苔。糙苔是由燥苔进一步发展而成，它们均为体内津液不足的表现。

舌苔腻 苔质颗粒细腻致密，融合成片，如涂有油腻之状，紧贴舌面，揩之不去，刮之不脱，称为腻苔。为湿浊痰饮内停所致。

舌苔腐 苔质颗粒疏松，粗大而厚，形如豆腐渣堆积舌面，揩之易去，称为腐苔。若舌上黏厚一层，有如疮脓，则称脓腐苔。腐苔为食积肠胃或痰湿内聚所致，脓腐苔主内痈。

舌苔剥落 舌体本有舌苔，疾病过程中舌苔全部或者部分脱落，脱落处光滑无苔。为气血两虚或阴虚所致。

偏苔 舌苔遍布全舌，称为全苔。舌苔半布，偏于前、后、左、右某一局部，称为偏苔。患病之人见全苔，说明邪气散漫，多为痰湿中阻之征。舌苔偏于某处，常提示该处所候脏腑有邪气停聚。

假苔 舌苔坚敛着实，紧贴舌面，刮之难去，像从舌体上长出来的一样，称为有根苔，此属真苔。若舌苔不着实，似浮涂舌上，刮之即去，不像舌上自生出来的，称为无根苔，即假苔。无根之苔，是正气衰竭的象征。

舌下脉络短细 多属气血不足。

舌下脉络粗胀 多为瘀血所致。

舌下脉络颜色暗红 为正常颜色。

舌下脉络颜色青紫、绛、绛紫、紫黑 血瘀所致。

由于现在来中医门诊看病的人更多的是久治不愈者，临床上还需注意药物所致的病态舌象，此舌象可不能真正反映病变本质，下面举例说明一下。

1989年第11期的《中医杂志》上介绍高辉远经验

近几十年来，随着西药的发展，在临床上又出现了一种由于长期运用西药，尤其是某些抗生素、激素等而致的病态舌象，从外貌上与过去的舌诊书中描述似较相同，但却与原有辨证意义的舌象相悖，而称为因药物某些副作用所致的"假象"，不能真正的反映病变的本质，应当引起中医工作者的关注和警觉。如服用雌激素可致舌质红，服用某些抗生素可致舌苔增厚出现黄褐苔、黑毛苔等。随着应用西药的情况日见增多，对于识别某些西药所致的舌象，唯有以辨证为依据才能提高疗效。曾治某80岁高龄患者，因感冒合并肺炎，经中西药综合治疗月余，病势基本控制，以值邪退正虚阶段，症见低热、咳嗽、胸闷气短、口干不欲饮、大便3日未行、脉细数、舌质淡红、舌苔发黑，加之老年张口呼吸，苔偏干燥。这种舌象的出现，实于用广谱抗生素有关。而前医未了解这些因素，仅根据大便3日未行，舌苔黑而干燥，辨为里热伤津之证，主张用苦寒撤热法，处以大剂芩、连、大黄之品。经分析病情，拟清宣养阴，调和肺胃之方药，服用数剂，黑苔渐化，诸症悉除。假若不辨舌苔真假，难免有误下伤正之虞。另外，在诊治肾病综合征时，发现某些患者由于长期服用肾上腺皮质激素出现舌质嫩红而光，有似阴虚内热之象，服清热养阴之药往往不应。或舌之中部呈片状或条状光剥无苔区，多伴口干不渴，身倦乏力，身目微肿等证，从局部看，虽似阴不足，但从整体辨证看，实为肾阳亏虚。故也不宜用养阴滋肾之法，选用温阳益肾，化气行水加味春泽汤。春泽汤即五苓散加人参而成。在此方基础上，再加黄芪、附子等。服此方后，患者不仅舌质嫩红而光好转，且见薄苔，其条、片状光剥无苔区亦平复，并且逐渐撤减激素也未见病情反复现象，进而使患者达到临床治愈。

1993年第6期的《江西中医药》上介绍钟新渊经验

阴虚夹热，症见红绛舌，但临床上却有舌质淡嫩不红，或胖嫩有齿痕的，如何判定这种舌象是阴虚夹热，只有通过证情来确定。如虚热上冒，热流经髓无定处，手足心热而欲就冷，脉细虚数等，素来认为，这种舌象本应属气虚、阳虚之表现。为何与阴虚夹热混淆不清？此等病人，其实多因脾胃虚弱，饮食欠佳，后天不足以补其津液之匮乏，故面色白皙而表现舌质淡嫩，依常规判断，则应求其有否阳虚、气虚之真情，即所谓"求无"。反之，则又与舌象不一致的阴虚证请而求其"有"，从而确定阳虚夹热证也存在着非绛色舌象，从"肾病综合征"看，更能证明这点。该病三五年，历经中西医，长期服用皮质激素，应见虚肿善食，心烦口干，夜难入睡，而舌象大多淡嫩，舌体胖而有齿痕，酷似脾虚舌，此时，舌与外症明显矛盾，那只有求之于主要矛盾和矛盾的主要方面，为激素郁热证，实属中医阴虚内热，可用甘润养阴清热治之。

附 舍舌从证案例举隅

更多时候，我们一定要四诊合参，这样才能准确辨证。比如在《百家验案辨证心法》中就谈到如下舍舌从证的案例。

（1）黄苔也可见脾胃虚寒辨

黄水源治某患者，脘痛，恶心，厌食，二便调，舌质红，苔黄厚，脉弦细。前医用异功散加藿香、黄连、元胡，服6剂罔效。询之，曰素喜温，遂用理中汤加草豆蔻、砂仁、吴萸治之，4剂，痛减，纳增，苔转薄黄，又服4剂，脘已不痛。[中医杂志，1991，（4）：59]

（2）辨黄腻苔救误

李辅仁治某患者，男，76岁。有黄疸性肝炎史，经治疗后肝功能恢复正常。近1年来身体疲劳，腹胀，便溏而不臭秽，呕恶纳呆，精神忧郁，舌质淡红而胖嫩，舌苔黄腻，根底浮浅，脉沉缓，经常感冒。前医按清利肝胆，利湿化浊法治疗，患者初服投之辄效，但后又复发，未能根治。辨为肝郁脾虚，湿阻气滞之证。治以健脾化湿理气法，用经验方"健脾温化汤"：太子参10g，云茯苓20g，炒白术10g，炒苍术10g，广藿香5g，炒薏仁15g，半夏曲15g，蔻仁、砂仁（后下）各5g，香附10g，厚朴花5g，苏藿梗各10g，佛手10g，生姜2片，红枣10g。服3剂后黄腻苔转薄腻，又服5剂后，舌苔正常，脉沉缓转弦缓，腹胀便溏已愈，精神振作，食欲增进，又继服7剂，诸症无恙。随访半年，患者身体健康。本例因苦寒清化太过，反碍湿化，其舌苔虽黄腻，但辨其根底浮浅，舌质淡红胖嫩，知非热证。如为热证，则多见舌苔黄腻而根底深痼，舌质浅红或绛，此为辨苔虚实之要点。（《李辅仁治疗老年病经验》）

（3）慢性肝炎的黄腻苔辨

汪承柏经验，黄腻苔虽属湿热证，但慢性肝炎而有黄苔者并非都应从湿热论治。本组病例（39例）中有黄腻苔者，计7种不同的证型，而从湿热论治者仅3例，有10例用温药治疗，经辩论治39例中治愈30例，说明慢性肝炎不能一见有黄腻苔就投以大剂苦寒清热之品。客观上表现为黄腻苔，但这是脏腑功能失调的病理产物，是标不是本。因此本病应在辨证基础上，以恢复脏腑功能为主要治则，而不宜过用苦寒清泻之品。[中医杂志1984；（4）：28]

（4）黄腻苔也有属气虚湿阻辨

章叔庚经验，黄腻苔，不一定是湿热实证，其中也有气虚运化失司而致湿阻不化的。有些黄腻苔患者舌质一般，脉滑，口苦，胸腹闷胀，纳少，溲黄等，似为实证，医用苍术、厚朴、芩、连、车前等苦寒燥湿药达数月，苔仍如故；但细辨之，必有一二虚证，如脉虚软滑，舌胖，黄腻苔中有裂纹，胸腹虚胀，喜温，便溏等，改用补中益气、香砂六君等加减治疗，服后胸腹反觉舒适，苔也渐化，盖亦塞因塞用之法也。（《上海老中医经验选编》）

（5）脾虚阴火下陷胃脘饱胀见黄腻苔辨

朱士伏治张某，女，38岁。患慢性胃炎5年余，曾服三九胃泰、得乐冲剂等药，2个月前又在某省人民医院复查，示胃黏膜充血、水肿、糜烂，有肠上皮化生，病理示慢性萎缩性胃炎。自觉四肢困倦，劳作后四肢烦热，头晕心悸，纳少痞闷，胃脘饱胀，面色不泽，白带增多，小腹坠胀，大便溏滞，舌质淡胖，苔中黄腻，脉濡。仿《医学统旨》补气运脾汤合异功散加味：太子参、生黄芪、生白术、苡仁各30g，陈皮、升麻、柴胡、葛根、泽泻、白茯苓、生甘草、制半夏各10g。7剂后四肢烦热始减，带下也少。守原法健脾益气、升清降浊，辨治月余，28剂后，脘痞饱胀消失，纳增黄腻苔减退。改补气运脾丸服3个月，再做胃镜复查，胃黏膜充血水肿、糜烂均已逆转。[**上海中医药杂志**，1996，（11）：1]

（6）阳虚胃脘痞闷隐痛饱胀见黄腻苔辨

朱士伏治某患者，男，52岁。患慢性萎缩性胃炎15年，近2个月来胃脘痞闷，隐痛饱胀，纳少便溏，头晕耳鸣，四肢不温，口苦泛恶，舌淡，苔黄厚水滑，脉沉迟，面色灰滞。辨证为脾肾阳虚，气不化水。治拟四逆汤、苓桂术甘汤化裁：淡附片、高良姜、吴茱萸各5g，炒白芍、川桂枝、生姜、泽泻、枳实各10g，生白术、薏苡仁、丹参各40g。7剂后头晕止，口苦除，脘痞轻，黄腻苔渐化，纳谷渐增，大便转实。二诊去姜、附，加沙蔻仁、木香各10g。守方38剂后，黄腻苔已尽，胃部症状消失。又加以香砂养胃丸、参芪健胃冲剂调制4个月，复查胃镜示胃窦轻度充血，病理检查示轻度浅表萎缩性胃炎。[**上海中医药杂志**，1996，（11）：1]

（7）中风后黑苔不退属脾胃虚弱辨

施奠邦治某人，男，76岁。患脑梗死左侧肢体偏瘫1年余。初起左侧肢体活动不利，反应迟钝，长期服用华佗再造丸、健步虎潜丸及补阳还五汤等药，肢体活动有所恢复，但近半年来出现不思饮食，舌苔黄厚腻，渐见黑腻苔，用清热化湿中药，舌苔始终不退。患者刻下无口干口苦，且喜温热饮食，大便干结，腹不胀，舌质暗红，苔黄黑厚腻。辨证属脾胃虚弱。治拟健脾养胃，用六君子汤加减。

处方：党参10g，白术10g，茯苓10g，甘草6g，陈皮6g，半夏10g，山药12g，石斛12g，北沙参12g，白扁豆12g，稻芽12g。服上方7剂，食欲明显增加，精神好转，面色转润，黑腻苔渐退，继服3剂后，舌上黑苔退尽。[**中医杂志**，1992，（12）：15]

（8）镜面舌属肝郁气滞、阴津亏耗辨

张泰康治某患者，女，51岁。胃胀闷、纳呆半年之久。因生气后，胃脘胀满，纳呆减少，日渐加重，胸痛，左胸尤剧，经某医院检查未发现异常，心电图正常。服西药无效，又服疏肝理气和胃中药数十剂病情未见好转。刻诊：

左胸部时有针刺样作痛阵作，胃脘胀闷，欲嗳气而不能作，纳呆食少，饮食不馨，咽干口燥，两目干涩，视力锐减，舌质淡、光滑无苔，脉细。病属肝郁气滞，胃失和降，阴津亏耗，脉络失养。治宜疏肝解郁，理气和胃，养阴生津，活络止痛。

处方：柴胡6g，香附10g，佛手10g，川楝子10g，延胡索10g，当归10g，石斛15g，赤白芍各12g，天花粉15g，麦冬10g，沙参15g，枳壳10g，甘草10g。服药5剂，胸痛大减，胃脘胀满减轻，咽干口燥缓解，舌质红赤转淡，舌面可见少量丝状乳头，脉细。仍用原方加百合15g，乌药10g，又服10剂而愈。[中医杂志，1996，（2）：84]

（9）肝火也可见舌淡白辨

黄水源治某患者，男，46岁。患高血压住院治疗，头晕目眩，口苦，寐差，舌淡苔白，脉弦缓。因见其舌淡苔白，辨为气虚夹痰湿上蒙清窍，选用十味温胆汤治之。药后头晕更甚，并告其病每服泻火药能患，遂改用龙胆泻肝汤，服后果然诸症皆除。[中医杂志，1991，（4）：59]

（10）舌质紫暗从阳虚诊治辨

潘文奎据30年之经验，从临床所诊察，发现青紫舌诚然有血流减慢瘀滞的病理，但其却存有阳虚气不运血的病机，尤其在冬寒之际，阳虚之病机更为多见。故主用温阳通脉之法，不采用活血化瘀之技，频频获效。从四个方面观察阳虚之病机：一是舌质紫暗是全舌还是局部，若系瘀血之由，其常可见瘀斑或紫斑，全舌之青紫深浅不匀，而阳虚所致常全舌一片紫暗，色泽均匀，且紫暗泛青，有缺氧之兆。二是舌下青筋是迂曲暴张还是仅现青筋，凡血瘀者见舌下静脉大都怒张且延伸至舌尖部，而阳虚常可见青筋始于舌中部，坦直前伸，末端不达舌尖，翘舌以视之，呈上尖下粗之锥形。三是舌面，瘀血者常呈苔净而质偏干，阳虚者多见薄腻而偏湿润。四是全身伴随症状，瘀血者可见郁而化热之征象，阳虚者大多见虚寒之症。以前二者为主，后二者为次，综合分析判断。治疗宜温阳通脉，一般不配活血化瘀搜剔之品，常选用黄芪、肉桂、细辛、川芎4味，黄芪用20~30g，阳虚较甚者用桂枝。由此可见，对青紫舌也当从气血辨其主次，若不明其真相，症见舌紫即一味取用桃仁承气、血府逐瘀等活血化瘀，则其阳虚未复，青紫难消，识其病机，可不用化瘀药而退其青紫。[中医杂志，1994，（2）：119]

3. 常见脉象

浮脉　脉搏呈现部位浅。轻取即得，重按反觉稍减。此脉多属外感表证，表明病位在表，浮紧为表寒，浮数为表热，浮而有力为表实，浮而无力为表虚。常见于伤风、感冒及多种传染病的初期。但也有久病体虚或阴虚阳无所依，浮阳外越而呈现浮而无力的虚脉。

沉脉　脉搏显现部位深。轻取不显，重按始得。此脉主里证，沉而有力为里实，沉而无力为里虚，沉迟为里寒，沉数为里热，沉涩为气滞血瘀，常见于水肿、腹痛，久病及多种虚弱性疾病。伏比沉脉显现部位更深，重按推筋着骨始得。为邪气内闭或剧烈疼痛或厥证。

迟脉　脉搏次数少，一息不足四至（每分钟脉搏少于 60 次）。主寒证，迟而有力为冷积（阳虚阴盛），迟而无力为虚寒证，常见于心气虚弱等病证。

数脉　脉搏次数多，一息六至以上（每分钟脉搏多于 90 次）。疾脉：一息七八至（每分钟 120 次左右）。主热证，浮数为表热，沉数为里热，洪数为实热，细数为虚热，弦数多为肝火旺，常见于热性病或甲状腺功能亢进，数而无力也可见于气虚证。

疾脉　一息七八至（每分钟 120 次左右），多属阳气极盛，阴气欲竭，或元气将脱的重证。

滑脉　脉来流利圆滑，如盘滚珠。多属邪盛，痰食内滞。气血充盛的正常人有时可见此脉，妇女妊娠时多见此脉，病脉则多见于痰饮、食滞、瘀血、实热，如各种炎症，消化不良，实证闭经、恶性肿瘤等。

涩脉　脉来涩滞不畅，如刀刮竹。多属精亏、血少、气滞、血瘀，常见于贫血、失血、产后及血瘀等疾患。

弦脉　脉挺直而长，如按弓弦，有劲有弹力，脉管的硬度大。主气郁，肝胆病证及痛证。常见于外感少阳证，肝病，胆病，高血压病，动脉硬化及各种疼痛病证。

紧脉　脉来绷急，应指有力，如绳索绞转，脉的张力大，脉跳有力。主寒证，痛证及宿食。见于外感风寒、剧痛等。

缓脉　一息四至，不快不慢，不强不弱，脉来和缓，脉的硬度、张力适中，是有胃气的正常脉象，见于健康人。病脉则见于气机为湿所困之湿证，或病后复元。

洪脉　脉形洪大，脉来如波涛汹涌，来盛去衰，脉形宽，波动大。主热证，阳热亢盛。常见于高热病人。

大脉　脉形大而无来盛去衰之势，多是病势进展之象，所谓大则病进（大而有力），也主正虚（大而无力）。

细脉　脉形细如线，脉形窄，波动小。主虚证（气虚血少）。常见于诸虚劳损，慢性病患者。小脉也即细脉，主病与细脉同。

促脉 脉来急数，时而一止，止无定数，即脉搏快有不规则的间歇。为阳盛热实，或气血痰食停滞，见于气血痰食瘀滞、肿痛、诸实热证。脉细促而无力，多为虚脱之象。

结脉 脉来缓慢，时见一止，止无定数，即脉搏慢且有不规则的间歇。为阴盛寒积或气血瘀滞，见于气滞血瘀，痰结食积，癥积、疝痛等。结而无力为气血虚衰，见于虚劳久病及各类心脏病所致的心律不齐。

代脉 脉来歇止，止有定数，不能自还，良久复动，即有规律的间歇，脉搏动到一定至数歇止一次，歇止时间较长。

对于初学者而言，摸脉时需先掌握大纲，也就是"以浮沉分表里，以迟数定寒热，以有力无力分虚实"。但是，也不能绝对的来看，比如见到脉跳动得快，诊为数脉，就说这个病人是热证，在有时候，这个观点是不对的，必须四诊合参。下面以病例说明一下。

张伯臾经验，治心律失常要善于辨脉

一般认为，数热迟寒，其实不然，必须四诊合参，方可正确识脉。脉促固然以心火偏亢者多，治当养阴清心。但临证又可见数促沉细，动则气促，溲短，面浮肢肿，形寒舌淡而当作心气虚，须用桂附、参芪之类，尤其在老年冠心病中多见，不可忽视。至于迟结代脉，虽有"阴盛则结""迟而无力定虚寒"之说，常用麻黄附子细辛汤治疗而获效，但于脉迟结代而属阴阳互损者来说，往往例外，非纯阳之剂可效，常须阴阳并调。阴损及阳，每于养阴剂中酌加桂枝、绍兴黄酒温通心阳；阳损及阴者，则于温阳药中加一二味阴药，如麦冬、芍药、生地等。(《名医特色精华》)

高辉远经验三则

临床上有的心脏病患者，因心功能不全而致"心力衰竭"，其脉一息六至七至，甚可八至九至，此时切不可以脉数为热，有力为实热，无力为虚热。根据患者心悸、气短、胸闷、舌淡等心气虚之象，施以益气养心、调和营卫之方药，往往奏效。有一次学生为之疑惑，脉数为何用桂枝？我释之曰：此脉数非为邪热，乃心阳虚弱，心气鼓动无力，以数而济之，故温心阳、通心气，正合病机。

在诊治老年病的实践中，发现不少老年人随着年龄的增长，由于血

脉逐渐发生退行性变化，而出现生理性的弦数。这种健康老年人出现的弦数，实质上是人体正常衰变的象征，当视为"平脉"，不可妄断为病脉。另外，有些老年人曾因患过高血压病，经治疗后，血压已趋正常，然所致的"动脉粥样硬化"犹存，故常在诊病时，辨证为虚候，其脉反呈"端直以长，如按琴弦"之象。这种肝风已熄，肾精匮乏之体，最忌攻伐，辨治时切切慎之。

"大则病进"，后世也大多以脉大为邪盛病进之象。然而某些肺源性心脏病患者，在非急性发作期，症以胸闷气短，咳喘乏力，动则喘甚为主，脉大而微弦，尤以寸关部为显，仍示邪盛之象。倘若以脉为凭，唯以苦寒泻肺，祛邪平喘为务，难免有伤正气之虞。"男子平人，脉大为劳，极虚亦为劳"。说明虚劳之病可见脉虚，亦可见脉大，久病必虚，久虚而劳。肺心病患者系久罹咳喘，肺病及肾，以本虚标实为其病理特征。在急性发作期，常以邪气壅肺为主要表现；在非急性发作期，则以肺肾两虚为主要矛盾。临证者切不可以脉大而认为邪盛，不忘前贤"至虚有盛候"之戒。
[《中医杂志》，1988，（11）]

▶ 寻根诊断法的运用

一、舌脉寻根法

一般情况下，舌脉互参，可以告诉我们疾病的本质原因。如脸部红疹，我们的直接诊断是因热引起，但观其舌不红，脉不数，所以，根本原因就是寒。中医认为，心火在上，肾水在下，通常情况下，肾水向上吸引心火下行，水火相交，则平安无事。如果肾水寒凉，部分结成"冰"，则向上的水量减少，那么吸引下行的火量也减少，使得一部分火上行，于是就出现了红疹，这时我们的直接诊断虽为热，但根本原因却是寒。这就是我们常说的上热下寒、真寒假热之证。

需要注意的是，就是当舌、脉和症状的诊断不统一的时候，我们就要灵活的掌握"少数服从多数"和"真理往往掌握在少数人手里"的原则进行辨别，准确判断，特别是对于重危病症，可不能出任何差错。诊断不明，治疗的结果可想而知。

比如，症见腹部胀满疼痛、拒按，大便燥结，舌红苔黄燥，脉迟弱。此时，就需根据少数服从多数原则，舍脉而从症和舌。

比如，前面谈到 1991 年第四期的《中医杂志》载病例："黄水源治某患者，男，46 岁。患高血压病住院治疗，头晕目眩，口苦，寐差，舌淡苔白，脉弦缓。因见其舌淡苔白，辨为气虚夹痰湿上蒙清窍，选用十味温胆汤治之。药后头晕更甚，并告其病每服泻火药能患，遂改用龙胆泻肝汤，服后果然诸症皆除。"这就是舍弃舌和脉，只从症来诊断，就是"真理往往掌握在少数人手中"。

二、推理寻根法

清代名医陈士铎说："人不穷理，不可以学医，医不穷理，不可以用药。"所以，中医是讲理的，要辨证求因。

比如，常见的晨起口苦一症，我们就必须用推理的方法来找到病因。脾开窍于口，所以正常人口中应为甜淡之味；苦为心所主，属五行中之火，而火生土，土又为脾所属，所以，口苦为脾虚之后心"生"脾的一种外在表现。

晨起发病，早晨，为肝所主之时，即为肝之实证，也就是气滞证。气滞之后，肝木不能疏脾土，出现脾虚情况，这时人体在自我调节作用下，心火生脾土，故而外在表现就是口苦。所以，晨起口苦的原因就是肝气郁结导致脾虚所致。当然，可以再结合其他的兼症和舌脉来推论出导致气滞的原因。

三、排除寻根法

就是对于发病原因比较少的病症，可以用排除法找到根本原因。

比如疼痛，发病机制有三：不通则痛、不荣则痛和不松则痛。颈部疼痛，我们就可以排除不荣则痛这个原因。

比如实证的胃病，就可以从实证的产生原因气滞、血瘀、痰湿、水饮、积食、结石、虫积和肠滞中排除水饮、虫积、结石和肠滞这四种。

我们的诊断是为治疗服务的，只有辨证求因，才能治病求本，所以，在临床上掌握诊断的原则与方法是至关重要的。

四、归纳寻根法

就是把所有的直接诊断放在一起进行整理归纳，继而找出发病的根本原因。

对于常见病症，我在"直接诊法"中已经谈过了，在用的时候，往里套就成。这里，我分析一下张伯臾先生医案和张锡纯先生医案，说明如何归纳寻根的同时并欣赏他们的治疗用药及其学习感悟。

（一）张伯臾医案之肠鸣

孙某，男，46岁。

初诊：1974年4月24日。中下腹辘辘有声，日夜无间，伴有腹胀，食后更甚，口干，大便不实，脉弦滑，苔薄白。

桂枝1.5g，茯苓12g，炒白术9g，汉防己15g，川椒目9g，葶苈子18g，带皮槟榔18g，九香虫6g，炒枳壳15g。5剂。

二诊：1974年4月29日。中下腹鸣响十减七八，腹胀亦减轻，大便转干，有慢性肾炎史，苔白腻，脉弦滑。

桂枝1.5g，炒白术9g，川朴6g，青陈皮各1.5g，汉防己12g，川椒目9g，葶苈子15g，仙茅18g，炒狗脊15g，淫羊藿12g，带皮槟榔15g。5剂。

三诊：1974年5月4日。中下腹鸣响已止，脘腹胀亦舒，但小腹有冷感，脉弦小，苔白腻已化。

熟附片9g（先煎），肉桂丸（分吞）3g，制熟地15g，淮山药12g，茯苓12g，党参15g，炒白术12g，仙茅15g，淫羊藿15g，乌药12g。14剂。

1. 初诊分析

（1）病症分析

中下腹辘辘有声——直接就可以诊断是饮留肠间。

《金匮要略》里谈到"饮证根据存留部位不同而分四种：痰饮，是水饮停留于肠胃部分，由于水饮的流动，所以肠间沥沥有声是主症；假如水饮潴留胁下，咳嗽牵引作痛，是为悬饮；水饮流行于四肢肌肉之间，近于体表，本可随汗液而排泄，若不得汗，必致身体疼痛而沉重，称为溢饮；如水饮停留在胸膈，阻碍肺气的宣降，以致咳嗽气逆，须靠床呼吸，短气不能平卧，或兼见身体肿大的，则是支饮"。这里的中下腹辘辘声，就是肠道的沥沥声，所以，我们的直接诊断就是痰饮证。

日夜无间——这里的日夜，代表的是运动和休息。虚实之病态的鉴别还有一个办法：休息后好转的是虚证，休息后加重的就是实证；运动后加重的为虚证，运动后缓解的为实证。想想生活当中身体虚弱的人，休息之后病情缓解；劳累一天的人，困乏无力、肢体酸疼，睡上一觉，诸症消失，这些都是因虚致病。可是，有的人，睡觉起来之后，脖子僵硬，腿脚不敢走动，这就是因实致病。如果运动和休息都不能缓解，这就说明是虚实夹杂之证，即病人体内既有虚证，又有实证。此例病人的"日夜无间"就是这种情况。

伴有腹胀，食后更甚——胀，直接诊断就是气滞；人体之中，胃在上，肠道在下，饮食物的进入是从胃到肠的，一旦肠道堵塞，吃东西之后，自然就会导致肠道的堵塞更重，犹如一楼下水道堵塞，二楼、三楼的东西不但下不来而且还会使堵塞加重的道理一样，使得食后更甚。结合上面的诊断，此气滞为痰饮内停所致。

口干——是口中津液不足所致。导致津液的不足的原因，要么是消耗过度，要么是产生不足。从此例病人的情况来看，可以排除消耗过度这个原因，所以，口干，就是津液上达不足所致。而脾主运化水液，所以，口干的直接诊断是由脾虚不运所致。

大便不实——大便，是由两部分构成的，一部分是饮食物中的浊物，另一部分是水液。正常情况下，他们都有一定的比例，一旦这个比例失常，则大便也会出现异常：水液太少，则大便发干；水液太多，则大便太软或稀薄。现在，肠中痰饮停滞，水液过多，故而就出现了大便不实的现象。

脉弦滑——弦，就是端直以长，如按琴弦，生气之人，你去按他的脉，这时就能体会出弦脉了；滑，是往来流利，应指圆滑，要体会滑脉，就去摸孕妇之脉。病理情况下，一般来说，弦脉主肝胆病、诸痛、痰饮和气滞，滑脉主痰、食、实热。结合病症诊断，我们就能准确地定性所主之病。

苔薄白——舌，包括舌质和舌苔。舌质就是舌体，舌苔就是舌体上附着的一层苔状物。正常健康人之舌为淡红舌、薄白苔，这里的薄白苔，如果是没有任何不舒服之人出现的，则为正常，但是，此例病人却有明显的不舒，所以，薄白苔的产生应该是几方面病症的叠加所致：前面已经出现了口干，即口中津液不足的现象，按理来说，舌苔应该是无或者很少，颜色应该发黄，然而患者却出现了薄白苔，这就说明体内还有寒湿之邪存在，原因就是寒湿能导致舌苔白厚腻，两方面叠加之后，才能出现薄白苔。

从上面的分析可知 {
病因：脾虚不运，痰饮滞留，气滞不行。
病性：为寒。
病态：虚实夹杂。
病位：中下焦。
}

（2）处方分析

下来看看处方：桂枝 1.5g，茯苓 12g，炒白术 9g，汉防己 15g，川椒目 9g，葶苈子 18g，带皮槟榔 18g，九香虫 6g，炒枳壳 15g。

根据病因、病位、病性加症状的处方格式，我们把这个处方进行拆分：病因为痰饮阻滞；病位在中下腹；病性为寒；症状为腹胀。

①病因：茯苓、炒白术健脾利水而祛痰饮。白术经过炒制之后，燥湿之功更强。

②病位：由于茯苓、炒白术和汉防己质重沉降，可以治疗中下腹疾病，所以，不用加他药就可以达病位。

③病性：本方除了川椒目、防己、葶苈子、枳壳之外，其余的全是温热之性。由于此例病人的寒象不是很明显，故而，用大量温热药的同时少佐一些寒凉药物，可以平药性，使得全方之药性不至于大热。药性的温热度和病性的寒凉度可以相互抵消而无剩余，治疗之后，此病好了，还不会产生其他的并发症和后遗症。

④症状：槟榔理气除胀，对于下腹部气滞，效果很好。肺主排浊，在体为皮，取象比类，皮类药物可以入肺排浊，故而，槟榔带皮，效果更好；对于腹中气滞，枳壳很好，但生用之后，理气作用较猛，易伤气血，而炒制之后，其一，性缓，有理气之功，且不伤气血；其二，是增加燥性而除湿，故而，这里用炒枳壳；九香虫理气温中，不但能平病性，更能消除腹胀，用于此证，甚是得宜。

由于痰饮为病邪，故而，我们要给它以出路而外排，大便本来就不实，故而，只有走小便，这时，用上川椒目、防己和葶苈子以利水，加速病邪的外排，且能利小便而实大便。

这里，我再多说一下利小便而实大便的问题：前面谈了，大便是由浊物和水液两部分构成的，如果水液太多，则大便不实，而通利小便能加速多余的水液外排，所以，肠道中的水液减少，大便自然就会变干。

看看这张处方，有两大妙处：

①给邪留有出路。实邪滞留，犹如老鼠在屋，不战而屈人之兵，为之上策，增强自身脏腑功能，打通病邪外出之路，不费力，而病自愈。

②用量很有度。给邪开路、治疗症状的药物剂量很大；补阳健脾为中等剂量；而平病性却是小量。从这里我们就可以知道一个中药剂量的把握点。

我们说一味药的剂量大小，不是看这味药在处方中的用量，而是和这味药的常用剂量做比较，常用量范围的上限或超出常量者为量大；常用量范围的下线或比常量小者为量小。比如九香虫，常用量为3~6g，现在用到了6g，这就是大量用药，葶苈子，常用量为3~10g，这里用到18g，这就是大剂量。桂枝的常用量为3~9g，而这里只用到1.5g，这就是小剂量。说到这里，我对张老的用药思维很是敬服。

（3）用药之妙

①桂枝： 味辛、甘，性温，能发汗解肌、温经止痛、温化水饮，还有横通肢节的特点，能引诸药上行至肩、臂、手指，所以，桂枝又为上肢的引导药。比如，配伍麻黄可以治疗无汗的风寒感冒，配伍白芍可以治疗有汗的风寒感冒等。

> 📝　在 1980 年的《新中医》里，潘文昭介绍治疗冻疮经验方：用桂枝 60g，加水 1000ml，武火（即大火猛火）煎 10 分钟，待温后洗患处，每次 10~15 分钟，每日早晚各 1 次。治疗 14 例，效佳，一般 1~6 次即愈。

而桂枝在本案的应用非常巧妙：一是可以温化水饮，二是肺有通调水道的作用，本方在用大量的防己、葶苈子降肺而从下排浊之时，少佐以桂枝，向上宣肺，以"提壶揭盖"，使得痰饮之邪浊更加畅排。

生活当中，当茶壶里的水太多的时候，我们向外倒水，则水流不畅，当把壶盖揭开之后，茶水则哗哗而出，这就是"提壶揭盖"。本处方中的桂枝，就是用来"揭盖"的，"响鼓不用重锤""揭盖"，只需有一个小口就足够了，所以，桂枝的用量很小。还有，由于桂枝是上肢病的引导药，剂量过大，可使诸药上达肩臂，而少量应用，温化水饮、提壶揭盖，且可消除上行之弊。

②茯苓： 茯苓甘、淡，利水渗湿、健脾安神，对于水肿、痰饮滞留、脾虚失眠之证，效果很好。

> 📝　比如 1986 年《上海中医药研究》中陈建南介绍：用茯苓制成 30% 的饼干（每片含生药 3.5g），成人每次 8 片，日 3 次，儿童酌减，1 周为一个疗程，停用其他的利水药。治疗水肿 30 例（非特异性水肿 20 例，心、肾疾病所致水肿 10 例），显效 23 例，有效 7 例。
>
> 1982 年《山西医药杂志》上张亦钡介绍：用茯苓 60g，水煎，日服 1 剂，连服 1~3 个月，治疗慢性精神分裂症 53 例，痊愈 3 例，显效 11 例，好转 16 例，无效 23 例。（我觉得对于脾虚型的病证，这个方法很好，而且效果也不错。治疗无效的，可能是其他原因导致的。）
>
> 1989 年《云南中医学院学报》介绍：对于老年性浮肿、肥胖症、脾虚证、失眠多梦，用茯苓磨细粉，每日 15g，同好米或糯米 60g 煮粥服下，日 1 次，效佳；对于老年痴呆，用茯苓配芝麻各等份，加适量蜂蜜为丸，每丸重 5g，每次 2 丸，日服 2 次。

张伯臾老在这里处方中应用茯苓，健脾利水而消痰饮为治本之法。

③**炒白术**：味甘、苦而性温，有补气健脾、燥湿利水、固表止汗、安胎的作用。生白术健脾而不燥；炒白术燥湿之力大；土炒白术健脾止泻之力显著；焦白术健脾而兼消导之功。白术量小则止泻，量大则致泻，所以，对于脾虚导致的泄泻，要小剂量应用，对于脾虚导致的便秘，则须大剂量应用。

我在临床上对于寒湿导致的腰疼病，也多单用生白术而取效：生白术60~240g不等（看病人的体质和病情的轻重），用一瓶黄酒和适量的水连煎2次，顿服，一般1次即可收功。

由于本例中的病人是虚实夹杂，所以张伯臾老应用白术来健脾补虚、燥湿泻实，炒白术，更可以燥湿而消除痰饮之邪。

这里，我再多说一点，中医对于湿邪的治疗，有燥湿、利湿、渗湿、化湿等之法，它们都是有区别的。

燥湿：就是干燥之物来使湿邪消散。比如地上出现了一点水，我们用干土撒上，水自然就没有了，这就是燥湿；桌子上不小心被倒上了水，这是，我们用干物擦掉，这也是燥湿。

利湿：就是打开消散之途径来使湿邪外排。如进行小便是人体下部之水湿外排的主要途径，所以，利小便就是利湿；皮肤上的水湿需要排汗来解决，所以，利用发汗法可以解决皮肤之湿邪，这也是利湿，不过，通常我们都叫作散湿。如地上的积水，我们挖沟排水，这就是利水。

渗湿：就是让湿归回原位。湿，为津液之化生，渗湿，就是在脾的运化下让这个湿重新归位于津液而被人体正常利用。如前面谈的茯苓可以健脾渗湿，就是说茯苓能让湿重归津液。比如脾虚导致的水肿，应用茯苓之后，也没见小便的量增多，但水肿消退，这就是渗湿。（当然，茯苓还有利尿的作用，也就是

说茯苓也可以利湿）

化湿：就是把湿进行散化，如藿香、佩兰、石菖蒲等。比如我们把地上的水，用木棍拨开，面积增大，这样，水就会更快的被蒸发而消失。

④汉防己：苦辛而寒，有利水、祛风、通行经络、祛下焦湿热的作用，临床上有两种防己，汉防己和木防己，一般来说，汉防己偏于祛湿利水，治下焦湿热和下半身水肿；木防己偏于祛风通络、止痛，治上半身水肿及风湿疼痛。所以，《本草纲目拾遗》中说："汉防己主水气，木防己主风气，宣通。"我们平常也俗语说"治风用木防己，治水用汉防己"。

张伯臾老在这个处方中应用汉防己，一是本身就有利水之功，二是引导诸药下行而达病位。虽然汉防己为寒性之药，但有更多的温性药物存在，故而，发挥功能之余不会对人体造成伤害。

⑤川椒：川椒，就是我们平时所说的川花椒，味辛性温，具有温中散寒、除湿止痛、杀虫解毒之功。

1986年《四川中医》上黄志华介绍止牙疼一验方：花椒、细辛、薄荷各3g，生石膏30g，开水浸泡（加盖）5分钟，名"椒辛荷漱剂"，待稍凉后漱口，治疗牙疼多例，效果极好，一般4~5次疼痛即止。

1983年《四川中医》上朱长义介绍一治疗疥疮方：用花椒20g，桐油90g，硫黄50g，治疗疥疮多例，效果满意，一般1次即愈。用法：先将桐油煎沸后入花椒、硫黄，再煎10分钟，冷却备用。治疗时将药加热，用鸡毛蘸药液搽涂患处，每日1~2次，待疮痊愈后更换内衣，用开水烫洗。1剂可用于10人次。

1990年《中西医结合杂志》上阮玉民等介绍一治疗体癣的验方：用花椒25g，紫皮大蒜100g，先将花椒研细粉，再与打算同捣成泥状，名"花椒大蒜泥"，治疗顽固性体癣45例，全部治愈。用法：用温水浸泡、洗净患处，再用棉签涂上薄薄一层药泥，然后用棉签反复搓擦患处，使药物渗入皮肤，每日1~2次，10天为一个疗程，一般1~3个疗程可获痊愈。

而川椒目其味辛苦，性寒，能利小便、消水肿、除水饮。张伯臾老在处方中应用，就是取其利水消饮之功。

⑥葶苈子：味辛苦，性寒，有泻肺降气，逐痰饮，消水肿的作用。对膀胱停水有很好的治疗作用，但其力峻性急，泻肺而易伤胃，故而一般常配大枣同用，以护中气。由于处方中有白术、茯苓的健脾护胃，所以，这里也就没有用

到大枣。

此病例为水饮停留于肠道，故而，张伯臾老用了更多的消水逐饮之品，这里应用葶苈子，其妙在于开门之功：水饮外出，必经膀胱，而葶苈子对于膀胱停水有很好的外排作用。

⑦槟榔：味辛而性温，长于降气，前人经验认为"性如铁石之降"，能把人体最高部位之滞气，降泻至极下之处；兼能行痰下水，消积杀虫。

1986年《江西中医药》上介绍一治疗乳糜尿的验方：用槟榔、海藻各60g，并随证加减，水煎服，日1剂，治疗9例，3例1周见效，5例2周见效，以上8例经乳糜尿实验检查均为阴性，尿常规正常，其中2例半年后复发，复用上方收效。1例治疗1个月后症状缓解，但尿检未转阴。

张伯臾老应用，降气排浊，消除腹部胀满症状。

⑧九香虫：味咸性温，有理气止疼，温中壮阳之功，此处应用，平病性、消腹胀。

⑨炒枳壳：理气消胀，配伍槟榔，可使胸中结逆之气下行。炒制之后，性缓而不伤正。

2. 二诊分析

（1）病症诊断

中下腹鸣响十减七八——治病求本，痰饮渐除，病证岂有不好的道理？

腹胀亦减轻——对症治疗，好转是意料中的事。

大便转干——痰饮渐除，肠道中的水液减少，故而大便转干。

有慢性肾炎史——慢性肾炎，是西医病名。我们在临床的时候，中医的知识要掌握，西医的东西也要了解，这是必需的。

苔白腻——苔由薄白转为白腻，白腻为寒湿胜。看似病情加重，实为脾的运化功能恢复，布散津液功能增强的表现。

脉弦滑——弦滑之脉在前面已经解释过了。由于中医更多的时候只是定性而不定量，故而，弦、滑的脉象程度改变，只有大夫自己知道。这是中医的一大遗憾，所以，我们不能从脉象来看说是病情没有变化。

（2）处方分析

在二诊处方时，用一味苍术（茅术即我们常说的苍术）来健脾燥湿而消除痰饮，代替了茯苓和白术，这是因为从"大便转干"就可以知道痰饮已经很少，"杀鸡何用宰牛刀"，用少量的祛除痰饮之药就可以了。白术治疗因脾虚而导致的痰湿水饮很是对症，而苍术则是治疗湿胜脾不是很虚的病症，从"苔白腻"就可以知道脾气已经恢复，运化功能增强，所以，此时用苍术代替白术很是及时。苍术经过炒制之后，祛湿之力更是增强，由于只用一味苍术来治疗痰湿之病因，所以，炒制是必需的。这时，由于病邪的减少，故而也就减少了给邪以出路的防己、葶苈子的用量，由于腹胀减轻，故而，消除症状的槟榔之量也减少。

由于寒象比前增多，所以，加用较多的温阳之药，如仙茅、狗脊、淫羊藿等以平病性。其实，脾肾阳虚也是疾病的产生原因，所以，仙茅、狗脊、淫羊藿也是治疗病因的药物。

（3）用药之妙

二诊的处方中又加有厚朴和少量的青陈皮，这是由于"性如铁石之降"的槟榔剂量减少，用相对温和的厚朴来消痰湿以除胀，治病而不伤正，且厚朴配伍升清阳的苍术，一降一升，痰饮消除更快；又由于中焦为脾胃所呆之地，"脾恶湿"，此地清洁，脾胃则舒，少量的青陈皮理气祛湿，打扫中焦之地，使得脾胃主动的乐于发挥功能。大师就是大师，有此等思维，佩服。

3. 三诊分析

（1）病症分析

中下腹鸣响已止——说明痰饮已除。

脘腹胀亦舒——说明痰饮所致的气滞也缓解。

但小腹有冷感——新病已愈，旧有的"慢性肾炎"之证突出。

脉弦小——弦为气滞；"寒则收引"，寒气重则脉小。

苔白腻已化——脾功能已趋正常的标志。

（2）处方分析

三诊时的处方，附子、肉桂、仙茅、淫羊藿以温肾祛寒；乌药理气除胀，且对小腹的寒凉有很好的温散作用，一举两得。山药、茯苓、党参、白术健脾益气，防止疾病复发。这里应用熟地，也是很妙："善补阳者，阴中求阳"，补肾阳，岂能不补肾阴？佐以熟地，肾阳能更好得补。虽然熟地滋腻，但痰饮已去，且还有茯苓、白术、山药这些健脾祛湿药存在，故而放胆用之，毫无后顾之忧。

4. 学习感悟

（1）掌握提壶揭盖法的临床应用

当我们要从二便排浊的时候，少量应用向上宣散肺气的药物，这样，浊气、浊物更能畅排。

生活当中，偶尔能遇到这样的病人，就是坐长途车之后，憋住小便的时间过长，等到了目的地后，却尿不出来。这时，可以应用提壶揭盖法，用一根杂草，放进鼻孔中摇动，鼻子发痒，出现喷嚏，肺气宣散，小便即刻外出。

（2）要具有给邪开路的思维

杀敌一千，自损八百。我们的目的是身体健康，所以，病邪在内，推散外出为明智之选。

（3）药物和药量一定要随着病情的变化而变化

有是证，用是药，这是治疗用药的原则。

（4）清扫脏腑所呆之地，按照脏腑喜好而用药

人体的生命活动都是脏腑发挥功能的结果，所以，善待脏腑，也是我们用药的一个原则。

（5）用药之阴阳配合的应用

当我们在补阴的时候，少佐一些补阳药，则阴更得补；在补阳的时候，少佐一些补阴药，则阳更得强。

（二）张伯臾医案之癃闭（前列腺炎）

刘某，男，56岁。

初诊：1976年9月8日。近因疲劳过度，昨起小便癃闭复发，尿道刺痛，少腹胀满，腰酸楚，夜不得寐，口干，脉象弦滑，苔薄黄少津。

炒知母9g，炒黄柏9g，官桂1.2g（后入），鹿含草30g，虎杖30g，红藤30g，败酱草30g，桃仁9g，萹蓄草24g，车前子30g（包煎），生升麻9g，琥珀末1.8g（分吞）。3剂。

二诊：1976年9月12日。药后小便得通，腹胀已平，腰酸减，寐亦安，尿时略有刺痛，脉小弦，苔薄黄。

原方去升麻、桃仁、车前子，加贯众15g，石韦24g，益母草30g。14剂。

1. 初诊分析

（1）病症诊断

近因疲劳过度——伤气。

昨起小便癃闭复发——癃闭，是以小便量少，点滴而出，甚至闭塞不通为主要表现的疾病。小便的正常外出，必须要满足两个条件：外推力正常和尿道顺畅。

尿道刺痛——刺痛，说明有血瘀存在。

少腹胀满——胀满，为气滞所致。

腰酸楚——肾虚。

夜不得寐——血不养神所致（也可以按照神志活动产生的条件来推理）。

口干——津液不足。

脉象弦滑——疼痛和气滞等都可以导致脉弦；滑，主痰湿。

苔薄黄少津——黄，主热；少津，即津液不足。

从上所知：此病为劳累伤气之后，气虚导致小便外推力不足，出现癃闭；清气不足，浊气郁结，导致气滞，出现少腹胀满；气虚、气滞，血行不畅，导致血瘀，出现尿道刺痛；气虚、气滞，行血无力，导致血虚，血不养神，出现夜不得寐；气虚、气滞，产生虚火、郁火，出现苔黄；火灼津液，出现口干少津（当然，气虚气滞，布散津液失常，也可出现口干少津）；肾为水脏主津液，津液减少，伤及肾，肾虚之后，出现腰酸楚。

（2）处方分析

知母、黄柏滋阴泻火；官桂温阳补肾；鹿含草祛风湿、强筋骨；红藤、虎杖、败酱草清热解毒；桃仁活血化瘀；琥珀利尿活血；萹蓄、车前子利尿通淋；升麻升散郁火。

2. 二诊分析

（1）病症诊断

药后小便得通——效果不错。

腹胀已平——浊气已随小便而出。

腰酸减——肾得补。

寐亦安——邪去正生，血可养神。

尿时略有刺痛——还有少许血瘀存在。

脉小弦——还有气虚气滞的情况存在。

苔薄黄——还有火。

（2）处方分析

原方去升麻、桃仁、车前子，加贯众清热、石韦利尿、益母草活血利水。

3. 学习感悟

治病，更多的是治疗人体不舒服之症，有热的清热泻火，有寒的温里散寒；实邪所致的，祛邪；正虚所致的，扶正。当然，治病求本，如果我们能加用治疗病症产生之根本原因的药物，效果应该更好。

（三）张锡纯医案之心虚不寐

天津徐某某，年六十六岁，于季春得不寐证。因性嗜吟咏，暗耗心血，遂致不寐。自冬令间有不寐之时，未尝介意，至春日阳生病浸加剧，迫至季春恒数夜不寐，服一切安眠药皆不效。精神大为衰惫，心中时常发热，懒于饮食，勉强加餐，恒觉食停胃脘不下行。大便干燥，恒服药始下。其脉左部浮弦，右脉尤弦而兼硬，一息五至。

生怀山药一两，大甘枸杞八钱，生赭石六钱（轧细），玄参五钱，北沙参五钱，生杭芍五钱，酸枣仁四钱（炒捣），生麦芽三钱，生鸡内金钱半（黄色的捣），茵陈钱半，甘草二钱。共煎一大盅，温服。

复诊：将药煎服两剂，夜间可睡两三点钟，心中已不发热，食量亦少加增，大便仍滞，脉象不若从前之弦硬，遂即原方略为加减俾再服之。

生怀山药一两，大甘枸杞八钱，生赭石六钱（轧细），玄参五钱，北沙参五钱，酸枣仁四钱（炒捣），龙眼肉三钱，生杭芍三钱，生鸡内金钱半（黄色的捣），生远志钱半，茵陈一钱，甘草钱半。共煎汤一大盅，温服。

将药连服三剂，夜间安睡如常，食欲已振，大便亦自然通下。惟脉象仍有弦硬之意，遂将方中龙眼肉改用八钱，俾多服数剂以善其后。

1. 初诊分析

（1）病症分析

因性嗜吟咏，暗耗心血，遂致不寐——告诉我们病因。

自冬令间有不寐之时，未尝介意——小病不治，很可能会发展成大病。

至春日阳生病浸加剧，迫至季春恒数夜不寐，服一切安眠药皆不效——失眠加重。

精神大为衰惫——休息不好，精力自然下降。

心中时常发热——气有余便是火。气滞、气郁所为。

懒于饮食——不想吃饭的意思。这是脾功能下降的缘故，因脾主思。

勉强加餐，恒觉食停胃脘不下行——脾不运化的缘故。

大便干燥，恒服药始下——肠道中津液不足，导致大便干燥。因布散津液为脾的责任，现在，肠道干涩，自然是脾虚所致。

其脉左部浮弦——浮，主表证；弦，更多主气滞。

右脉尤弦而兼硬——弦，为气滞；硬，为邪实的表现。

一息五至——脉跳动得有点快。主热证。

从上面可以知道，此例病人是气血不足；脾气虚弱，积食停滞，出现气滞；气滞之后，产生郁火，故而"心中时常发热"；脾虚不运，肠道干涩，出现"大便干燥"。

（2）处方分析

山药，健脾益气；枸杞，滋阴养血。两药合用，补益气血。玄参、沙参、杭芍滋补津液；赭石降气化积。这几种药合用，通泻胃肠。酸枣仁安神，消除失眠这个表象；生麦芽、鸡内金，消食化积；茵陈蒿，清热利湿，《本草拾遗》中谈到"去滞热"，《医林纂要》中说"去郁、解热"，《本草蒙筌》中说"行滞""宽膈"，这里应用，可以消除气滞；甘草调和诸药。

2. 复诊分析

（1）病症分析

将药煎服两剂，夜间可睡两三点钟，心中已不发热——更多的是茵陈所起的作用。

食量亦少加增，大便仍滞——肠腑还未畅通。

脉象不若从前之弦硬，遂即原方略为加减俾再服之——效不更方。

（2）处方分析

此次处方，去掉白芍，加用龙眼肉和生远志，增加补益心脾、滋阴养血、安神之功。

（3）效果分析

将药连服三剂，夜间安睡如常，食欲已振，大便亦自然通下——效果很好。

惟脉象仍有弦硬之意——仍有邪实情况存在。

遂将方中龙眼肉改用八钱，俾多服数剂以善其后——扶正驱邪。

（四）张锡纯医案之大气下陷

　　天津李某某，年三十二岁，拉洋车为业，得大气下陷证。

　　腹中觉饥，未吃饭，枵腹奔走七八里，遂得此病。呼吸短气，心中发热，懒食，肢体酸懒无力，略有动作，即觉气短不足以息。其脉左部弦而兼硬，右部则寸关皆沉而无力。

　　处方：生箭八钱，知母五钱，桔梗二钱，柴胡二钱，升麻钱半，生杭芍五钱，龙胆草二钱。共煎汤一大盅，温服。

　　效果：将药连服两剂，诸病脱然痊愈。

（1）病症分析

　　腹中觉饥，未吃饭，枵腹奔走七八里，遂得此病——枵腹，就是空腹、饥饿的意思。这句话告诉我们这个病人是因饿着肚子劳累之后而得的病。

　　呼吸短气——气虚的表现。

　　心中发热——清气不足，浊气郁结而发热。

　　懒食——脾气虚弱，不想吃饭。

　　肢体酸懒无力——气虚。

　　略有动作，即觉气短不足以息——气虚的很严重。

　　其脉左部弦而兼硬——弦，为气滞；硬，病邪严重。

　　右部则寸关皆沉而无力——沉，主里证；无力主气虚。

　　从这里可以知道，这个病人是饿着肚子还劳累，气虚严重，形成气陷证。清气不足，浊气郁结所致。

　　治病求本，补气升提是治本，理气降气散火为治标。

（2）处方分析

　　黄芪健脾补气的同时更具升提之功；桔梗、柴胡和升麻提气兼理气；知母、杭芍滋阴泻火；龙胆草降浊气以泻火。全方共用，补气升清降浊，清散火邪，标本同治。这个方子是由张锡纯自拟的升陷汤化裁而来的。临床上，见到大气下陷的病人，用升陷汤，效果很是不错。记得2006年的时候，我遇见一个病人，60多岁，女性。自述胸闷、呼吸困难、心慌，西医检查是"肺泡破裂"，住院20多天，虽有缓解，但还是感觉难受。出院后，我就用升陷汤原方治疗，即黄芪18g，知母9g，柴胡5g，桔梗5g，升麻3g，服用3剂，胸闷消失，呼吸明显感觉通畅了好多，继用1周，诸症消失。

（3）效果分析

将药连服两剂，诸病脱然痊愈——效果确实不错。

▶ 中医辨证也辨病

什么是病？病，是形声字。字从疒（nè），从丙，丙亦声。"丙"本义为"鼎足而立"。"疒"与"丙"联合起来表示"在体内自然发生的身患"。所以，病的本义为身体的内患。外因通过内因而发挥作用，不管是外感六淫还是生活因素、精神因素所伤，都会引起体内的疾患，这就是病。如果病辨清楚之后，就可以用治"病"的药物，比如治疗脾瘅，我们就可以用一味佩兰泡水喝；咳嗽，可以口嚼生姜片；气管炎，可以用蜂房炒鸡蛋；热证高血压，可以用大剂量的钩藤；面瘫，可以用生马钱子外用；失眠，可以用生地肉桂煮水喝。等等。随着西医的冲击，病人来看病，往往说的是西医诊断，下面举若干中西医病名对照如下。

一、内科

糖尿病——消渴

甲状腺功能亢进——瘿气、瘿病

冠状动脉粥样硬化性心脏病——胸痹、真心痛

高血压病——风眩、眩晕、头风

心律失常——心动悸

慢性心功能不全——心悸、怔忡、水肿、痰饮、心痹

病态窦房结综合征——心悸、眩晕、厥证

风湿性心脏病——心痹

慢性肺源性心脏病——喘证、痰饮、心悸、水肿

慢性阻塞性肺气肿——肺胀

急性肺部炎性病变——肺热病

气管—支气管炎——肺咳

支气管哮喘——哮病

肺脓肿——肺痈

肺结核——肺痨

胸腔积液——悬饮

肺性脑病——肺厥

胃溃疡——胃疡、胃脘痛

胃炎——胃脘痛、痞满、纳呆

胃下垂——胃缓

胃石——胃结石

幽门梗阻——胃反

溃疡性结肠炎——腹泻、腹痛、大瘕泄

肠结核——肠痨

习惯性便秘——脾约

急性胰腺炎——胰瘅

慢性胰腺炎——胰胀

乙型病毒性肝炎——黄疸、胁痛、积聚、虚劳

肝硬化——肝积、胁痛、积聚、膨胀

肝硬化腹水——膨胀

肝脓肿——肝痈

肝结核——肝痨

脂肪肝——肝癖、肝痞

肝昏迷——肝厥

慢性肾盂肾炎——肾着、淋证

肾病综合征——肾水、水肿

急性肾小球肾炎——皮水、水肿

慢性肾小球肾炎——石水、水肿

慢性肾功能衰竭——关格、虚劳、水肿、呕吐、癃闭

肾结核——肾痨

尿潴留——癃闭

再生障碍性贫血——虚劳、血证、髓劳

血小板减少性紫癜——紫癜病

神经性失眠——不寐

三叉神经痛——面风病

癫痫——癫痫

脑血管性痴呆——痴呆、呆病

血管神经性头痛——偏头风、偏头痛

脑动脉硬化症——脑络痹、健忘、眩晕

面神经麻痹——口僻

帕金森病——颤病、脑风表

脑血栓——中风、偏枯

脑出血——中风

高血压脑病——厥头痛、真头痛

过敏性休克——风厥

流行性感冒——时行感冒

流行性脑脊髓膜炎——春温

流行性乙型脑炎——暑温

二、外科

肾结石——石淋、血淋

泌尿系结石——石淋

胆石病——胁痛、黄疸

胆囊炎——胆胀

急性阑尾炎、阑尾周围脓肿——肠痈

肠梗阻——肠痹

胰腺炎——胰胀

乳腺炎——乳痈

前列腺增生——癃闭、淋症、精癃

前列腺炎——精浊

血栓性静脉炎——脉痹、股肿

睾丸炎、附睾炎——子痈

附睾结核——子痰

隐睾——子隐

龟头炎——龟头痈

男性不育——不育

三、妇科

痛经——痛经

闭经——闭经

功能失调性子宫出血——崩漏

经前紧张综合征——经行情志异常、经行前后诸症

更年期综合征——绝经前后诸症

子宫肌瘤——石瘕

子宫脱垂——阴挺

女阴溃疡——阴疮

乳房结核——乳痨

乳腺囊性增生症——乳癖

乳腺纤维腺瘤——乳核

先兆流产——胎动不安

习惯性流产——滑胎

不孕症——不孕症、无子、断绪

盆腔炎——带下、腹痛

四、儿科

新生儿黄疸——胎黄

新生儿破伤风——脐风

婴儿湿疹——奶（胎）癣

新生儿脐炎——脐疮

营养不良——疳病

支气管肺炎——肺炎喘嗽

脑性瘫痪、佝偻病——五迟、五软

百日咳——百日咳、顿咳

细菌性痢疾——痢疾

麻疹——麻疹

脊髓灰质炎——温病（早期）、痿证（后期）

白喉——白喉

流行性腮腺炎——痄腮

五、皮肤科

带状疱疹——蛇串疮、蛇丹、缠腰火丹

寻常疣——疣目、千日疣、枯盘箭

扁平疣——扁瘊

传染性软疣——鼠乳、水瘊

尖锐湿疣——臊疣

脓疱疮——黄水疮、滴脓疮、脓窝疮

手癣——鹅掌风

足癣——脚湿气、臭田螺

甲癣——灰指甲

趾甲癣——灰趾甲

神经性皮炎——摄领疮、牛皮癣、顽癣

荨麻疹——瘾疹、风疹块

结节性痒疹——顽湿结聚

银屑病——白疕、白壳风

斑秃——油风脱发

脂溢性皮炎——面游风

寻常痤疮——粉刺

药物性皮炎——药毒、膏药风

日光性皮炎——日晒疮

扁平苔癣——紫癜风

多形性红斑——猫眼疮、雁疮

结节性红斑——瓜藤缠

盘状红斑狼疮——红蝴蝶疮、蝴蝶疮

系统性红斑狼疮——蝶疮流注

白塞病——狐惑

白癜风——白驳风

六、眼科

麦粒肿——针眼

霰粒肿——胞生痰核、胞睑痰核

沙眼——椒目

眼睑炎——睑弦赤烂、风弦赤烂

眼睑下垂——上胞下垂、睢目、睑废

结膜结石——睑内结石

睑内翻倒睫——倒睫拳毛

急性泪囊炎——漏睛疮

慢性泪囊炎——窍漏、眦漏、漏睛

过敏性结膜炎——暴风客热

慢性结膜炎——白涩症

巩膜炎——眼疳、乌轮赤晕

单纯疱疹病毒性角膜炎——聚星障

化脓性角膜炎——凝脂翳

急性虹膜睫状体炎——瞳神紧小

慢性虹膜睫状体炎——瞳神干缺

青光眼——五风内障

老年性白内障——圆翳内障、如银内障

玻璃体浑浊——云雾移睛

视神经萎缩——青盲

原发性视网膜色素变性——高风内障、高风雀目

视网膜中央动脉阻塞——络阻暴盲

视网膜中央静脉阻塞——目暴盲

七、耳鼻喉科

外耳道炎——耳疮

急性卡他性中耳炎——耳胀

慢性卡他性中耳炎——耳闭

化脓性中耳炎——脓耳、耳疳

突发性聋——暴聋

感音神经性聋——久聋

慢性鼻炎——鼻窒

萎缩性鼻炎——鼻槁

化脓性鼻窦炎——鼻渊

过敏性鼻炎——鼻鼽、鼽嚏

鼻出血——鼻衄

慢性咽炎——慢喉痹、虚火喉痹

扁桃体炎——乳蛾

扁桃体周围脓肿——喉关痈

喉炎、声带炎——喉暗

八、口腔科

智齿冠周炎——牙咬痈

萎缩性牙周炎——牙宣

复发性口腔溃疡——口疮、口疳

白塞病——狐惑病

口腔扁平苔癣——口蕈、口藓、口破、口糜

舌脓肿——舌痈

舌下血管神经性水肿——木舌

附 如何断的知识点记忆

如何断：直接诊断，寻根诊断。

直接诊断，就是根据表象直接作出判断。

寻根诊断，就是在直接诊断的基础上进一步找到病证根本原因的诊断：舌脉寻根法；推理寻根法；排除寻根法；归纳寻根法。

掌握中医的基本治法

中医的治疗方法特多，最常见的有中草药、针刺、按摩、拔罐、艾灸、放血疗法等等。每一种疗法要有好的效果，就必须要遵循正常平衡原则、治病求本原则、扶正抑邪原则、因时因地因人制宜原则和简廉原则等。

中医治疗的原则

没有规矩，不成方圆。

掌握中医治疗的原则很重要。

一、正常平衡原则

人体生命活动总是处于一个相对平衡中，阴阳平衡，脏腑平衡，气血平衡。如果失衡，人体就会出现不适，严重者将影响到生命。当然，它们虽然平衡但不正常，也会出现问题。

1. 阴阳正常平衡

形体属阴，功能属阳。阴阳正常平衡，首先就是说人的形体和功能不但正常而且还要配套平衡。

正常但不平衡不行。比如形体正常，手臂也能动，但是，一个30多岁的男子却提不起一个5斤重的水桶，这就是异常。看看咱们现在坐办公室的很多人，平时没什么不舒服，但稍一活动，就感到不适，这就是异常。

平衡但不正常不行。比如一个人骨折了，形体受到了伤害，那么，地球人都知道需让这个人好好休息，不要动。这个"不要动"就是人为地降低"功能"，使得和虚弱的形体相配套而平衡。但这个"平衡"是在不正常的基础上形成的，故而，也是一种异常。

所以，健康人体的阴阳平衡一定是正常的平衡。在正常的基准上：阴盛者泻阴，阳亢者抑阳，阴虚者补之，阳虚者，壮之。

2. 脏腑功能正常平衡

人体是一个有机整体，脏与脏，脏与腑，腑与腑之间在生理上是相互协调，相互促进的，在病理上则相互影响。

脏与脏的平衡靠的是滋生制约关系的正常。五脏配五行：肾属水，肝属木，心属火，脾属土，肺属金。五行相生即五脏相生：肾水生肝木，肝木生心火，心火生脾土，脾土生肺金，肺金生肾水。五脏相克即五行相克：肾水克心火，心火克肺金，肺金克肝木，肝木克脾土，脾土克肾水。

脏与腑是表里关系，如果他们的功能不平衡，也会出现病态，临床上常说的"胃强脾弱"就是脏腑功能不平衡的一个病态。

腑与腑也要讲究平衡。胃中的食物要在一定的时间内下到小肠中，如果下行过慢，则可出现宿食停滞，导致胃脘饱满，恶心欲吐等病态；大肠中之物如果外排得过慢，旧的不去，新的不来，则会导致小肠中的物质不能正常下达，胃中之物不能下降，就如下水道不通，楼上的，不管几楼，都不能往水管里倒水一样的异常现象出现。

3. 气血津液的正常平衡

人体之中，气血津液都是按照一定比例存在的。如果这个比例失衡，就会出现病态：血量正常而气少，则会出现气虚证；气正常而血量减少，则会出现血虚证；津液量多则形成痰湿水饮之证等。

二、治病求本原则

治病求本，就是寻找出疾病的根本原因，并针对根本原因进行治疗。这就是《素问·阴阳应象大论》上说的"治病必求于本"。

（一）临床上一定要抓住主要矛盾施治

疾病的表现往往是错综复杂的，辨证论治时会遇到困难。尽管如此，在复杂的病情中，必定有主次之分，辨证论治时就是要找出主要矛盾和次要矛盾。这两种矛盾一般可根据标本、缓急和轻重来区分。在标和本的关系中，本是指病之因，标是指病之症，如风寒感冒，风寒是本，恶寒、发热、身痛、咳嗽等是标。在一般情况下，本是主要矛盾，标是次要矛盾，只要治好了本，标也就迎刃而解了。

1. "正治"与"反治"

正治和反治，出自《素问·至真要大论》的"逆者正治，从者反治"。在临床实践中，可以看到多数的疾病临床表现与其本质是一致的，然而有时某些疾病的临床表现则与其本质不一致，出现了假象。为此，确定治疗原则就不应受其假象的影响，要始终抓住对本质的治疗。

正治，是指疾病的临床表现与其本质相一致情况下的治法，采用的方法和药物与疾病的征象是相反的，其又称为"逆治"。

《素问·至真要大论》中说"寒者热之，热者寒之，温者清之，清者温之，散者收之，抑者散之，燥者润之，急者缓之，坚者软之，脆者坚之，衰者补之，强者泻之"，这些都属于正治之法。大凡病情发展较为正常，病势较轻，症状亦较单纯的，多适用于本法，如风寒外感病人，用辛温解表法即属正治，胃寒而痛者，用温胃散寒法，也是正治法。

反治，是指疾病的临床表现与其本质不相一致情况下的治法，采用的方法和药物与疾病的证象是相顺从的，其又称为"从治"。

《素问·至真要大论》中说的"微者逆之，甚者从之""逆者正治，从者反治"，是指反治法。一般多属病情发展比较复杂，病势危重，出现假象症状时运用之法。其具体应用有：热因热用、寒因寒用、塞因塞用、通因通用。

"热因热用，寒因寒用"，是指以热治热，以寒治寒。前者用于阴寒之极反见热象，即真寒假热的患者；后者用于热极反见寒象，即真热假寒的患者。二者治疗的实质仍然是以热治寒，以寒治热。

"塞因塞用，通因通用"，是指以填补扶正之法治疗胀满痞塞等病证，以通利泻下之法治疗泄利漏下等病证。前者适用于脾虚阳气不足而不健运者，后者适用于内有积滞或瘀结而致腹泻与漏血者。二者治疗的实质亦为虚者补之，实者泻之。

此外，还有反佐法。即于温热方药中加少量寒凉药，或寒证则药以冷服法；寒凉方药中加少量温热药，或治热证则药以热服法。此虽与上述所讲不同，但亦属反治法之范畴，多用于寒极、热极之时，或有寒热格拒现象时。正如《素问·五常政大论》所说的"治热以寒，温而行之；治寒以热，凉而行之"。这样做，可以减轻或防止格拒反应，提高疗效。

2. 标本缓急

"标"与"本"，是中医治疗疾病时用以分析各种病证的矛盾，分清主次，解决主要矛盾的治疗理论。"标"即现象，"本"即本质。"标"与"本"是互相对立的两个方面。"标"与"本"的含义是多方面的。从正邪两方面来说，正气为本，邪气为标；以疾病而说，病因为本，症状是标；从病位内外来分，内脏为本，体表为标；从发病先后来分，原发病（先病）为本，继发病（后病）为标。总之，"本"含有主要方面和主要矛盾的意思，"标"含有次要方面和次要矛盾的意思。

疾病的发展变化，尤其复杂的疾病，常常是矛盾万千。因此，在治疗时就需要运用标本理论，借以分析其主次缓急，便于及时合理地进行治疗。标本的应用原则一般是急则治其标，缓则治其本和标本同治。

急则治其标，指标病危急，若不及时治疗，会危及患者生命，或影响本病的治疗。如腹胀满、大出血、剧痛、高热等病，皆宜先除胀、止血、止痛、退热。正如《素问·标本病传论》所说："先热后生中满者，治其标……先病而后生中满者，治其标……大小不利，治其标。"待病情相对稳定后，再考虑治疗本病。

缓则治其本，指标病不甚急的情况下，采取治本的原则，即针对主要病因、病证进行治疗，以解除病的根本。如阴虚发热，只要滋阴补虚治其本，发热之标便不治自退；外感发热，只要解表祛邪治其本，发热之标亦不治而退。

标本同治，指标病本病同时俱急，在时间与条件上皆不宜单治标或单治本，只能采取同治之法。如热极生风证，本为热邪亢盛，标为肝风内动，治疗只能清热凉肝、熄风止痉，标本同治。

由于疾病的标本关系不是绝对的，在一定条件下，可以互相转化。因此，在临床中要认真观察，注意掌握标本转化的规律，以便正确地不失时机地进行有效的治疗。

（二）透过现象看本质

有些疾病，不仅病情复杂，而且还会出现一些假象，如"真热假寒"和"真寒假热"，遇到这种情况，就必须详细地全面地加以分析，可千万不能粗枝大叶。应当透过现象去分析疾病的本质，本质是热就是热证，本质是寒就是寒证，不能被假象所迷惑，以免误诊误治。

三、扶正抑邪原则

人的一生，是正邪相争的一生。正气强，则平安无事，邪气盛，则疾病生。

邪，统指导致疾病发生的因素。外因主要有六淫、疠气、七情（外部情志刺激）、饮食、劳倦以及外伤和虫兽伤害等，内因主要有气滞、血瘀、痰湿水饮和积滞（食积、虫积、结石、宿便）等。

正，是指人体的抗病能力，由气血津液来实现。

正常情况下，邪无时无刻不存在，每个人都有抗病能力，即正邪共存。只要人体没有发病，就可以允许邪的存在，其实，更多时候是不得不允许邪的存在，如外邪，不可能因为人不想让它存在而消失；在人的体内也有很多邪存在，如西医上说的细菌和癌细胞等。

一旦正虚邪盛，人体发病，这时就必须要扶正祛邪。

扶正，就是增强体质，提高人的抗病能力。适用于以正虚为主要矛盾而邪不盛的虚性病症。如气虚阳虚的病人，应采取补气、补阳的方法治疗；阴虚血虚的病人，应采取滋阴、补血的方法治疗。一口吃不了一个胖子，扶正要慢，除非遇到脱证、大出者等。

祛邪，就是祛除或减弱导致疾病发生的因素。适用于以邪实为主要矛盾，而正气未衰的实性病症。如表邪实者，宜发汗解表；食积胀满，宜用消导之法等等。邪可伤正，故除邪要快，除非遇到黏滞之湿邪、久甚的寒邪等。

在临床上一定要注意扶正祛邪的主次问题：是先扶正后祛邪，还是先祛邪后扶正，抑或是扶正祛邪同时进行。

四、因时因地因人制宜原则

即三因制宜，指治疗根据时间、地域、体质不同，其治疗方法宜不同。

以"火神派"用附子为例：一方水土养一方人，中国地域辽阔，东西南北之人的体质不一样，四川人，常年饮用从长江上游由青海西康雪山中急流入川的寒水，故而，体内寒气重，需食辛辣食物以温热之。附子，大热之品，川人应用，自然对症，好多四川人"啖附子如芋栗"，都把附子当食品来吃，所以，四川的中医大夫在治病的时候大剂量应用附子，也就不足为奇了。就如山东的百姓常把本地产的山药当作食物，一旦病人出现要用山药治疗的病症，这时，应用本地产的山药，剂量也必然加大。

云南、贵州两省，气候特点和四川差不多，所以，这两省的中医大夫擅用附子治病，也能理解。然而，其他地方，比如新疆，夏季的吐鲁番，气候炎热，如果不加辨证的用附子，岂不是"火上浇油"？

也许有人会说：北方寒冷、南方潮湿，附子能逐寒燥湿，故而，不管北方还是南方，应该人人可用。唉，"医不穷理，不可以用药"，中药治病，只是纠病症之所偏，北方虽寒，南方虽湿，但久居其地的人已经适应了当地的气候环境，其所发之病，因气候引起的毕竟为数不多。

五、简廉原则

中医治病，讲究的就是简便廉验。所以，我们中医人在临床上一定要注意简廉原则。

简：是简单，即简单方法。

什么是简单办法？就是容易做且效果比较好的办法。如中医的针灸、拔罐、放血疗法、推拿按摩、外治法等等。

风寒感冒初期，大椎穴刺血拔罐，一次就好；腿沉无力，放血最快；急性腰扭伤，针刺百会就成等等。

当然，简单之法中也包括西医治法，比如西药和手术等。一个乳腺纤维瘤病人，最简单就是让西医做手术。除非病人要求保守治疗，我们才可用中药治疗。对于危重症，最"简单"的办法就是用西药做治疗。中药虽然对危重症有一定的效果，但对中医诊所来说，最好就是将这类病人送到医院进行西医急救。

廉，是廉价。更多的人抱怨说能得起病，却看不起病，就是因为医药费太高的缘故。中医治病，费用本来就不高，但有些人出于某种原因总是给病人用一些昂贵的中药如鹿茸、人参和虫草等，不但增加了病人的经济负担，更有可能出现"实实"之弊。

附 中医治疗的原则之知识点记忆

正常平衡原则：阴阳正常平衡；脏腑功能正常平衡；气血津液的正常平衡。

治病求本原则：临床上一定要抓住主要矛盾而治疗之；透过现象看本质。

扶正抑邪原则：邪，统指导致疾病发生的因素；正，是指人体的抗病能力。祛邪要快；扶正要慢。在临床上一定要注意扶正祛邪的主次问题：是先扶正后祛邪，还是先祛邪后扶正，抑或是扶正祛邪同时进行。

因时因地因人原则：时间不同、地域不同、人的体质不同，虽患同一病证，其治法用药也不同。

简廉原则：简，是简单，即简单方法；廉，是廉价。

提高临床疗效的方法

没有最好，只有更好。

要想疗效更好，我们就需做到位。

治病，是一个综合应用知识的过程，必须做到三点才能谈到取效：一是诊断要准确，二是治疗要到位，三是要让患者配合。

一、准确诊断是前提

中医是讲理的，这个理不只是道理的理，更是推理的理，没有合理的推理，见到一个症状就想当然的做出诊断，这是很严重的错误。比如见到盗汗就说阴虚，见到怕冷就说阳虚等，根据错误的诊断做出的治疗，不但效果不好，更可能会引起并发症。

所以，诊断时一定要进行有理推断，绝不能有先入为主的思想。

1. 有理推断

中医诊断，没有理是不行的。在临床上不管是证还是病，都有其表象。简单的病情，只有一两个表象，复杂的病情，表象更多。只有掌握了每一个表象的发病机制，我们才能进行推理诊断。这一点，我们已经在前面诊断中谈过。

2. 绝不能有先入为主的思想

自汗多气虚，盗汗多阴虚，但不能在临床上见到自汗就认为必然是气虚，见到盗汗就直接诊断为阴虚。这种先入为主的思想可要不得。

我曾治过一个病人，左手指关节肿胀疼痛，在其他地方看病时，没有做任何化验，医生就直接诊断为类风湿性关节炎，用药治疗很久，效果不显，而且还使得患者出现口干、大便难的症状。经人介绍后求诊于我，病人开口就说她这个类风湿性关节炎怎么样。我说建议她先做个检查，结果检查类风湿因子为阴性。我用了一个单方，把白芷研成末，用黄酒拌湿后敷在局部，3天后，肿胀就消失了。

二、治疗必须到位

诊断是为了治疗，中医大夫在临床上必须治疗到位。

治病如打仗，不但要有好的武器，更要有好的战略战术。

善于用剑者，将剑磨光；善于用枪者，枪要满膛。

临床上善于用针灸之人，结合自己的需要，对针灸进行改良；善于用中药之人，一定要在能力范围内选用最好之药，并将中药炮制到最好。

我在临床上更多地是运用中药治疗，所以，这里我就简单谈谈中药这一块。

1. 能力范围内用最好的药

什么是好药？能治病的药就是好药。只选对的，不一定要选贵的。

什么是能力？就是指知识水平和经济能力。如果知识水平不高，连中药饮片都不认识，怎么来谈质量的好坏？对剧毒药物的知识掌握不够，怎么能用这些药物来治疗疑难重症？如果经济能力不足，用不起麒麟竭，只能用普通的龙血竭；用不起麝香，只能用樟脑冰片之类；用不起人参，只能用党参、黄芪，疗效肯定要下降。

2. 中药炮制到位

中医医生难做，就是因为医药分家情况严重。懂医的不懂药，甚至连中药饮片都不大认识，更不要说中药的炮制了。还有，现在更多的中药炮制根本就不按正法，甚至还加有杂七杂八的东西。比如，我们常用的附子，现在更是炮制太过，宁愿治不好病，也不要出医疗事故；元胡，加有大量的山药豆；茯苓，加有更多的面粉等等。更有甚者，将制药厂提取有效成分后的中药再加工销售，试想，效果能好吗？所以，提高临床疗效的其中一个办法就是炮制中药要到位，绝不能用假药。

故而，临床上要做到三点：一是尽量认识中药、鉴别中药；二是尽量买个子药，拿蒲公英来说，虽然很便宜，但蒲公英个子货比切好的蒲公英段还要贵，其中原因不言而明；三是尽量自己炮制。关于炮制的问题，可以看看《中药炮制学》。

3. 煎药是关键

要取得好的临床疗效，煎药很关键。

煎药时一般以水漫过药物 2~3cm 左右为宜。煎药的用水量应一次加足，不要中间数次加水，更不能把药煎干了再加水重煎，煎干的药应倒掉。

具体煎煮方法为：先将药物放入容器内，加冷水漫过药面，浸泡 30~60 分钟，使有效成分易于煎出。一般药煎两次为宜，第一次先用武火煮沸，再用文火煎煮半小时左右，滤出药液，第二次再加水煎煮沸后 25~35 分钟，滤出药液。在煎煮过程中，尽量少开锅盖，以免药味挥发。煎药的时候还要注意某些特殊药物的煎服方法。

①先煎，是指某些药物煎煮时不与其他药物同下，而提前煎煮。如矿物类、介壳类药物，石膏、代赭石、牡蛎、鳖甲等，质重而有效成分难以煎出，应打碎先煎，约煮 15 分钟后再下其他药物。附子等有毒药物也要先煎，以减轻其毒性。

②后下，是指有些药物煎久之后容易失去功效，故在其他药物快要煎好时才下，稍煎即可。如气味芳香的药物薄荷、藿香、砂仁、杏仁等，内含挥发油，煎煮过久，则因有效成分挥发而失效。又如大黄后下，可使其泻下作用更强。

③另包，就是说要用纱布包起来再和其他的药物煎煮，如旋覆花、车前子、辛夷花等，以免过滤不干净而对人体造成伤害。

另外还有烊化、另煎等，我就不多说了。

4. 服药方法很重要

药物的服用是否恰当，对治疗效果是有直接影响的。一般来说，补养药应在饭前服用；泻下药、杀虫药应在空腹时服用；安神药应在睡前服；对于呕吐病人或怕服药的病人应该采取少量多次服用。对于急性病之人，应立即服药。

现代药理学发现胃肠道内容物的多少，能影响药物的吸收，胃内容物多则吸收慢，胃内容物少则吸收快，所以，凡是部位在上的疾病，一般多宜食后服用，汤剂者多宜少量频服，丸剂者常常含化，其目的就是让药物停留上部的时间延长，使药效得以发挥完全；而对病位在下的疾病，服药时间多在饭前，或为顿服，即一次性服用，其目的就是让药物直达病所，以减少药力在上之损耗。

对于寒性疾病，应该温热服用；对于热性疾病，应该凉服。但对于"真寒假热"或"真热假寒"，甚至有"格阴""格阳"之征兆的疾病，我们一定要"热药热服"和"寒药凉服"，不然骤进大热或大寒，恐怕身体接受不了，这也是中医反佐法的一个应用。

还有，根据阴的相关知识：病位在上，宜热服；病位在下，宜凉服。病位在表，宜热服；病位在里，宜凉服。

5. 增加药物剂量

增加剂量来增加疗效，也是一个办法，关于量与效之间的关系，我已经说过了，这里只说一点：对药来说，以前是野生的，现在更多的是人工种养的；对人来说，古时候的人没有耐药性，现在的人有更多的耐药性。由于人工种养的没有野生的药效强，且人具有耐药性，所以临床用药时一定要适当地增大药量。比如我在《中医师秘藏的小验方》中谈到的用白术猪肚治疗胃下垂，只要剂量到了，效果很是不错，但如果剂量很小，就如一个人端了一杯水去救一栋楼房的火一样，结果可想而知。

不过需要注意的是一定要注意药物的毒副作用。我曾经就是因为求速效而出现过病人因腹泻而痛苦的副作用。

我曾经治疗过一个病人，是气虚导致的头晕，病程较长，病症较重，因病人家属要求速效，故而，一剂药之中黄芪的用量达 300g。用后，当天就出现了严重的腹泻情况，病人自述上厕所都来不及，但身体没有其他的不适。第 1 天腹泻 10 余次，第 2 天腹泻 5~6 次，第 3 天基本无腹泻，用药 3 天之后，头晕消失。

用大剂量黄芪之后，为什么会出现腹泻现象？有是证，用是药，病人是气虚所致，用黄芪补气为正治，但黄芪药材为根，大剂量应用之后，沉重下达，健脾而利腹部之湿，由于剂量过大，故而，腹泻严重。湿邪渐少，所以，腹泻次数减少。治病求本，气虚得补，头晕之证自然得消。

6. 改变剂型

剂型对疗效也有很大的影响。如果内服法对某些病效果不是特快的话，就可以选外用法。外用之法遵内服之法。比如《江苏中医杂志》1983 年第一期上有一篇文章，是张德林介绍治疗热郁胸痛的：用栀子、杏仁按 2 比 1 的配比，研细，加白酒调成糊状，于睡前外敷膻中穴，用汗巾捆好，隔夜取下，局部呈现青紫色，闷痛即止。曾治一男性患者，心中虚烦懊恼，身热不去，胸脘闷痛，连服 2 剂栀子豉汤，收效甚微。后敷贴上述药糊 1 次，闷痛立止。

还有，由于单用内服药物不能把乳腺结块彻底消失，所以我在临床上配用膏药治疗乳腺增生病，效果很不错。

三、患者配合

发挥患者的主观能动性，让患者配合很是关键。

在治疗的过程当中，让病人配合，不但要让病人树立能完全可以治愈的信心，而且还要做到两点：一是适当忌口；二是调情志、忌劳累。

1. 适当忌口

忌口，别的书上谈的都很多，我只说一下原则：热病者最好不要食用辛辣之热性食物；寒证者最好不要食用生冷和寒性食物；虚证者最好不要食用不容易消化之物；实证者不能过饱。

2. 调情志、忌劳累

在用药的过程中，尽量让病人保持心情舒畅。试想，治病的过程中，病人生气、抑郁等，对疾病的治愈能有好处吗？还有劳累，俗话说"三分靠治，七分靠养"，如果在治病过程中，一天还工作 16 个小时，大量的消耗气、营养物质和精，这样的话，疾病肯定是治不好的。

附 提高临床疗效的方法之知识点记忆

准确诊断是前提：有理推断；绝不能有先入为主的思想。

治疗必须到位：能力范围内用最好的药；中药炮制到位；煎药是关键；服药方法很重要；增加药物剂量；改变剂型。

患者配合：一是适当忌口；二是调情志、忌劳累。

针刺疗法

针刺就如做饭，说简单，
很简单，说复杂，一辈子想不全。

一、什么是针刺疗法

针刺疗法，就是用金属做的针刺入人体一定部位来治病的方法。

针刺疗法的治疗范围很广，凡是内、外、妇、儿科，以及眼、耳、喉、鼻科等疾病，多半可以用针刺来治疗。特别对一些急性病象如口痛、肚子痛、腰痛，或因受寒引起的关节疼痛等，见效更快。同时，这一疗法方便简单，只要带上一些针和酒精棉球，就可以进行治疗。

学习针刺疗法，并不困难，只要有信心，只要能坚持，只要掌握了学习方法，那么，就能很快地学会、学好。

首先，必须勤练手法，要掌握进针、运针、出针和针刺的方向。也就是说进针往哪个方向刺？是直刺、平刺还是斜刺？怎样捻针？针刺多深？等等。

接下来，学习传统针刺，就必须掌握经脉和穴位。把经脉的名称和穴位要记清楚，人体共有几条经脉，多少穴位。把常用的穴位名称和穴位位置牢牢记熟，然后练习点穴、摸穴。

最后，要认病、认证来取穴。只有把病和证认清楚了，把穴位取准了，疗效才好。

二、针具

针刺用的针，种类很多，使用的方法也不一样，一般常用的针，有毫针和三棱针两种。毫针是一种细针，其长短有 5 分、1 寸、1.5 寸、2 寸、2.5 寸、3 寸、3.5 寸等。有人用的针很长，约有 1 尺左右。

针的粗细常用规格有 26、28、30、32 号四种。

三棱针是一种点刺或放血用的针，针尖是三棱形的。

三、练针

扎针的指力大小，匀不匀、熟不熟，对于疗效来说关系很大，故而，学习针刺，就必须先锻炼指力。

锻炼指力，一般常用卫生纸折叠压紧，用细绳帮起来，然后左手拿纸垫，右手拿针，反复的一捻一转，一提一插，进行练习。开头比较费力，慢慢地指力增加，就容易进针了。

练好指力之后，然后就可以练习进针了。练习进针，用棉花则更好，也就说做一个4寸作用的小布枕头，里面装满棉花，要装紧、装硬。左手拿着枕头，右手的食指、大拇指和中指捏住针身，先在小枕头上练习进针，进针纯熟后，再练习捻转提插，要练到捻转流利，快刺也不弯针的地步才好。

四、针刺前的消毒

针具的消毒可以采用高压蒸汽灭菌法、药液浸泡消毒法、煮沸消毒法。不过，现在常用的是一次性针具，都是消毒好的。用完之后，直接放入医疗垃圾存放处即可。

大夫应该保持双手的清洁，针刺前应用75%的酒精棉球擦拭双手后，方可拿针。

针刺部位的消毒，常用75%的酒精棉球擦拭即可。

五、持针方法

持针方法是大夫握持毫针以便针刺的方法。常用的有以下几种。

1. 两指持针法

大夫用手的拇指和食指末节指腹捏持针柄的握持方法。

2. 三指持针法

大夫用手的拇指、食指和中指末节指腹捏持针柄，拇指在内，食指、中指在外，三指协同的握持方法。

3. 四指持针法

大夫用手的拇指、食指、中指三指末节指腹捏持针柄，以无名指抵住针身的握持方法。

4. 持针身法

大夫用手的拇指、食指末节指腹借助无菌干棉球裹挟针身近针尖部分的握持方法。

5. 两手持针法

大夫用手的拇指、食指和中指末节指腹捏住针柄，另一手的拇指和食指接着住无菌干棉球裹挟针身近针尖部分的握持方法。

六、针刺角度

针刺角度是指进针时针身与针刺部位皮表间形成的夹角。一般分为直刺、斜刺和平刺三种。

1. 直刺

是指针身和皮肤表面呈90°角垂直刺入方式。

2. 斜刺

是指针身和皮肤表面呈45°角作用的倾斜刺入方式。

3. 平刺

是指针身贴于皮肤表面呈15°角作用的刺入方式，又称为沿皮刺、横刺。

七、针刺的深度

针刺深度是指针身刺入穴位内的深浅度。主要是根据腧穴部位的解剖特点和治疗需要确定。同时还要结合患者的年龄、性别、体质、体型、病情、病位、时令等因素进行综合判断。

1. 依据腧穴部位定深浅

一般肌肉浅薄或内有重要脏器处宜浅刺；肌肉丰厚之处宜深刺。

2. 依据疾病性质定深浅

热证、虚证宜浅刺，寒证、实证宜深刺。表证宜浅刺，里证宜深刺。

3. 依据疾病部位定深浅

一般病在表、在肌肤者宜浅刺，在里、在筋骨、在脏腑宜深刺。

4. 依据体质、体格定深浅

一般肥胖、强壮、肌肉发达者，宜深刺；消瘦、虚弱、肌肉脆薄者，宜浅刺。成人宜深刺，婴儿宜浅刺。

5. 依据季节、时令定深浅

一般是春夏宜浅刺，秋冬宜深刺。

6. 依据得气与补泻要求定深浅

针刺后浅部不得气，宜插针至深部以催气；深部不得气，宜提针至浅部以引气。

八、针刺后的手法

1. 留针

将针刺入穴位后，留一段时间再起诊，叫作留针。具体操作是这样的：当针刺入穴位，到一定深度，等到病人有酸麻胀痛等感觉的时候，将针留在穴位中约 10 分钟到半个小时，也有人留针到 2 个小时的。留针有镇静作用，对于久病或者神经过度紧张的病人，用之比较好。

2. 补泻手法

一般来讲，虚证、麻痹等用补法；实证、疼痛等用泻法。具体手法是这样的：进针时，慢慢刺入，使病人有点轻微酸麻胀痛的感觉，留针时间短，出针时不用力捻转，这种方法叫补法；反过来讲，进针时，很快的刺入，使酸麻胀痛感觉很重，留针时间略长，出针时加以适当的捻转，叫作泻法。

3. 起针

留针到一定时候，就可以起针了。起针的时候，左手先拿一个消毒棉球，压在针旁的皮肤上，右手食指、拇指、中指将针柄微微转动，将针提出一些，稍停，再将针退到皮肤下面，轻轻起出。必须注意，起针时，不要性急，更不要用力地将针拔出，以免伤及皮肤或者导致出血。

九、针刺异常情况的处理

针刺时，有时会发生晕针、弯针、折针等情况，此时，千万不要惊慌，按照下面所谈的来做，可以很快得到解决。

1. 晕针的处理

针刺时，病人突然感觉到心慌、头晕、出冷汗，或面色慢慢地变苍白，突然晕倒，这就是晕针。

晕针一般多发生在初次针刺或者针刺的手法过重，或者是久病虚弱的病人，或者是精神紧张的人。也有的病人走很远的路过来，不休息就直接做针刺，或者针刺时间过长，或肚子饿的时候。

如果发生的晕针，在告诉病人不要慌的同时，把针赶快拔出，这时，让病人平躺下，喝点白开水，问病人一些简单不相关病情的话来分散注意力。这样，晕针现象就会慢慢消失。如果晕针很重的，针刺人中、百会、涌泉等穴位，病人很快就会醒过来。

2. 弯针的处理

下针用力过猛，或者针刺后病人活动了，都能造成弯针。如果遇到这种情况，可先看看针柄朝哪个方向转，顺着它的弯度，就可以将针慢慢地起出了。

3. 折针的处理

由于针的质量差，针上有了伤痕或破折的地方，或者由于病人的肌肉过度紧张以及不小心身子猛然转动了位置，这样有时就能造成折针事故。遇到这种情况，大夫一定要保持镇静，让病人保持原有的姿势，详细地查看折针的情况，如果针体还有一点留在外面的，可用镊子将针拔出；如果折针的地方恰好和皮肤一样平，看不到针体，此时可用左手的食指、中指用力压住针孔的周围，使针体透出皮肤外面，然后再用镊子将针拔出。万一折在深处，一时找不到，这时就应到外科做手术取出。

4. 针刺导致血管破裂

出血者，可用棉球长时间的按压；若微量的皮下出血而出现局部小块青紫时，一般不需处理，可自行消退；若局部肿胀疼痛较剧，青紫面积大且影响正常活动时，可先做冷敷止血后再做热敷，使局部瘀血吸收消散。

5. 刺伤神经

轻微的，先观察；重的，立即请西医大夫进行救治。

6. 针刺引起创伤性气胸

针刺后背、肩及前胸时，病人突然感到胸闷、胸痛、心慌、气短、刺激性干咳、甚则呼吸困难、出现冷汗、烦躁不安、精神紧张、血压下降、休克等，这就表示已经出现了气胸。

一旦发生气胸，必须立即拔针；让患者采取半卧位休息，避免屏气、用力、高声呼喊，应平静心情，尽量减少体位翻转。一般轻者可以自然吸收；如有症状，可对症处理，比如给予镇咳、消炎等药物，以防止因咳嗽而扩大创孔，避免加重和感染。严重的，必须立即进行抢救。

7. 针刺引起内脏损伤

轻者，卧床休息后，一般即可自愈；重者则需紧急处理。

十、针刺治疗部位的选择

可以按照传统针灸的穴位来选择治疗的部位，比如"肚腹三里留、腰背委中求、颈项寻列缺、面口合谷收"等。

治疗腰痛，在腰的局部取阿是穴针刺后，再在委中穴处针刺，两手同时捻转两针；根据病情而用不同的补泻手法，效果很不错。

也可以按照腹针、脐针、眼针、耳针、头针、腕踝针等理论来取穴，也可以按照全息理论、上下左右前后交叉对应法则来取穴。

艾灸疗法

我们都知道艾灸治疗寒证、虚证效果很好，
其实，艾灸治疗热证、实证，效果也不错，
当然，选对艾灸的部位很关键。

一、什么是艾灸疗法

艾灸疗法简称灸法，是运用艾绒在体表的穴位上烧灼、温熨，借灸火的热力，通过经络的传导，以起到温通气血、扶正祛邪，达到防治疾病的一种治法。凡是属于慢性病，寒证或者由于衰弱引起的疼痛，如胃痛、肚子痛，以及腹泻和由于感受风寒而引起的麻木酸痛等证，都可以用灸法。

艾灸法是一种独立的治疗保健方法，起源于中国原始社会，人们利用火以后，被火灼伤，发现具有治病、疗伤的效果而逐渐产生的。

艾灸法的发明来源于北方。在医学专著中，最早见于《素问·异法方宜论》："北方者，天地所闭藏之域也，其地高陵居，风寒凛冽，其民乐野处而觅食，脏寒生满病，其治宜灸。焫。顾灸焫者，亦从北方来。"说明灸法的应用，同寒冷的生活环境有密切关系。

古人云："针所不为，灸之所宜。"《黄帝内经》中认为"针是泻法，灸是补法"。热证、实证、病在表等适宜用时针法泄和解表；而由实转虚、寒证、虚证、病在里就不能用针法泄了，凡是药物很难到达的地方，则适宜用艾灸治疗。

现代研究证明，灸法的特点是既能抑制功能亢进，也能使衰退的机能兴奋而趋向生理的平衡状态，因此灸法对人体是一种良性刺激，对增强体质大有裨益，不论病体、健体都可以使用，尤其对衰弱儿童有促进发育的作用，所以灸法的使用范围是很广泛的：对于血压、呼吸、脉搏、心率、神经、血管均有调整作用；能使白细胞、血红蛋白、红细胞、血小板等明显增高，胆固醇降低，血沉沉降速率减慢，凝血时间缩短，对血糖、血钙以及内分泌系统的功能也有显著的调节作用。

桂金水在《上海针灸杂志》1990 年 9 月 4 日发表的文章《近十年来灸法的临床和实验研究》中指出：灸法能抗休克、抗感染、抗癌，对治疗心脑血管疾病、甲状腺炎、硬皮病、支气管哮喘、肺结核、乙型肝炎等均有良好的效果。

二、艾灸的功能

1. 疏风解表，温散寒邪

《素问·异法方宜论》中谈道："脏寒生满病，其治宜灸炳"，《素问·骨空论》中说："灸寒热之法，先灸项大椎。"

2. 温通经络

经络是气血运行之通路，经络通畅，则利于气血运行，营养物质之输布。寒湿等病邪，侵犯人体后，往往会闭阻经络，导致疾病的发生。艾灸借助其温热肌肤的作用，温暖肌肤经脉，活血通络，以治疗寒凝血滞、经络痹阻所引起的各种病症。

3. 扶正祛邪

正气存内，邪不可干。人的抵抗力强，则外邪就不容易侵犯。艾灸通过对某些穴位施灸，如大椎，足三里、气海、关元等，可以培扶人的正气，增强人的防病治病能力。

4. 行气通络

经络分布于人体各部，内联脏腑，外布体表肌肉、骨骼等组织。正常的机体，气血在经络中周流不息，循序运行，如果由于风、寒、暑、湿、燥、火等外因的侵袭，人体或局部气血凝滞，经络受阻，即可出现肿胀疼痛等症状和一系列功能障碍，此时，灸治一定的穴位，可以起到调和气血，疏通经络，平衡机能的作用，临床上可用于疮疡疖肿、冻伤、癫闭、不孕症、扭挫伤等，尤以外科、伤科应用较多。

5. 扶阳固脱

凡大病危疾，阳气衰微，阴阳离决等症，用大炷重灸，能祛除阴寒，回阳救脱。此为其他穴位刺激疗法所不及。《伤寒论》指出："少阴病吐利，手足逆冷……脉不至者，灸少阴七壮。""下利，手足厥冷，烦躁，灸厥阴，无脉者，灸之。"说明凡出现呕吐、下利、手足厥冷，脉弱等阳气虚脱的重危患者，如用大艾炷重灸关元、神阙等穴，可以起到扶阳固脱，回阳救逆，挽救垂危之疾的作用，在临床上常用于中风脱症、急性腹痛吐泻、痢疾等急症的急救。

6. 升阳举陷

由于阳气虚弱不固等原因可致上虚下实，气虚下陷，出现脱肛、阴挺、久泄久痢、崩漏、滑胎等，《灵枢·经脉》篇云："陷下则灸之"，故气虚下陷，脏器下垂之症多用灸疗。

三、灸法的种类

灸法的种类很多，常用的有以下几种。

1. 艾炷灸疗法

艾炷灸施灸时所燃烧的锥形艾团称艾炷。常分直接灸（又分化脓灸和非化脓灸）与间接灸两种。既可保健，亦可治病，尤其适用于虚寒证，如哮喘、胃肠病。

2. 艾条灸疗法

以艾条于穴位或病变部位上施灸者即艾条灸疗法，操作常分温和灸、雀啄灸、回旋灸等。主要用以治疗寒湿痹证及其他多种虚寒性疾患。

3. 药卷灸疗法

药卷灸是在艾绒里掺进药末，用纸把艾绒裹起来成为药卷，点燃其一端而施灸。适应证因所选药物的不同而稍有差异。

4. 温针灸疗法

先根据病性选穴施针，得气后留针，后将艾绒裹于针柄上点燃，直至燃尽，使热力通过针体传入机体，达到温经散寒等目的。

5. 隔物灸疗法

（1）隔姜灸

用鲜姜切成直径大约 2~3cm、厚约 0.2~0.3cm 的薄片，中间以针刺数孔，然后将姜片置于应灸的腧穴部位或患处，再将艾炷放在姜片上点燃施灸。当艾炷燃尽，再易炷施灸。灸完所规定的壮数，以使皮肤红润而不起泡为度。常用于因寒而到的呕吐、腹痛、腹泻及风寒痹痛等。

（2）隔蒜灸

用鲜大蒜头，切成厚 0.2~0.3cm 的薄片，中间以针刺数孔，然后置于应灸腧穴或患处，然后将艾炷放在蒜片上，点燃施灸。待艾炷燃尽，易炷再灸，直至灸完规定的壮数。此法多用于治疗瘰疬，肺结核及初起的肿疡等症。

（3）隔盐灸

用纯净的食盐填敷于脐部，或于盐上再置一薄姜片，上置大艾炷施灸。多用于治疗伤寒阴证或吐泻并作，中风脱证等。

（4）隔附子饼灸

将附子研成粉末，用酒调和做成直径约 3 厘米、厚约 0.8 厘米的附子饼，中间以针刺数孔，放在应灸腧穴或患处，上面再放艾炷施灸，直到灸完所规定壮数为止。多用治疗命门火衰而致的阳痿、早泄或疮疡久溃不敛等症。

此外，还有"隔葱灸""花椒灸""黄土灸""黄蜡灸""硫黄灸""药锭炎""药捻灸"等等。

6. 灯火灸疗法

以灯心草蘸香油，点燃，在小儿身上施灸。本疗法主要用于小儿惊风、昏迷等急性病证。

现在，市面上已经有了艾灸器具，把艾条放在这个器具里，方便、简单且有效，故而，如果想长期的艾灸以保健治病的话，可以考虑买以下不同部位的艾灸器具。

四、艾灸时的注意事项

1. 灸从久

即必须长期施行方能见功，这是指慢性病而言。一般前 3 天，每天灸 1 次，以后间隔一日灸 1 次，或间隔两日灸 1 次，可连续灸治 1 个月、2 个月、3 个月，甚至半年或 1 年以上。如果用于健身灸，则可以每月灸 3~5 次，终生使用，效果更好。如果是急性病、偶发病，有时只灸 1~2 次，就结束了，以需要而定，不必限制时间和次数。如果是慢性病、顽固性疾病，间日或间隔三、五、七日灸 1 次均可。要根据具体情况全面考虑，这样和用药的分量一样，无太过不及之弊。

2. 部位不同，灸法不同

《医学入门》上说："针灸穴治大同，但头面诸阳之会，胸膈二火之地，不宜多灸，背腹阴虚有火者，亦不宜多灸，惟四肢穴位最妙，凡上体及当骨处，针入浅而灸宜少，下肢及肉厚处，针可入深，灸多无害。"这是说：头面及胸膈以上，均不宜多灸；下肢及肉厚处，多灸不妨。在临床上，凡肌肉偏薄之处，骨骼之上，以及大血管和活动关节、皮肤皱纹等部位，均避免直接灸法；凡肌肉肥厚之处，尤其是背部俞穴多灸长灸无妨。任何灸法均可使用。

3. 灸的程度

关于灸的程度，可借鉴前人的经验。如《医宗金鉴》上说："皮不痛者毒浅，灸至知痛为止；皮痛者毒深，灸至不知痛为度。"这是指外科灸疗痈疮毒而言。更具体地说："凡灸诸病，必火足气到，始能求愈。然头与四肢皮肉浅薄，若并灸之，恐肌骨气血难堪，必分日灸之，或隔日灸之，其艾炷宜小，壮数宜少。有病必当灸巨阙、鸠尾二穴者，必不可过三五壮。背腰下皮肉深厚，艾炷宜大，壮数宜多，使火气到，始能去痼冷之疾也。"故而，做艾灸就必须达到一定的温热程度，决不能草草了事。用艾火灸烤，表热里不热，是不可能达到治疗目的的，这就是"灸不三分，是谓徒冤"（白吃苦头）。

4. 艾灸顺序

古人对于艾灸的顺序，有着明确的论述，就阴阳而言，如《千金要方》说："凡灸当先阳后阴，先上后下"。《明堂灸经》也指出："先灸上，后灸下；先灸少，后灸多"。这是说艾灸的一般顺序是：先灸背部，再灸胸腹部；先灸上部再灸下部，先灸头部再灸四肢；就壮数而言，先灸少而后灸多，即由小逐渐增强；就大小而言，先灸艾炷小者而后灸大者，每壮递增。

5. 艾灸禁忌

①艾灸后半小时内不要用冷水洗手或洗澡。

②艾灸后的口渴，可以喝温开水和红糖水，绝对不可喝冷水或冰水。

③饭后一小时内不宜艾灸。脉搏每分钟超过 90 次以上不要艾灸；过饥、过饱、酒醉禁灸；孕妇禁灸；身体发炎部位禁灸。

④手术后在体内埋钢钉或者其他东西的人，不要随便在做过手术的位置艾灸。

⑤非精制艾绒是不能长期艾灸的，否则会引起其他方面的后遗症，劣质艾条艾灸对身体的伤害是极难恢复的。

⑥艾灸时应该考虑天时、地理、气候等因素的影响来定灸量，如冬天灸量宜大，才能祛寒通痹，助阳回厥；夏季宜少灸或轻灸，才不会造成上火伤阴。北方气候寒冷，灸量宜大；南方气候温暖，灸量宜小。

⑦防止烫伤。灸时，用艾柱要放平；用艾条要距离远近合适，太远则没有热感，太近则容易烫伤。另一方面病人的姿势也很重要，如用艾柱灸时，不要

随便活动，以免艾火烫伤皮肤，灸完后，将艾柱放在水罐里。如用艾条则将艾条着火的一头要彻底的弄灭。不能草草了事，以防死灰复燃，引起火灾。

6. 灸后处理

有的病人由于皮肤反应过强，灸的时间并不算长，然而皮肤表面要红起一块，这就是过敏。遇到这种情况，要少灸一会。也有的病人由于病的原因感觉不太灵敏，灸时始终不感到发热，结果时间一长，就起泡了。这两种情形，轻的，可不管它，慢慢就会自然消失；红晕厉害的，可涂点凡士林膏，以免摩擦发炎。起泡的，可在泡的跟脚部，用针轻刺一个小孔，让水流出来，再涂点紫药水，避免化脓。

超级链接

艾灸治外伤效果好

艾灸，是中医治病的方法之一，古时候就有"一针二灸三用药"的说法，意思是说治病，先用针刺，针刺治不好的，就用艾灸，艾灸治不好的，最后选用中药。由此也可以知道，艾灸治病，只要对症，效果很是不错。这里，我简单地说说艾灸治外伤的情况。

外伤，生活当中经常发生，临床上也经常能见到，大夫的处理也很简单，都是对症处理，然后，让机体组织自然修复。那么，有没有让人体修复损伤更快的办法？

有，那就是艾灸。

点着艾条，对准损伤部位，灸，也就是用点着的一头去烤热。觉得局部太热了，就把艾条稍微放远点；觉得局部不是很热，就把艾条稍微放近点。至于热度的把握，以自己能忍受的最高点为好。一天之内，次数越多越好，时间越长越好。

前面在"乌贼骨粉能制酸止血效果好"里谈到我左手食指被刀切掉 1/5 的事，由于乌贼骨的止血作用很好，故而，当时，就用乌贼骨粉来止血。等血止住之后，就没必要再用乌贼骨粉了（注：乌贼骨粉只起到止血作用），这时，我就用艾灸的办法来促使外伤后手指损伤部肌肉皮肤组织的修复。每天用艾条来灸损伤部位，每天 3~5 次，每次 10~30 分钟不等。第 3 天，伤口就正常结痂了，去掉纱布，继续灸，1 周左右，局部的皮肤纹理就出来了。

正常情况下，遇到这种情况，到医院里做治疗，应该是前面两三天都得换药，还必须内服一些消炎药，且愈合时间大约为半个月、二十天的，而我，用艾灸治疗之后，从第一次用纱布包扎，直到伤口愈合，我没有换过药，且愈合时间为 7 天，您说，艾灸是不是能帮助机体组织修复？

还有，我的小孩坐自行车，不注意把脚夹了，取出脚，脱下袜子，一看，局部皮肤损伤严重，中间发白周围发红，等回到家里，局部渗血严重，赶快用乌贼骨粉敷上，纱布包扎，然后，用冰棒冷敷损伤皮肤的周围部位，并轻轻转动脚踝，发现没有骨折等问题出现，由于事发时间是晚上，故而，也就没有做其他处理。

第 2 天早上，损伤部位的纱布出现渗湿情况，且肿胀明显。本来想把纱布截掉，重新换药，但是，小孩怕疼而哭，故而，就没有换纱布，只用艾条来灸，由于小孩害怕，当天只灸了 2 次，一次 5 分钟左右。

第 3 天早上，发现小孩脚上的纱布还有点渗湿且肿胀，于是，还用艾灸法。这天，灸了 3 次，一次 20 分钟左右。晚上检查，小孩脚上损伤部位已经发干，且时不时地要挠脚，说是脚上发痒。我们都知道，伤口快好的时候，大都有发痒情况出现。

第 4 天，艾灸 3 次，一次 20 分钟左右。下午回家，看到小孩已经行走自如了，虽然损伤部位有干痂存在且还有点肿。

据我的临床经验，艾灸治伤，效果很是不错，不但可以明显缩短伤口愈合时间，而且还能减少因"换药"带来的痛苦，所以，对于小孩出现的外伤，尤为适宜。

最后，再多说一句：对于烧烫伤，应用艾灸治疗，效果也是非常好。

（《中医师秘藏的小验方》）

火罐疗法

拔火罐，很简单，但如果没有掌握
一点点技巧的话，可就害苦病人了。

一、什么是火罐疗法

火罐疗法是利用燃烧时消耗罐中部分氧气，并借火焰的热力使罐内的气体膨胀而排除罐内部分空气，使罐内气压低于外面大气压，借以将罐吸着于施术部位的皮肤上。

火罐疗法其吸拔力的大小与罐具的大小和深度、罐内燃火的温度和方式、扣罐的时机与速度及空气在扣罐时再进入罐内的多少等因素有关。如罐具深而且大，在火力旺时扣罐，罐内热度高、扣罐动作快，下扣时空气再进入罐内少，则罐的吸拔力大；反之则小，可根据临床治疗需要灵活掌握。

二、拔罐的种类

1. 闪火法

用镊子或止血钳等挟住乙醇棉球，或用纸卷成筒条状，点燃后在火罐内壁中段绕1~2圈，或稍作短暂停留后，迅速退出并及时将罐扣在施术部位上，即可吸住。此法比较安全，不受体位限制，是较常用的拔罐方法，需注意操作时不要烧罐口，以免灼伤皮肤。

2. 投火法

将纸折成宽筒条状，点燃后，投入罐内，然后迅速将罐扣在施术部位。此法适用于侧面拔，需注意将纸投入罐内时，未燃的一端应向下。若燃烧后罐内剩余纸筒条的长度大于罐口直径稍多时，此法即便是用于仰卧位拔罐，也不致灼伤皮肤。

3. 贴棉法

用直径约为2厘米左右的棉花片，厚薄适中，浸少量75%~95%的乙醇，贴在罐内壁的中段，以火柴点燃，扣在施术部位上，即可吸住。此法多用于侧面拔，需防乙醇过多、滴下烫伤皮肤。

4. 水罐法

一般是先用 5~10 枚完好无损的竹罐，放在锅内，加水煮沸，用镊子将罐口朝下夹出，迅速用凉毛巾紧扪罐口，立即将罐扣在应拔部位，即能吸附在皮肤上。放入适量的祛风活血药物，如羌活、独活、当归、红花、麻黄、艾叶、川椒、木瓜、川乌、草乌等，即称药罐，多用于治疗风寒湿痹等症。

5. 抽气法

先将备好的抽气罐紧扣在需拔罐的部位上，用抽气筒将罐内的空气抽出，使之产生所需负压，即能吸住，此法适用于任何部位拔罐。

6. 滴酒法

将酒精滴一两滴在罐内中段，再将罐横倒转动几遍，使酒精均匀地附在罐内壁上，但不要接近罐口，然后用火柴点着，迅速的地扣在需要拔罐的部位上，即可吸住。

三、拔罐的方法

1. 术前准备

拔罐前应准备好大小口径不同的罐子数个，以及长镊子、酒精、棉球、火柴（打火机）、肥皂、毛巾、面盐等物品。

2. 罐形选用

根据部位，选用大小适宜的火罐。皮肤面积小、肌肉薄的地方，如头、颈部等，可用小型罐子；皮肤面积大，肌肉厚的地方，如臀部、大腿、背部等，可用大型罐子。

3. 拔吸时间

一般以 5~10 分钟为宜。但须根据被拔部位的感觉、罐子吸力的大小、局部肌肉的厚薄和疾病的情况，来决定时间的长短。感觉舒适，局部肌肉肥厚，吸力适度，时间可以延长些，否则，就可以短些；疼痛证的时间宜长、麻痹证的时间宜短；病重的时间可略长些，病轻的时间可略短些。

4. 起罐方法

起罐时一手压罐口边的皮肤，一手按住罐子，稍向一边倾斜，使罐口处进入空气，火罐自然就落下来了。如果拔得太紧了，则需用手指慢慢地按压罐口内的皮肤，直至所有的皮肤都露出来。切不可硬拔，以免损伤皮肤。若起罐太快，易造成空气快速进入罐内，则负压骤减，易使患者产生疼痛。

5. 起罐后的处理

起罐后局部皮肤呈红紫色而潮润，有罐口深痕，中央凸起，这是正常现象，没有关系，过几个小时或1~2天就会自行消失。如颜色紫黑，应用纱布包好，以防止擦破皮肤。如皮肤烫伤，可以用消毒药膏涂敷，防止化脓；如起罐后局部起泡，不可剪破，用针在泡的底部刺破，放出泡中的清水，再用消毒纱布盖住，以防感染。如果水泡较小，则无需处理。

四、拔罐时的注意事项

①拔罐时要选择适当体位和肌肉丰满的部位。

②拔罐时要根据所拔部位的面积大小而选择大小适宜的罐。操作时必须迅速，才能使罐拔紧，吸附有力。

③拔火罐时应注意勿灼伤或烫伤皮肤。若烫伤或留罐时间太长而皮肤起水泡时，小的勿需处理，仅敷以消毒纱布，防止擦破即可。水泡较大时，用消毒针将水放出，涂以龙胆紫药水，或用消毒纱布包敷，以防感染。

④拔火罐后不宜洗澡，很多爱在浴池洗澡的人常说"火罐和洗澡，一个也不少"。确实，温热的澡水和温热的火罐，洗完再拔，拔完再洗，想想都舒服。可是这顺序还真要注意，可以洗完澡后拔火罐，但是绝对不能在拔罐之后马上洗澡。拔火罐后，皮肤是在一种被伤害的状态下，非常的脆弱，这个时候洗澡很容易导致皮肤破损、发炎。而如果是洗冷水澡的话，由于皮肤处于一种毛孔张开的状态，很容易受凉。所以拔火罐后一定不能马上洗澡。

⑤长时间拔火罐会导致皮肤感染。不少人说火罐这一拔最少要半小时，有的人认为拔出水疱来才能体现拔火罐的效果，尤其是一些老人持这样观点的比较多。拔火罐根据火罐大小、材质、负压的力度各有不同。但是一般以从点上火闪完到起罐不超过十分钟为宜。因为拔火罐的主要原理在于负压而不在于时间，如果说在负压很大的情况下拔罐时间过长直到拔出水泡，这样不但会伤害到皮肤，还可能会引起皮肤感染。

五、火罐疗法的禁忌证

①局部皮肤病，或身体极端枯瘦，肌肉失去弹力的。

②突然昏迷不醒，或局部有剧烈抽筋的。

③皮肤有严重过敏反应，或有严重水肿的。

④肿瘤、瘰疬局部，或有热毒斑疹的病人。

⑤有肺部基础病的患者，如慢性阻塞性肺炎、肺结核、肺脓肿、支气管扩张等，不适用拔火罐。肺部有炎症时，经常会伴随肺泡的损伤或肺部有体液潴留。如果用拔火罐进行治疗，会使胸腔内压力发生急剧变化，导致肺表面肺大泡破裂，从而发生自发性气胸。

⑥妇女妊娠期下腹部和腰骶部位、乳头部及男女的心脏部位，都不能拔罐。

六、常见病症的拔罐部位

① 感冒：大椎、太阳、印堂、合谷。

② 头疼：大椎、太阳。

③ 哮喘：肺俞、中脘、气海。

④ 胃痛：中脘、足三里、内关、脾俞。

⑤ 呃逆：肺俞、中脘。

⑥ 呕吐、泄泻：天枢、气海、关元、三阴交、脾俞。

⑦ 痢疾：天枢、中极。

⑧ 腹痛：天枢、中脘、气海。

⑨ 胁痛：拔疼痛部位。

⑩ 腰痛：肾俞和疼痛部位。

⑪ 肩背痛：大椎、肩外俞、肺俞。

⑫ 腿疼：肾俞、环跳、血海。

⑬ 腿难伸屈：环跳、委中、肾俞、足三里。

⑭ 手不能举：肩髃、曲池。

⑮ 风寒痛：上肢部拔肩髃、曲池、合谷、局部；下肢部拔环跳、足三里、悬钟、局部；腰背部拔大椎、环跳、肾俞、命门、委中。

⑯ 小腿抽筋：承山、委中、三阴交。

⑰ 痛经：气海、中极、关元、天枢、肾俞。

⑱ 白带：关元、气海、三阴交。

⑲ 火眼：太阳。

⑳ 外伤腰痛：腰俞、肾俞、环跳、委中。

㉑ 关节扭伤及跌扑损伤：拔局部。

捏脊疗法

捏脊疗法很实用，家家户户都能用。

一、什么是捏脊疗法

捏脊疗法，就是用双手沿着督脉行径（即脊柱），由下往上或者由上往下边捏边推进来治疗疾病的方法。

用捏脊疗法治病，已有悠久的历史，如晋代葛洪写的《肘后备急方·治卒腹痛方》上就有"拈取其脊骨皮，深取痛引之，从龟尾至顶乃止，未愈更为之"的描述。由于此种疗法操作简单，易学易会，又不需要特殊的器械和药物，因而在民间广泛流传。只要病症适宜，手法应用适当，还真是疗效神奇，堪称一绝。

中医认为它有疏通经络、调整阴阳、促进气血运行、改善脏腑功能以及增强机体能力等作用。特别在健脾和胃，调节胃肠功能方面尤为突出。近年来，医学工作者通过实验证实，捏脊能提高患儿的血红蛋白、血浆蛋白、血清淀粉酶指数。提高小儿免疫功能和加强小肠吸收功能的作用。

以前，捏脊疗法常用于治疗小儿疳积，故而，又叫作捏积疗法。后来，经临床医家的不断实践，捏脊疗法不但能治疗很多小儿疾病，比如厌食、腹泻、呕吐、便秘、咳喘、夜啼、消化不良等，而且还能治疗很多大人疾病，比如失眠、头晕、腰背疼痛、高血压病、肠胃病、月经不调、痛经等。

二、捏脊的方法

治疗前操作者应洗净双手，注意室内的温度，避免受凉。让病人脱去上衣，露出脊背，趴在床上，两腿伸直，双手放在身体两旁，肌肉放松。在给小儿作捏脊治疗时，应让小儿舒适自然的伏在大人身上或大腿上，年龄稍大一些的可趴在床上。将小儿的上衣松开或脱去，暴露整个背部。

①用双手拇指按揉肝俞、脾俞（疳积、泄泻、消化不良）、心俞（失眠）、肾俞（腰痛）。

②用手掌在背部上下方向，反复推磨（5~6）遍。

③ 两手半握拳，食指横抵在尾骨处，并用拇、食二指将皮肤捏起，然后沿督脉自下而上两拇指交替捏提推进，直到大椎穴处为止，算作一遍。

④ 一般捏三遍或五遍算作一次，当捏最后一遍时，在肾俞、脾俞、心俞用力向上提一下，这时可以听到"嗒"的一声响。

⑤ 头晕、高血压等病，可自上（大椎）向下（尾骨）捏。

三、捏脊时的注意事项

① 每天可捏 2~3 次，捏 7 天后，可隔 2~3 天再捏。

② 饱食后不能捏脊。

③ 捏完后，不要马上进食更不要喝冷饮，约 1 小时后再吃东西。疳积、泄泻及消化不良的病人，要吃容易消化的食物。

④ 在捏脊时手法一定要做到轻柔和缓、灵活、自然，两手用力要均匀一致，前进的速度和手法的频率不应太快。

⑤ 捏起的皮肤要多，如果捏起的皮肤太少，小儿会有疼痛和不舒服的感觉而哭啼，不愿接受治疗。

⑥ 在给小儿运用捏脊疗法之前，操作者最好能在自己的腿上或其他大人的身上反复练习，认真体会自己手法是否正确，轻重是否适宜，待熟练后再给小儿捏脊。

⑦ 如果小儿背部皮肤有破损，患有疖肿或皮肤病等，就不可施用捏脊疗法。伴有高热、心脏病或有出血倾向者慎用。

⑧ 捏脊时要注意保暖，不要让病人着凉。

超级链接

肚子疼痛不要急，后背一提就没事

我们成人几乎都有过胃痛、腹痛的经历，那种绞痛，像一把大手把你肚子里的东西绞拧在一起，一阵一阵的绞榨疼痛，难受难忍，每让人回想起来就心有余悸。这种绞痛的成因多是受了风寒，或吃了不舒适的东西，治疗时采用发散风寒或消食导滞之法，不过，见效较慢。这里，我告诉大家一个立刻就能缓解这种绞痛的办法。

小的时候，我身体较瘦，经常会有肚子疼痛，苦不堪言。病在儿身疼在娘心，我的母亲就遍找偏方验方，什么内服的、外用的药方和按揉方法等用的很多，效果倒是有，但都不能立即见效，为此，母亲也一直为我的肚痛很头痛，后来，得到了一个方法，虽然不能除根，但却能立竿见影的消除疼痛，这就是提脊背法。

具体做法是：让病人平爬在床，或大人坐在凳子上，让小孩俯卧爬在双腿上，把后背部衣服撩起来，然后，用两手拇指与食指挟捏后腰与肚脐相对应部位两侧的皮肤，并向上猛地提起，大多能听到皮下"啪"的一声脆响，肚中的疼痛也应声而解。

如果小孩太小，则大人可用拇指尖与食中指尖来挟捏后腰与肚脐相对应部位两侧的皮肤，向上猛提。

如果第一次听不到"啪"的响声，可重复捏提此处 2~3 次，尽量提起背腰部皮肤有响声，这样止痛效果良好。

如果经过上述手法提捏病人后背皮肤，没有"啪"的响声，往往当时止痛效果不好，这时可用手指点按脾俞、胃俞和足三里这三个穴位。特别要注意的是在点按穴位时，一定在穴位附近多按压几下，问问病人的感受，目的是寻找压痛点或者异常的结节、经筋，然后，在找到的压痛点或者异常的结节、经筋处大力按压、弹拨，行较重的刺激则效果较好。

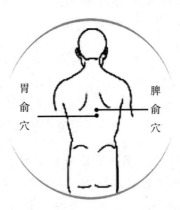

此方法简单好学，没有医学常识的人看一遍也就会了。上中学时，我自己就为几位同学解除过此类肚子绞痛的病苦，甚至一次在大学课堂上，我也用过。

记得当时我们的老师正在上课，突然，手捂着肚子，脸上出现了痛苦的表情，但是，还在继续为我们讲课，为师者，父母心也，尽职尽责，可是随着病痛的加重，没过多久，老师就手捂肚子蹲在地上，疼的脸上出汗，口中呻吟。见此情况，好多同学跑上讲台，都想扶着老师赶紧就医，但是，老师背不敢直，因为背直就相当于腹部肌肉展开，更是疼痛加重，这时，我站在老师的背后，让别人把老师的衣服向上撩起，露出腰部的皮肤，找准腰部正对肚脐的两侧的皮肤后，让老师的身体向后稍微伸直一点，然后，双手捏住两侧的皮肤，猛然使劲提起，"啪"的一声过后，让老师慢慢站起，疼痛明显缓解了。

后来我在从医的过程中，也多次用此法解救过很多人的痛苦。

在实际应用中，我的体会是对胃、肠痉挛性疼痛效果很好，提捏时"啪"的响声越明显者效果越好，真是手到病除。对腹部一些器质性病变导致的疼痛也有很大的缓解，缺点是止痛效果维持的不长久，缓解程度也不像胃肠痉挛性疼痛那样彻底。虽然对于此类病人，可加按背俞穴和足三里，以增加解痉止痛的力量，但是，最好还是等疼痛缓解后再加服对症的药物以除根。

最后，要注意的是：①提捏病人背部皮肤时，病人多感到局部皮肤的捏痛刺激明显，这时，提捏者的手指要尽量伸直，不可弯曲掐捏，要尽可能多的捏提背部皮肤，以减轻病人的疼痛感；②对个别较胖的人，腹部较大，皮肤绷得比较紧，不容易将其背部皮肤提起，这时可多用拇指尖与食中指尖来挟捏后腰与肚脐相对应部位两侧的皮肤，向上猛提；③治疗时一定注意保暖。

（李小群《超实用的按摩老偏方》）

刮痧疗法

刮痧不简单，如果补泻手法没用对，不但会使
病人疼痛难忍，而且还会治病不成反致病。

一、什么是刮痧

"刮痧"的"痧"，是指"痧症"。明代医学家张凤逵的《伤暑全书》中，对于痧症这个病的病因、病机、症状都有具体的描述。他认为，毒邪由皮毛而入，可以阻塞人体的脉络，阻塞气血，使气血流通不畅；毒邪由口鼻吸入，可阻塞络脉，使络脉的气血不通。此时用一定的器具在皮肤经络上进行刮拭，会出现红色、紫红色或暗青色的类似"沙"样的斑点，人们就将这种疗法称为"刮痧疗法"。

《黄帝内经》中谈到"凡十二经脉者皮之部也，是故百病之始生也，必先于皮毛，邪中之，则腠理开，开则入客于络脉，留而不去，传入于经，留而不去，传入于腑，禀于肠胃"，"经脉者，所以能决生死，处百病，调虚实，不可不通"。临床经验证明，刮痧疗法不但能治疗痧症，而且对于其他的更多病症都有很好的治疗作用。不过，运用刮痧法时，必须明白经脉的走向，知道在什么地方进行刮痧，知道该补刮还是泻刮，这样，效果才好。

二、刮痧的工具

刮痧工具包括刮痧板和刮痧介质。

1. 刮痧板

常用的刮痧板有三种，一种是牛角类刮痧板；一种是玉石类刮痧板；一种是木竹类刮痧板。牛角类刮痧板具有发散行气、清热解毒、活血化瘀等作用，玉石类刮痧板具有清音哑、止烦渴、定虚喘、安神明等作用；檀香木做的刮痧板具有行气温中、开胃止痛、提神静心之功；沉香做的刮痧板具有行气止痛、温中止呕、纳气平喘的作用。

2. 刮痧介质

刮痧治疗时，为减轻疼痛，避免皮肤损伤，增强疗效，操作之前必须给刮痧部位涂抹一点润滑剂，这个润滑剂就叫刮痧介质。

常用的刮痧介质有刮痧专用油、乳膏制剂和植物油、白酒、水、滑石粉等。

三、持板方式和刮拭方法

1. 持板方式

刮痧时，持板方式是：用手握住刮板，刮板的底边横靠在手掌心部位，大拇指及另外四个手指呈弯曲状，分别放在刮板两侧，掌虚指实。

2. 刮拭方法

常用的刮拭方法有以下几种。

（1）面刮法

手持刮板，刮拭时用刮板的 1/3 边缘接触皮肤，刮板向刮拭的方向倾斜 45° 左右，利用腕力多次同一方向刮拭，要有一定刮拭长度。面刮法适用于身体比较平坦的部位。

（2）角刮法

用刮板角部在穴位自上而下刮拭，刮拭面与刮拭皮肤呈 45° 倾斜。角刮法多用于人体面积较小的部位或沟、窝、凹陷部位。

（3）点按法

用刮板角与穴位呈 90° 垂直，由轻到重，逐渐加力，片刻后猛然抬起，使肌肉复原，多次重复，手法连贯。点按法适用于人体软组织的凹陷部位。

（4）拍打法

用刮板一端的平面拍打体表部位的经穴。拍打时一定要在拍打部位涂抹刮痧润滑剂。拍打法多用于四肢特别是肘窝和腘窝处。

（5）按揉法

将刮痧角度以 20° 角倾斜按压在穴位上，做揉和的旋转运动。刮板角平面始终不离所接触的皮肤，速度较慢，按揉力度应渗透到皮下组织或肌肉。常用于具有强壮作用的穴位。

四、刮拭顺序和方向

1. 刮拭顺序

刮拭的顺序，总的原则是由上而下、由前而后、由近及远。即先刮拭面部、胸腹部，再刮拭头部、肩部、背腰部；先刮拭上肢，在刮拭下肢。

2. 刮拭方向

刮拭方向一般是由上而下、由内到外、由左及右。头部由上到下直刮，或由内到外横刮；肩胛部由上到下或从前到后横刮；背腰部由上到下、从内到外；上下肢由上到下；面部、胸胁部由内到外斜刮。

五、刮拭后的反应

刮痧治疗，由于体质和病情不同，皮肤表面的出痧可呈现鲜红色、暗红色、紫色及青黑色，痧的形态有散在、密集或斑块状。

刮痧治疗时，出痧局部皮肤有明显的发热感。刮痧治疗半小时左右，皮肤表面的痧逐渐融合成片，深部包块样痧慢慢消失，并逐渐由深部向体表扩散。治疗12小时作用皮肤表面逐渐呈青紫色或青黑色。刮痧后24~48小时，出痧表面的皮肤在触摸时有疼痛感。出痧严重者局部皮肤表面微微发热；体质虚弱者会出现短时间的疲劳反应，严重者24小时内会出现低烧，但休息一段时间后即可恢复正常。

刮出的痧一般5~7天即可消退。

六、刮痧的补泻

世上的病情虽然错综复杂，千变万化，但是，总不外乎阴阳、表里、寒热、虚实这八纲，临床刮痧时，必须先用望闻问切四诊来辨明这八纲，然后遵循下面原则方法。

1. 阴证用补法，阳证用泻法

一般来说，病在里、在脏、属虚、属寒者为阴；病在表、在腑、属实、属热者为阳。

2. 表证要浅刮，里证要深刮

外邪经过皮毛、口鼻侵犯人体时所产生的一类证候叫表证；病位深生于脏腑、气血、骨髓等的一类证候，叫作里证。

3. 寒证多用补刮法，热证多用泻刮法

感受寒邪或者阳虚阴盛，导致脏腑功能下降而出现的一类病症叫作寒证；感受热邪或者阴虚内热，导致脏腑功能亢进而出现的一类病症叫作热证。

4. 虚证用补刮法，实证用泻刮法

正气不足，邪不太盛，而以正气不足为矛盾的主要方面所表现的证候叫虚证；邪气强盛，正气不衰，而以邪盛为矛盾的主要方面所表现的证候，叫实证。

注意，顺经脉走向刮之者为补、刮拭按压力小为补、速度较慢为补、刺激时间长为补、痧痕点数少为补；逆经脉走向刮之者为泻、刮拭按压力大为泻、速度较快为泻、刺激时间短为泻、痧痕点数多为泻。

七、刮痧的作用

1. 调整阴阳

刮痧对内脏功能有明显的调整阴阳平衡的作用，如肠蠕动亢进者，在腹部和背部等处进行刮痧，可使蠕动亢进的肠道受到抑制而恢复正常；反之，肠蠕动功能减退者，则可促进其蠕动恢复正常。

2. 活血祛瘀

刮痧可调节肌肉的收缩和舒张，使组织间压力得到调节，以促进刮拭组织周围的血液循环，增加组织血流量，从而起到活血化瘀、祛瘀生新的作用。

3. 舒筋通络

刮痧疗法能增强局部血液循环，使局部组织温度升高；在刮痧板直接刺激下，提高局部组织的痛阈；通过刮拭可使紧张或痉挛的肌肉得以舒展，从而消除疼痛。

八、刮痧的注意事项

① 选择舒适的刮痧体位，以利于刮拭和防止晕刮。
② 刮痧工具要严格消毒，防止交叉感染。
③ 不要在过饥、过饱及过度紧张的情况下进行刮痧治疗。

④ 刮拭手法要用力均匀，由轻到重。以患者能忍受为度，达到出痧为止。

⑤ 不可一味地追求出痧而重用手法或延长刮痧时间。

⑥ 刮拭时，被刮拭部位的皮肤一定要保持湿润。

⑦ 痧斑未退的部位，不宜反复刮拭。

⑧ 患者刮拭结束后，应多喝白开水。

⑨ 刮拭治疗后数小时内应避免冷水刺激。

⑩ 痧治疗后应禁食生冷、辛辣、油腻之品。有汗者，应及时擦干汗液，切忌当风受凉。

九、刮痧的禁忌

① 接触性皮肤病传染者忌用刮痧，因为这会将疾病传染给他人。

② 有出血倾向者，如糖尿病晚期、严重贫血、白血病、再生障碍性贫血和血小板减少患者不要刮痧，因为这类患者在刮痧时所产生的皮下出血不易被吸收。

③ 凡体表有疖肿、破溃、疮痈、斑疹和不明原因包块处禁止刮痧，否则会导致创口的感染和扩散。

④ 急性扭伤、创伤的疼痛部位或骨折部位禁止刮痧，因为刮痧会加重伤口处的出血。

⑤ 过度饥饱、过度疲劳、醉酒者不可接受重力、大面积刮痧，否则会引起虚脱。

⑥ 眼睛、口唇、舌体、耳孔、鼻孔、乳头、肚脐等部位禁止刮痧，因为刮痧会使这些黏膜部位充血，而且不能康复。

⑦ 精神病患者禁用刮痧法，因为刮痧会刺激这类患者发病。

⑧ 有严重心脑血管疾病、肝肾功能不全、全身浮肿者。因为刮痧会使人皮下充血，促进血液循环，这会增加心肺、肝肾的负担，加重患者病情，甚至危及生命。

⑨ 孕妇的腹部、腰骶部禁用刮痧，否则会引起流产。妇女的乳头禁刮。

⑩ 夏季刮痧时，应回避风扇直接吹刮试部位。刮痧出痧后 30 分钟以内忌洗凉水澡。前一次刮痧部位的痧斑未退之前，不宜在原处进行再次刮痧。刮痧出痧后最好饮一杯温开水（最好为淡糖盐水），并休息 15~20 分钟。

刺血疗法

要想见效快，刺血疗法要当帅；

要想疗效好，刺血疗法不能少。

一、什么是刺血疗法

刺血疗法，古时候叫作"刺络""启脉"，民间常称呼为"放血疗法"。它是中医学中一种独特的、简便有效的针刺治疗方法，是用三棱针或者其他的针具刺入"络脉"，流出一定量的血液，从而达到治病的一种方法。

严格来说，放出的静脉血，不是我们中医上谈的"血"，因为中医上谈的"血"是富含营养物质的物质。而放出的静脉血，却是营养物质被利用后的"浊物"。

二、刺血疗法的作用

更多时候，放血就是放气。由于我们常刺入的血管为静脉，而静脉血中含有大量的二氧化碳，其属于中医上"浊气"；旧的不去，新的不来，浊气更多的外排，体内的清气含量增加，这样，则会精神顿好。

很多书上谈到刺血疗法可以疏通经络、调和气血、泻热、止痛、止痒、治麻、急救、镇静等，这些都可以用"排浊气"来解释。

① 经络是气血运行的通道，故而，浊气畅排，郁结消失，这样则气顺；气对血有推动作用，气顺则血畅，于是，气血运行则正常。这就是"疏通经络"。

② 气为血之帅，血为气之母。气推血，血藏气，气和血的量正常，则气血调和。放血，就是放气，浊气外排，体内的清气含量增多，这样，可以使气和血的含量比例正常，气血调和。

③ 气有余便是火。浊气郁结，出现"火热"之邪。放血之后，浊气外排，郁结消散，火热之邪随之消失，这就是"泻热"作用。

④ 不通则痛，浊气畅排，气滞消失，气顺则血畅，血瘀也随之减轻，这样，疼痛也会缓解或消失，故而，放血疗法能"止疼"。

⑤ 痒为风所致，风为浊气郁结、气的流速增强所致。刺血之后，浊气外

排，"风"消失，痒则止。

⑥麻为局部的气血不足所致。旧的不去，新的不来，刺血之后，局部的浊气和瘀血外出，清气和新血补充，这样，"麻"感消失。

朱丹溪言"气血冲和，万病不生，一有怫郁，诸病生矣"。由于刺血疗法能调和气血，疏通经络，故而，对于急症和惊恐不安、神不守舍的病症，也有很好的治疗作用。

三、刺血疗法的适应证

刺血疗法对临床常见病、多发病都有很好的疗效，主治范围很广，内科、外科、妇科、儿科等临床各科疾病均可治疗。早在《黄帝内经》中就有记载。

①高热谵语：《灵枢·刺节真邪》中谈道："大热遍身，狂而妄见妄闻、妄言，视足阳明及大络刺之，虚者补之，血而实者泻之。"

②头痛：《灵枢·厥病》中谈道"厥头痛，头痛甚，耳前后脉涌有热泻出其血，后取足少阳"。

③痹证：《灵枢·官针》中谈道："病在经络痼痹者，取以锋针。"《灵枢·寿矢刚柔论》中说："久痹不去身者，视其血络，尽出其血。"

④腰痛：《灵枢·杂病》中说："腰痛……中热而喘，取足少阴腘中血络"。

⑤心脏疾病：《灵枢·热病》中谈道："心疝暴痛，取足太阴、厥阴，尽刺去其血络。"

⑥肺病：《素问·刺热篇》中谈道："肺热病者……刺手太阴、阳明，出血如大豆，立已。"

⑦肝胆疾病：《灵枢·五邪》中说："邪在肝，则两胁中痛，寒中，恶血在内，行善掣，节时脚肿，取之行间以引胁下，补三里以温胃中，取血脉以散恶血。"《灵枢·四时气》中说："善呕，呕有苦，长太息，心中谵谵恐人将捕之，邪在胆，逆在胃，胆液泄则口苦，胃气逆则呕苦，故曰呕胆。取三里以下胃气逆，则刺少阳血络以闭胆逆，却调其虚实以祛其邪。"

⑧肾脏疾病：《灵枢·五邪》中谈道："邪在肾，则病骨痛阴痹……取之涌泉、昆仑。视有血者尽取之。"

⑨各种痛证：《灵枢·终始》中谈道："刺诸痛者，其脉皆实。"《灵枢·四时气》中谈道："小腹痛肿……取之太阳大络，视其络脉与厥阴小结，结而血者。"

⑩跌打损伤：《素问·缪刺论篇》中谈道："人有所堕坠，恶血留内，腹中满胀，不得前后，先饮利药，此上伤厥阴之脉，下伤少阴之络，刺足内踝之

下，然骨之前出脉出血，刺足跗上动脉，不已，刺三毛上各一痏，见血立已，左刺右，右刺左。"

⑪ 衄血：《灵枢·杂病》中谈道："衄血，取手太阳，不已；刺宛骨下，不已；刺膕中出血。"

⑫ 咽痛：《素问·缪刺论》篇中谈道："嗌中肿，不能内唾，时不能出唾者，缪刺然骨之前，出血立已，左刺右，右刺左。"

⑬ 失音：《灵枢·忧恚无言》中谈道："无音……刺之奈何？……两泻其血脉，浊气乃辟。"《灵枢·寒热病》中谈道："暴喑气硬，取扶突与舌体出血"。

⑭ 齿疾：《素问·缪刺论篇》中谈道："齿龋，刺手阳明，不已，刺其脉入齿中，立已。"

四、刺血时的禁忌

① 低血压患者慎刺或禁刺。

② 孕妇、产后、习惯性流产者，禁用刺血。月经期间，最好不要刺。

③ 动脉禁刺。

④ 易出血病人，如血友病、血小板减少性紫癜等凝血机制障碍者，禁刺。

⑤ 传染病人和心、肝、肾功能损害者，禁刺。

⑥ 严重创伤大出血和虚脱病人，禁刺。

⑦ 皮肤有感染、溃疡、瘢痕者，不要直接刺血于局部，可在周围刺血。

⑧ 在临近重要内脏部位，切忌深刺。

⑨ 虚证，尤其是血虚或阴液亏损患者，禁用刺血。《灵枢·血络论》指出："脉气盛而血虚者，刺之则脱气，脱气则仆。"因此，血虚（包括较重的贫血、低血压反常有自发性出血或损伤后出血不止的患者）应禁用刺血，以免犯虚虚之戒。血与汗同源，为津液所化生，故对阴液素亏或汗下太过者，亦禁用放血。若确须施用此法，应视病邪与正气盛衰而定，不宜出血过多。

⑩ 病人暂时性劳累、饥饱、情绪失常、气血不足等情况时，应避免刺血。

五、刺血时的注意事项

① 凡治疗部位都要严格消毒，防止感染。

② 三棱针疗法针刺时不可过深，出血也不可过多，一般以数滴至数毫升为宜，但也有多至 30~60ml 者。

③ 刺血结束后，要用酒精棉球擦揉按压止血。

④ 针刺出血者，可 1 日或隔日针 1 次，出血较多时，1 周针 2 次。

⑤ 刺血一般应在中午进行，最好不要在晚上，特殊情况除外。

六、刺血疗法的做法

1. 点刺法

针具可选用三棱针或粗毫针。常有 3 种点刺形式。

（1）直接点刺法

先在针刺部位揉捏推按，使局部充血，然后右手持针，以拇、食二指捏住针柄，中指端紧靠针身下端，留出针尖 0.1~0.2 寸，对准已消毒过的部位迅速刺入。刺入后立即出针，轻轻挤压针孔周围，使出血数滴，然后以消毒棉球按压针孔即可。此法适于末梢部位。如十二井穴、十宣穴及耳尖穴等刺血。

（2）挟持点刺法

此法是将左手拇、食指捏起被针穴处的皮肤和肌肉，右手持针刺入 0.5~0.1 寸深。退针后捏挤局部，使之出血。常用于攒竹、上星、印常等穴位的刺血。

（3）结扎点刺法

此法先以橡皮带一根结扎被针部位上端，局部消毒后，左手拇指压在被针部位下端，右手持针对准被刺部位的脉管刺。立即退针，使其流出少量血液。待出血停止后，再将带子松开，用消毒棉球按压针孔。

2. 散刺法

此法又称"丛刺""围刺"。方法是用三棱针在病灶周围上下左右多点刺之，使其出血。此法较之点刺法面积大且刺，针多，多适用于皮肤病和软组织损伤类疾病的治疗，如顽癣、丹毒、局部瘀血等。

3. 叩刺法

此法是在散刺基础上的进一步发展，所用针具为皮肤针（梅花针、七星针或皮肤滚刺均可）。操作时，以右手握住针柄后端，食指伸直压在针柄中段，利用手腕力量均匀而有节奏地弹刺，叩打一定部位。刺血所要求的刺激强度宜大，以用力叩击至皮肤上出血如珠为度。此法对某些神经性疼痛、皮肤病均有较好的疗效。

4. 挑刺法

此法操作时以左手按压施术部位两侧，使皮肤固定，右手持三棱针或粗圆针，将腧穴或反应点挑破出血；或深入皮内，将部分纤维组织挑出或挑断，并挤压出血，然后局部盖上消毒敷料并固定。常用于治疗目赤肿痛、丹毒、乳痈、痔疮等疾病。

5. 割点法

此法是以小眉刀或手术刀切割穴位皮肤、黏膜或小静脉，放出适量血液，然后盖以消毒敷料即可。割点切口一般长 0.5cm 左右，小静脉则以割破 1/3 为度。

6. 针罐法

此即针刺用加拔火罐放血的一种治疗方法。多用于躯干及四肢近端能扣住火罐处。操作时，先以三棱针或皮肤针刺局部见血（或不见血），然后，再用拔火罐。一般留火罐 5~10 分钟，待火罐内吸出一定量的血液后起之。本法适应病灶范围较大的丹毒、神经性皮炎、扭挫伤等疾病的治疗。

7. 火针法

此法又名火针刺，是用特制的粗针烧红后，刺入.一定部位治疗疾病的方法。适用于寒痹、疔毒等病。

七、从血色辨病情

1. 血呈深红色

针刺部位出血后，血的色泽为深红色时，疾病多属于热症。

2. 血呈黑红色

凡在体表刺出血后，血的色泽为黑红色，则多因瘀血所致。

3. 血呈淡红黄色

在肘部、膝部关节处针刺出血，血的色泽为淡红黄色，则多为风湿痹症。

4. 血呈青紫色

在背部、腹部、十指等部位针刺出血，色泽为青紫色，多因寒邪所致。

八、从出血动态辨病情

1. 出血清淡难凝

当针刺出血时，血液清淡而稀疏不易沉凝，为血虚证。

2. 出血沉凝易结

针刺出血时，血液容易沉淀并凝结，多为实证。

3. 出血缓慢

刺血之后，出血缓慢者，为气虚证。

4. 出血急促

针刺肌肤后，出血急促者，多为热证。

九、刺血治疗后的反应

进行刺血疗法时一定要知道"正常反应"，防止出现"反应太过"，也尽量不要使患者出现"反应不及"。

① 正常反应，就是放血之后：①患者立刻感到轻松，痛苦消失；②症状反而加重，一般在2~4天后逐渐缓解消失。还有些患者在放血之后会出现全身倦怠无力、头晕、口渴、嗜睡等现象，这也是正常反应，为疗效显著的先兆。此时，需给病人吃鱼、肉、蛋等高营养食品，并让其好好休息，3~4天后即可恢复正常。

② 反应太过，就是治疗出现的异常情况，比如晕针、刺中较大动脉等。

③ 反应不及，就是治疗效果不显著。

十、异常反应的处理

1. 晕针

《针灸大成》中说"大抵晕从心生，心不惧怕，晕从何生"，故而，防止晕针，就要让患者放松，不要害怕。当然，问病人以前有无晕针情况关键。

如果病人晕针，则立即叫病人躺下，头低脚高则更好；即刻拇指掐人中、合谷，或者用力搓揉耳垂；用手掌将病人的大椎穴擦热。

2. 局部血肿

这是由于针口闭塞，血液流出不畅，部分瘀血积聚所致。遇到这种情况，需立即用手挤压至出血，或者用拔火罐向外吸，当然，局部热敷也行。

3. 动脉出血

这是因为刺血者技术不熟练，误伤动脉所致。此时，不要紧张，赶快用消毒纱布加压止血。

十一、刺血之秘

① 凡是体表有异常血管的，不管是静脉还是小动脉，都可以刺血，也都需要刺血。

② 凡是体表有异常反应点比如背部的黑点、龈交穴上的小白点等，都需要放血。

③ 凡是久治不愈的疾病，都可以在踝关节、肘关节、腕关节、膝关节和后背部，找怒张的血管刺血，效果不错。

④ 凡红眼病初起，睑腺炎未化脓者，刺血太阳穴，挤 7~9 滴血，双脚中趾尖挤 3~5 滴血。

⑤ 凡风湿病的腿为重者则在胸 3~5 椎旁开 3 寸点刺出血，即见大效。

⑥ 凡腿沉者，脚上静脉血管放血，立竿见影。

⑦ 高血压或头昏沉不清者，在手或肘部的血管上放血，效果很好。

推拿疗法

推拿很常用，按摩按摩就舒服。

一、什么是推拿

推拿，也就是我们常说的按摩。其主要是通过手法作用于体表、受伤的部位、不适的所在、特定的腧穴、疼痛的地方，具体运用推、拿、按、摩、揉、捏、点、拍等形式多样的手法，以期达到疏通经络、推行气血、扶伤止痛、祛邪扶正、调和阴阳的疗效。由于其经济简便，不需要特殊医疗设备，也不受时间地点气候条件的限制，随时随地都可实行；且平稳可靠，易学易用，无任何副作用，故而，推拿深受更多人所爱。

对正常人来说，通过正确的推拿能增强人体的自然抗病能力，取得保健效果；对病人来说，通过正确的推拿，既可使局部症状消退，又可加速恢复患部的功能，从而收到良好的治疗效果。

二、推拿的作用

1. 疏通经络，行气活血

经络，内属脏腑，外络肢节，通达表里，贯穿上下，构成经脉网络，遍布全身，将人体各部分联系成一个有机整体，它是人体气血运行的通道，具有"行气血而营阴阳，濡筋骨，利关节"的作用，以维持人体的正常生理功能。

《黄帝内经》里说："经络不通；病生于不仁，治之以按摩。"推拿手法作用于经络腧穴，可疏通经络，行气活血，散寒止痛。其中的疏通经络作用有两层含义：一是通过手法对人体体表的直接刺激，促进了气血的运行。二是通过手法对机体体表的温热刺激，产生热效应，从而加速了气血的运行。

2. 理筋整复，滑利关节

筋骨、关节主司人体的运动功能。气血调和、阴阳平衡，才能确保机体筋骨强健、关节滑利，从而维持正常的生活起居和活动功能。

筋骨关节受损，必然累及气血，气滞血瘀，为肿为痛，从而影响肢体关节活动。《医宗金鉴》中谈道："因跌扑闪失，以致骨缝开错，气血郁滞，为肿为痛，宜用按摩法。按其经络，以通郁闭之气，摩其壅聚，以散郁结之肿，其患可愈。"

推拿具有的理筋整复、滑利关节作用，表现在：一是手法作用于损伤局部，可以促进气血运行，消肿祛瘀，理气止痛；二是推拿的整复手法可以通过力学的直接作用来纠正筋出槽、骨错缝，达到理筋整复的目的；三是适当的被动运动可以起到松解粘连、滑利关节的作用。

3. 调整脏腑功能，增强抗病能力

疾病的发生、发展及其转归的全过程，是正气和邪气相互斗争、盛衰消长的结果。正气存内，邪不可干；邪之所凑，其气必虚。推拿手法作用于人体体表上的相应经络腧穴，可以改善脏腑功能，增强抗病能力，其有三个途径：一是在体表相应的穴位上施用手法，通过经络的介导发生作用；二是脏腑的病变，可以通过功能调节来发生作用；三是手法对脏腑功能的调整，使机体处于良好的功能状态，有利于激发机体内的抗病因素，扶正祛邪。

三、推拿的手法

推拿的手法很多，有一指禅法、滚法、揉法、拿法、拿揉法、拨法、搓法、击法、弹法、按法、摩法、擦法、推法、捋法、抹法、扫散法、点法、捏法、捻法、掐法、震法、拍法、刮法、摇法、扳法、背法、抖法、屈伸法、拔伸法、摩掌熨目法等。这里，我简单地介绍几种常用手法。

1. 按法

利用指尖或指掌，在患者身体适当部位，有节奏地一起一落按下，叫作按法。通常使用的，有单手按法、双手按法。临床上，在两肋下或腹部，通常应用单手按法或双手按法。背部或肌肉丰厚的地方，还可使用单手加压按法。也就是左手在下，右手轻轻用力压在左手指背上的一种方法；也可以右手在下，左手压在右手指背上。

2. 摩法

摩，就是抚摩的意思。用手指或手掌在患者身体的适当部位，给以柔软的抚摩，叫作摩法。摩法多配合按法和推法，有常用于上肢和肩端的单手摩法，和常用于胸部的双手摩法。

3. 推法

在前用力推动叫推法。临床常用的，有单手或双手两种推摩方法。因为推与摩不能分开，推中已包括有摩，以推摩常配合一起用。像两臂两腿肌肉丰厚处，多用推摩。我们看的姿势，是用拇指与食指夹持胳膊肌肉，正在用推法中的单手推摩法。

4. 拿法

用手把适当部位的皮肤，稍微用力拿起来，叫作拿法。临床常用的有在腿部或肌肉丰厚处的单手拿法。如果患者因情绪紧张、恼怒，突然发生气闷，胸中堵塞，出现类似昏厥的情况，可在锁骨上方肩背相连的地方，用单手拿法，把肌肉抓起来放下，放下再抓起，以每秒钟拿两下的速度，连拿 20 次，稍为休息，再连拿 20 次，则胸中通畅，气息自渐调和了。

5. 揉法

大夫用手贴着患者皮肤，作轻微的旋转活动的揉拿，叫作揉法。揉法分单手揉和双手揉。像太阳穴等面积小的地方，可用手指揉法，对于背部面积大的部位，可用手掌揉法。不有单手加压揉法，比如揉小腿处，左手按在患者腿肚处，右手则加压在左手背上，进行单手加压揉法。肌肉丰厚的小腿肚上，则可使用下面的双手揉法。揉法具有消瘀去积，调和血行的作用，对于局部痛点，使用揉法十分合适。

6. 捏法

在适当部位，利用手指把皮肤和肌肉从骨面上捏起来，叫作捏法。捏法和拿法，有某些类似之处，但是拿法要用手的全力，捏法则着重在手指上。拿法用力要重些，捏法用力要轻些。捏法是按摩中常用的基本手法，它常常与揉法配合进行。捏法，实际包括了指尖的挤压作用，由于捏法轻微挤压肌肉的结果，能使皮肤、肌腱活动能力加强，能改善血液和淋巴循环。浅浅捏来，可去风寒，可化瘀血，深深捏来，可以治疗肌腱和关节囊内部及周围因风寒湿而引起的肌肉和关节的疼痛。

7. 颤法

是一种震颤而抖动的按摩手法。动作要迅速而短促、均匀为合适。要求每秒钟颤动 10 次左右为宜，也就是一分钟达到 600 次左右为宜。颤法与动分不开，所以又叫它颤动手法。将大拇指垂直地点在患者痛点，全腕用力颤动，带动拇指产生震颤性的抖动，叫单指颤动法。用拇指与食指，或食指与中指，放在患者疼处或眉头等处，利用腕力进行颤动叫双指颤动法。

8. 打法

打法又叫叩击法。临床上多配合在按摩手术后来进行。当然，必要时也可单独使用打法。打法手劲要轻重有准，柔软而灵活。手法合适，能给患者以轻松感，否则就是不得法。打法主要用的是双手。常用手法有侧掌切击法，平掌拍击法，横拳叩击法和竖拳叩击法等。

①侧掌切击法：把两手掌侧立，大拇指朝上，小指朝下，指与指间，要分开一厘米许，手掌落下时，手指合拢，抬手时又略有分开，一起一落，两手交替进行。

②平掌拍击法：两手掌平放在肌肉上，一先一后在节奏地拍打。

③横拳叩击法：两手握拳，手背朝上，拇指与拇指相对，握拳时要轻松活泼，指与掌间略留空隙。两拳交替横叩。此法常用于肌肉丰厚处，如腰腿部及肩部。

④竖拳叩击法：两手握拳，取竖立姿势，大拇指在上，小拇指在下，两拳相对。握拳同样要轻松活泼，指与掌间要留出空隙。本法常用于背腰部。

以上四种打法，主要用于肌肉较丰厚的地方，如项、肩、背、腰、大腿、小腿等处。叩打的力量，应该先轻后重，再由重而轻。当然，这里所谓重，也不是用极重的力量，而是相对地稍稍加劲的意思。总之，要使患者有舒服感就算合适。在打法的速度上，一般是先慢而后快，慢时一秒钟两下，快时逐渐加到六下或八下。

四、推拿的补泻

虚则补之，实则泻之。推拿，也一定要根据病态来补或者泻。

1. 按经络的循行来补泻

顺经络循行方向的操作为补法；逆经络循行方向的操作为泻法。

2. 按血流方向来补泻

向心性的操作为补法；离心性的操作为泻法。

3. 按手法的运动方向来补泻

顺时针方向的手法为补法；逆时针方向的手法为泻法。

4. 按手法的刺激强度来补泻

轻刺激手法为补；重刺激手法为泻。

5. 按手法的频率来补泻

频率缓慢的手法为补；频率急速的手法为泻。

6. 按治疗时间来补泻

治疗时间长的操作手法为补；治疗时间短的操作手法为泻。

五、推拿的适应证

推拿的适应证非常广泛，骨伤科、内科、妇科、儿科、五官科的很多疾病都可以应用推拿来治疗，现在，还更常应用于美容、减肥和医学保健。

比如扭伤、关节脱位、腰肌劳损、肌肉萎缩、偏头痛、前头后头痛、三叉神经痛、肋间神经痛、股神经痛、坐骨神经痛、腰背神经痛、四肢关节痛、颜面神经麻痹、颜面肌肉痉挛、腓肠肌痉挛。因风湿而引起的，如肩、背、腰、膝等部的肌肉疼痛，以及急性或慢性风湿性关节炎、关节滑囊肿痛和关节强直等症。其他如神经性呕吐、消化不良症、习惯性便秘、胃下垂、慢性胃炎、失眠、遗精，以及妇女痛经与神经官能症等，都可考虑使用或配合按摩手法。

六、推拿的注意事项

①身心放松。按摩时除思想应集中外，尤其要心平气和，全身也不要紧张，要求做到身心都放松。

②取穴准确。掌握常用穴位的取穴方法和操作手法，以求取穴准确，手法正确。

③用力恰当。因为过小起不到应有的刺激作用，过大易产生疲劳，且易损伤皮肤。

④循序渐进。推拿手法的次数要由少到多，推拿力量由轻逐渐加重，推拿穴位可逐渐增加。

⑤持之以恒。无论用按摩来保健或治疗慢性病，都不是一两天就有效的，常须积以时日，才逐渐显出效果来，所以应有信心、耐心和恒心。

⑥推拿保健的时间，每次以20分钟为宜，最好早晚各1次。

⑦为了加强疗效，防止皮肤破损，在施推拿术时可选用一定的药物作润滑

剂，如滑石粉、香油、按摩乳等。

⑧ 推拿后有出汗现象时，应注意避风，以免感冒。

⑨ 在过饥、过饱、酗酒或过度疲劳时，不要作保健推拿。

七、推拿的禁忌证

① 各种急性传染性疾病。

② 各种恶性肿瘤。

③ 所操作的部位有烧伤、烫伤，或有皮肤破损的皮肤病。

④ 结核性和感染性疾病。

⑤ 胃、十二指肠等急性穿孔。

⑥ 骨折及较严重的骨质疏松症患者。

⑦ 月经期、怀孕期的腹部、腰骶部操作。

八、异常情况的处理

推拿简便、安全、舒适，易被人接受。但如果对推拿方法、部位等不加以注意，也会使病人受到不应有的痛苦或造成施术困难，所以，推拿师应认真做好推拿前的一切准备工作，然后根据患者的病情制定正确的推拿方案，认真细致的操作，主动观察和询问病人的感受，手法要避免粗暴急躁，置病人反应于不顾。要尽量避免发生意外。一旦手法使用不当，操作时间过长或病人精神紧张等原因，导致异常情况发生，（如晕厥、破皮、骨折、出血等），须及时处理。

1. 晕厥

晕厥是一种突发性、短暂性、一过性的意识丧失和昏倒，系由于广泛性脑缺血致大脑皮层由原来常态供氧情况下，迅速陷入缺氧状态而引起，在短时间可自然恢复。在推拿过程中，如果病人突然感到头晕、恶心，继而面色苍白，四肢发凉，出冷汗，神呆目定，甚至意识丧失而昏倒，可判断为病人发生晕厥。

推拿时发生晕厥，主要可能是病人过于紧张、体质虚弱、疲劳或饥饿的情况下，因推拿手法过重或时间过长而引起。一旦病人出现晕厥，应立即停止推拿，让病人平卧于空气流通处，头部保持低位，经过休息后，一般就会自然恢复。如果病人严重晕厥，可采取掐人中、拿肩井、合谷、按涌泉等方法，促使其苏醒，也可配合针刺等方法。如属于低血糖引起的晕厥，可让受术者喝些糖水。

2. 破皮

在使用擦法时，因操作不当有时可导致受术者皮肤破损，此时应做一些外科处理，且避免在破损处操作，并防止感染。不使用擦法时，不可硬性磨擦。

3. 皮下出血

按摩一般不会出现皮下出血，若病人局部皮肤出现青紫现象，可能是由于推拿手法太重或病人有易出血的疾患。出现皮下出血，应立即停止推拿，一般出血会自行停止，2~3 天后，可在局部进行推拿，也可配合湿敷，使其逐渐消散。

4. 骨折

推拿手法过重或粗暴，病人易发生骨折，对怀疑有骨折的病人，就立即诊治。对小孩、老人推拿时手法不能过重。做关节活动时，手法要由轻到重，活动范围应由小到大（不能超过正常生理幅度），并要注意病人的耐受情况，以免引起骨折。

5. 疼痛

患者经推拿手法操作后，特别是初次接受推拿手法治疗的患者，局部组织可能会出现疼痛的感觉，拒按、夜间尤甚、疼痛加重等。遇到此种情况，一般不需要做特别处理，停止推拿 1~2 天后疼痛症状即可自行消失；若疼痛较剧烈，可以在局部施行红外线治疗或配合揉法等轻柔手法治疗。当然，也可以局部热敷。

药物疗法

药物疗法比较难，临床规矩相当严，
只要坚持明药理，总有一天会成贤。

一、中药功效的来源

中药，植物类、动物类和矿物类占绝大多数，其功效的来源是复杂的，有根据性味而来，有根据质地而来，有根据颜色而来，有根据生长环境而来，有根据炮制而来，有根据气之厚薄而来，还有的是根据临床验证而来等等，下面，我简单地谈谈。

（一）用取象比类思维来认识中药的功能

所谓取象比类，就是指求取某种事物的征象与他物加以类比，形成直觉认知。说的再具体一点，就是指在观察事物获得直接经验的基础上，运用客观世界具体的形象及其象征性符号进行表述，依靠比喻、象征、联想、推类等方法进行思维，反映事物普遍联系及其规律性的一种思维方式。它是人们认识复杂性事物的一种基本思路和方法。

用取象比类的思维对中药功用有个大致了解之后，然后再进行临床应用，经过验证，和我们推想一致的，形成理论而保留，这样，就有了现在都认可的中药功效。比如皂角刺，其药材位于皂角树的上部，故而，就可以治疗上焦病症，翻看《中药大辞典》，杨士瀛就说皂角刺"能引诸药上行，治上焦病"，验之于临床，确实如此。

1. 质地决定性能

一杯水之中，比重大的物质下行沉降，比重轻的物质上行升浮，所以，质地重的中药有下行沉降的作用，如矿物类药；质地轻的中药有上行升浮的作用，如某些植物类药。

同样是植物类中药，拿独活和葛根来说：独活质地沉重，故而能治疗腿脚部的疾病；葛根质地较轻，所以，就能治疗颈部的不适。

比如在《本草备要》中谈到沉香时：诸木皆浮，而沉香独沉，故能下气坠痰涎。这就是从质地方面用取象思维来推理出的功效。

2. 由药用之前的性能决定

如虫类药，活着的时候就善于飞爬，故而，大多数虫类药有走窜通络的作用；果实是营养物质的汇集，故而，大多数果实类中药都有补益作用。

著名医家张锡纯在一个"腿疼"病案中谈到"有一窦姓患者，年过三旬，邻村蒙馆教员。禀赋素弱，下焦常畏寒凉，一日因出门寝于寒凉屋中，且铺盖甚薄，晨起遂病腿疼。后因食猪头肉其疼陡然加剧……"张氏在解释其疾病加重的机制时认为"猪肉原有苦寒有毒之说，曾见于各家草本。究之其肉非苦寒，亦非有毒，而猪头有咸寒开破之性是以善通大便燥结，其咸寒开破皆与腿之虚寒者不宜"。

这里，猪头的"开破"之力是怎么来的？

看看猪活着的时候，它的嘴能起土成沟，用取象比类的思维，就可以推断出其具有"开破"之性，最后，再经过临床验证，确实正确。

3. 采集时间决定

四季和长夏为五脏所主，春为肝所主、夏为心所主、长夏为脾所主、秋为肺所主、冬为肾所主，所以，不同季节采收的中药就能入不同的脏腑。

当季是药，过季是草。《新修本草》中明确谈到"离其本土，则质同而效异；乖于采摘，乃物是而实非"，所以，采集时间是相当的重要。

不同季节采收的中药具有不同的"性"。性，就是寒热温凉四种药性。春温、夏热、秋凉、冬寒，用取象比类思维，单从采集时间来看，春季采收的就是温性；夏季采收的就是热性；秋季采收的就是凉性；冬季采收的就是寒性等。这点，在后面"四气"中会有详细谈述。

4. 由颜色决定

有些药物颜色单一，而五色为五脏所主，不同颜色的药物能入不同的脏腑，具体来说：白色入肺、黄色入脾、红色入心、青色入肝、黑色入肾。比如，熟地为黑色，就可以入肾；朱砂为红色，就可以入心等。

5. 由生长环境决定

古今医家都喜欢道地药材，原因就是其疗效可靠。什么是道地药材？道地，就是地道，即功效地道实在，确切可靠，道地药材就是指在一特定自然条件、生态环境的地域内所产的具有可靠疗效的药材。

各地所处的地理环境十分复杂，水土、气候、日照、生物分布都不完全相同，因此，药物本身的质量及其治疗作用也就有所差异，如商品生药白头翁有 16 种以上不同植物来源，正品应为毛茛科植物白头翁，其根含有皂苷，有抑制阿米巴原虫作用，而属于石竹科及菊科的一些同名异物则均无抑制阿米巴原虫的作用。又如不同品种大黄的成分其泻下作用也有明显差异，掌叶、唐古特等正品大黄中，其有效成分蒽醌含量以结合状态为主，游离状态仅占小部分，这些种类的大黄具有明显的泻下作用。而一些混杂品大黄，如华北、天山等大黄，其蒽醌含量以游离状态稍高或接近结合状态，此等大黄的泻下作用很差。另外，如中国长白山的野山参，中国东北各省与朝鲜、日本的园参，其人参皂苷的含量不同，皂苷单体的含量也不一样，因而药理作用与临床疗效都有出入。

到目前为止，常常得到人们赞誉的道地药材有甘肃的当归，宁夏的枸杞子，四川的黄连、附子，内蒙古的甘草，吉林的人参，山西的黄芪、党参，河南怀庆的牛膝、地黄、山药、菊花，江苏的苍术，云南的茯苓、三七等。当然，道地药材毕竟数量有限，因此，在一般情况下我们也常用一些同名而产地不同的药物来代替，不过，功效会有所差异，这点一定要注意。

一般来说，南方产的药物，药性多为温热，北方产的药物，药性多为寒凉，这与当地气候的寒凉温热有关。

6. 炮制决定功效

不同的炮制方法可使中药有不同的功效，如大黄本为治疗下焦病症的药物，酒制后可清上焦之实热；柴胡、香附经醋制后有助于引药入肝，能更有效的治疗肝经疾病；小茴香、橘核经盐制后，有助于引药入肾，能更好地治疗肾经疾病。麻黄生用解表作用较强，蜜炙后解表作用缓和，而止咳平喘作用增强；蒲黄生用活血破瘀，炒炭用能缩短出血时间和凝血时间；地黄鲜用性寒凉血，制后则温而补血等等。

（二）四气五味决定功效

1. 四气

（1）四气的概念

四气，是指药物的寒、热、温、凉四种特性。又称四性。寒、凉和热、温是两种对立的药性，而寒与凉、热与温之间只是程度的不同。另外还有平性，即药性平和（严格说来，平性是不存在的）。

（2）四气的来源

那么，药性的寒热温凉是怎么来的？

现在，主要有两种学说：

其一为禀受于天说。如李中梓云："四时者，春温、夏热、秋凉、冬寒而已。故药性之温者，于时为春，所以生万物者也；药性之热者，于时为夏，所以长万物者也；药性之凉者，于时为秋，所以肃万物者也；药性之寒者，于时为冬，所以杀万物者也。"其后，缪仲醇对此作了进一步的阐发："凡言微寒者，禀春之气以生；言大热者，感长夏之气以生；言平者，感秋之气以生，平即凉也；言大寒者，感冬之气以生。此物之气，得乎天者也。"认为药物的四气禀受于天，是由四时季节气候的差异而引起的。

天人相应，天物自然更是相应，故而，药物的采收季节对药性有很大的影响。

古时候，人们把中药称作本草，其原因就是《蜀本草》中所说的"药有玉石、草、木、虫、兽，而云本草者，为诸药中草类最多也"。当季是药，过季是草，因于草药都有其固定的采集时间，而此时间和季节的寒热温凉有关，所以，最初的药物之性是由采收季节来决定的。比如春季采收的，其性为温，夏季采收的，其性为热，秋季采收的，其性为凉，冬季采收的，其性为寒。这点也可通过《汉书艺文志·方技略》中的"经方者，本草石之寒温，量疾病之浅深，假药味之滋，因气感之宜，辨五苦六辛，致水火之齐，以通闭解结，反之于平"一段话得到证实，其中"因气感之宜"是药性的决定因素。不过，现在的药物在采收之后更多的是没有及时应用，而是存放慢用。药物在存放过程中经过其他季节之气"所感"，药性会有些变化，可以说，这是一种天然的炮制过程。

其二为入腹知性说。徐大椿云："入腹则知其性。"药性寒温的确定，是根据药物作用于人体所产生的不同反应和所获得的不同疗效而概括出来的，它与所治疗疾病的性质是相对的，"所谓寒热温凉，反从其病也"（《素问》）。大凡能减轻或消除阳热病证的药物，其药性为寒凉；凡能减轻或消除阴寒病证的药物，其药性为温热。同理，温热性质的药物，主要用于寒性病证；寒凉性质的药物，主要用于热性病证。

入腹知性不为错，但是这里面却有很大的局限性：一是感知方法可能有误。病性的寒热不同于感觉的寒热，如张锡纯就说大量服用石膏后感觉不是很凉，就说石膏非大寒之品，先不说这个结论的正确与否，单就实验操作来看，把病性的寒热和感觉的寒热混为一谈，就是错误的；二是能治疗热性病的不一定都是寒凉之药，能治疗寒证的也不一定都是热药。比如冬季的风寒感冒，生活当中就有人服用"大青叶"之后，病好了，你能说"大青叶"是热药吗？这就好像能让自己受损的不一定是敌人，有时候反而是和自己关系相当好的朋友；三是有谁对每种单味药物都做过病性检测？

所以说，入腹知性不如入口知性，我们都知道神农尝百草，为什么要尝？尝，就是要感知其味，在口中尝知，而不是入腹，因为入腹是为用。

通过尝而感知味，以味定性才是正确的。同一种中药，炮制前后其味会发生变化，这样，其性也就随之而变化，比如鲜地黄性寒，经过炮制后变成熟地，其药性则为温。

下面，我就具体地说一下。

①根据采集时间来决定

春生、夏长、秋收、冬藏，是自然之理。

春生：就是说春天温暖，是万物复苏生长的季节。由于春季为肝所主，故而，这个时候采集的药物其季节之性为温，多有升发作用、且可入肝。

夏长：就是说夏天炎热，是农作物旺盛生长的季节。由于夏季为心所主，故而，这个时候采集的药物其季节之性为热性，多有强壮作用、且可入心。

秋收：就是说秋天燥热，是农作物收获的季节。由于秋季为肺所主，收获的东西可抗燥热，故而，这个时候采集的药物其季节之性为凉性，多有滋补作用、且可入肺。

冬藏：就是说冬季寒冷，是大地封冻，农作物进入冬眠的季节。由于冬季为肾所主，故而，这个时候采集的药物其季节之性为寒性、多有收敛作用、且可入肾。

虽然，中医还有长夏一说，就是指立秋到秋分的时段，具体时间为阴历六月、阳历7~8月，阴雨绵绵的天气比较多，这时的植物体内都会过多的产生对抗阴湿的物质，此时采集的药物，多可以祛湿而健脾，但是，四季对四性，春温、夏热、秋凉、冬寒，这是不变之理。

总之，单从采集时间来看，凡是春季采收的药材就具有温性；凡是夏季采收的药材就具有热性；凡是秋季采收的药材就具有凉性；凡是冬季采收的药材就具有寒性。

②味道来定性

辛、甘、淡味属阳，而温热之性也属阳，故而辛、甘、淡味就具有温热之性；酸、苦、咸味属阴，而寒凉之性也属阴，故而酸、苦、咸味就具有寒凉之性。

③从临床观察所知

在临床实践中，中医人通过验证，把能从根本上治疗热证的药定性为寒凉药，把能从根本上治疗寒证的药就定性为温热药。

由上所知，药物之性的来源是复杂的。对于药物之性，我们一定要综合考虑，不可偏颇。看看历代的本草书，对于同一种药，有的说性寒，有的说性热，有的说性平，这也许就是单一考虑的结果。比如山药，《药性类明》中谓"性凉而润"，《药品化义》中也说"生用性凉"，但《本经》中却说其为"温"药。如果不明其理，我们到底听信哪本书上的？

2. 五味

味，指的是气味和味道两种。根据动属阳，静属阴的原则，对于中药来说，气味属阳，味道属阴。味有厚薄之分，对气味而言，厚是强的意思，薄是弱的意思，由于气味强，容易走窜；气味弱，不容易走窜，所以，厚者为阳，薄者为阴；对于味道而言，厚是重的意思，薄是轻的意思，味道重的容易滞留而不动，味道轻的相对可以走散，所以，厚者为阴，薄者为阳，故而，《珍珠囊补遗药性赋》中就说"气为阳，气厚为阳中之阳，气薄为阳中之阴，薄则发泄，厚则发热；味为阴，味厚为阴中之阴，味薄为阴中之阳，薄则疏通，厚则滋润"。

不过，这里的五味，则专指药物的味道，即辛、甘、酸、苦、咸五种，它们分别为五脏所主，肺主辛、脾主甘、肝主酸、心主苦、肾主咸。五味入五脏，可以增强五脏功能。而且，根据生活经验可知，不同的味道就有不同的作用，如把新鲜的萝卜拿回来，撒上一些具有咸味的盐之后，萝卜很快会变软，所以，我们就说咸味有软坚的作用。对于五味的作用，早在《内经》中就有记载：辛散、甘缓、酸收、苦坚、咸软。

（1）辛味

为肺所主，由于肺的功能就是排浊，所以，辛味药物能增强浊气浊物的外排，有宣散之功用。

所谓辛散，就是指辛味之物有发散之能。比如吃辣椒会使我们"出一头的汗"。

（2）甘味

为脾所主，由于脾的功能是主运化：运化营养物质入血而补充血的不足；运化津液可使其正常布散。所以，甘味药物能充血和布散津液。

缓的本义为宽松宽大，有苏醒恢复之意，所以，甘缓，就是说甘味之物补脾之后可以使人体之血和津液的量得到恢复。比如干了一天的活，很累，这时，口里放块糖就可以缓解疲劳。

（3）酸味

为肝所主，由于肝的功能是主疏泄，调气调血，所以，酸味药物就具有调气调血的作用。

所谓酸收，就是说酸味之物能收敛固涩，可敛肺止咳、固表止汗、涩肠止泻、固精缩尿、固崩止带，用治体虚多汗、肺虚久咳、久泻久痢、遗精滑精、遗尿尿频、月经过多、白带不止等病证。比如流鼻血的时候，我们用药棉蘸点醋塞鼻孔，能很快止血。

（4）苦味

为心所主，由于心的功能是主血脉，所以，苦味药物能增强心主血脉的功能，不但可以活血通脉，也可以固脉止血。

坚，为牢固、结实的意思，所谓苦坚，就是说苦味之物可以让血脉结实、牢固。

另外，苦能燥湿，苦味的药物也具有燥湿的作用。

（5）咸味

为肾所主，由于肾的功能是纳摄，主要是纳气和藏精，所以，咸味药物有助肾纳气和藏精的作用。

所谓咸软，就是说咸味之物有软化作用。生活当中，什么东西最软？当然是空气，要让一个东西变软，就要给这个东西里面充入大量的空气，比如面包，里面的空气就很多，所以，捏起来就很软；而用死面蒸的馒头，里面的空气就很少，所以，就比较硬。肾主纳气，就是说肾有充气之功能，气的含量增多，物质自然变软，而咸味之物可助肾以发挥功能，所以说，咸能软坚。

五味之外，还有淡味及涩味。由于淡味可等同于甘味，能补脾而增强运化功能，所以，更多的书上就说淡味之物能渗能利，有渗湿利小便的作用，多用治水肿、脚气、小便不利等病证；涩味与酸味药作用相似，也有收敛固涩的作用，故本草文献常以酸味代表涩味功效，或与酸味并列来标明药性。

这里更要说的是，一些书上谈到五味时说道：药物五味的认定，首先是通过口尝，用人的感觉器官辨别出来，它是药物真实味道的反应，但五味更是通过长期的临床实践观察，不同的味道作用于人体，产生不同的反应和获得不同的疗效，而被归纳总结出来的，也就是说五味不只是药物味道的真实反应，更重要的是对药物作用的高度概括，即五味的"味"超出了味觉的范围，而是建立在功效的基础上。如把葛根的味说成是辛、甘，是因其能发散风热，实际上葛根的味却是微甜的。说真的，这种说法欠妥当：①既然"入口则知味"，那么这个"味"一定就是味觉感知的"味";②根据功效而归纳,这是对药物功效的发生机制不懂而产生的,后面,我将会详细地谈述药物功效的产生及发挥机制,这里就不举例说了。

1999年《桂林医学》杂志上谈到"笔者对332味常用中药的性味、归经做了笔录查对,发现五味不归属五脏之经的药物达221味,占66.56%,其中辛味不归属肺经的达60种,如苍术、砂仁、麝香、佩兰、白豆蔻、石菖蒲、附子等;甘味不入脾经的73种,如金银花、地骨皮、芦根、百部、泽泻、天麻、熟地、枸杞子等;酸味不入肝经的有6种,如五味子、石榴皮、金樱子、五倍子等;苦味不入心经的有65种,如黄柏、龙胆草、赤芍、青葙子、射干等;咸味不入肾经的有17种,如青黛、羚羊角、犀角、石决明、穿山甲、地龙等,不一一列举。反之,入肺经之药不全是辛味,入脾经之药不全是甘味,入肝经之药不尽是酸味等,事实证明,五味归经并不具其普遍规律性,且与药性归经理论存在逻辑上的矛盾而不圆其说"。

为了归经理论的实用,为了"自圆其说",我在本书里谈到的味指的都是中药本身固有的用口尝的真实之味道。

总之,中药功效的来源是复杂的,由于我的知识水平有限,故而,本书谈论的中药功效,遵从前人经验,更多的是从气味进行推理而来的。如《本草经疏》中谈到淫羊藿功效的时候就说"辛能散结,甘能缓中,温能通气行血,故主瘰疬赤痈,及下部有疮,洗出虫"、谈到三棱的时候说"老癖癥瘕积聚结块,未有不由血瘀、气结、食停所致,苦能泄而辛能散,甘能和而入脾,血属阴而有形,此所以能治一切凝结停滞有形之坚积也";《用药心法》和《本经逢原》中都谈到"桃仁,苦以泄滞血,甘以生新血,故凝血须用,又去血中之热"等。虽然这里的淫羊藿和桃仁,其真实味道都是微苦的,没有辛和甘味,三棱的真实味道为淡而微辛,但是,这些书却告知了我们中药功效的一个推理来源方法。

不过,我感到遗憾的是,虽然这样推理出的功效能概括教科书上的中药作用,甚至也能推理出一些单验方里中药治病的作用机制,但是,却不能推理出所有本草类书中谈及的中药功效。这里,我希望更多的人能用更好的思维来推想中药功效的来源,以便知其然的同时还能知其所以然。

(三)植物类中药的功效来源

对于植物类药而言,药用部位有根、茎、枝、皮、花、叶、果实或种子,部位不同,功效各异。

1. 根类药

根是植物长期适应陆地生活而在进化过程中逐渐形成的器官，构成植物体的地下部分，它的主要功能是吸收作用，为整个植物提供水分和营养物质，所以，大多数根类药物具有滋补作用，如丹参、当归、何首乌、牛膝、白芍、人参、党参、地黄、天冬、麦冬等。

当然，枯朽的根除外。

由于根位于植物的下部，取象比类，根类药物可以治疗人体下部疾病。

2. 茎和枝类药

茎和枝，是植物输送水分和营养物质的通路，取象比类，茎和枝类药物大多数具有疏通作用，如麻黄、桂枝、桑寄生、海风藤、木通、苏木、鸡血藤、通草、钩藤等，而且，取象比类，它们还可以治疗人体躯干部位和上肢部位的病症。

3. 皮类药

各种各样的植物都有一层皮。有的坚厚，有的嫩薄；有的粗糙，有的光滑。这层树皮是干什么用的呢？ 科学家研究后发现，树皮的作用除了能防寒防暑防止病虫害之外，主要是为了运送养料。在植物的皮里有一层叫作韧皮部的组织，韧皮部里排列着一条条的管道，叶子通过光合作用制造的养料，就是通过它运送到根部和其他器官中去的。有些树木中间已经空心，可是仍有勃勃生机，就是因为边缘的韧皮部存在，能够输送养料的缘故。如果韧皮部受损，树皮被大面积剥掉，新的韧皮部来不及长出，树根就会由于得不到有机养分而死亡。俗话说："人怕伤心，树怕剥皮"，道理就在于此。现在又知道，树皮不仅可以吸附环境中的许多有毒物质，而且还是一员优良的监测大气的尖兵，可以从历年来树皮吸附的有毒物质多少来监测大气环境的污染情况。

从这里我们可以知道：树皮有保护、疏通和解毒作用。同样道理，植物皮类药物也有这三种作用，如桑白皮排痰护体、大腹皮利水护体；肉桂温通血脉；黄柏解毒等。

以皮治皮，皮类药物能够治疗人体皮肤病变。

4. 花类药

花，质轻在上，可以开放，故而，大多数花类药物有宣散和上行的功效，如辛夷花、金银花、菊花、红花等。人们经过长期的临床验证得出"诸花皆升，唯旋覆花独降"。

5. 叶类药

植物和动物一样，都需要呼吸。叶子上的气孔像动物的鼻孔和嘴巴一样，是植物呼吸的通道，而中医上，肺司呼吸，所以，取象比类，叶子有助肺排浊作用。

叶子助肺排浊，质轻者偏于排上部之浊；质重者偏于排下部之浊；不轻不重者，上下皆排。从质地来看，桑叶、枇杷叶和大青叶质轻，偏于排上部之浊；艾叶、石韦和番泻叶质重，偏于排下部之浊；淫羊藿、侧柏叶和竹叶质地不轻不重，上下皆排。

所以，桑叶、枇杷叶和大青叶可治疗胸闷、咳喘；艾叶、石韦和番泻叶可利小便、通大便；淫羊藿、侧柏叶和竹叶既可治疗咳喘，又可治疗二便不利之病症。

6. 果实或种子类药

它们富含营养物质，故而，这类药物大多数具有滋补作用，如五味子、枸杞子、女贞子、乌梅等。

（四）动物类中药的功效来源

动物类中药在临床上应用的也很多，它们的功效来源大致有：

1. 取象比类

活着的时候善于飞爬的，我们就说其有通行经络的作用，如全蝎、蜈蚣、地龙等；水蛭吸人之血，我们就说水蛭有很好的活血作用等。

2. 性味

这是中药功效来源的不变之理。不同的性味有不同的功效，如寒凉之性就可泻火清热，如羚羊角等。

3. 质地

质地沉重者，有下降之功能，如牡蛎、石决明等。

4. 经验

根据临床验证来确定中药的功效。

（五）矿物类中药的功效来源

矿物类中药因其质地沉重，故而，大多有沉降的作用，如赭石、磁石、滑石等。

其实，矿物类中药功效的主要来源是性味和经验。

总之，药物功效的来源是复杂的，一般情况下我们要综合考虑，不过，从药用部位、采集时间、真实的气味、质地情况等就可以推理出绝大部分药物的功效。

人体之任何病证，无非是由病性、病位、病态、病因和表象构成的，由于中药可以平病性、达病位、修病态、消病因、除表象，故而，中药就能治疗疾病。

二、中药的治病原理

1. 平病性

人体之病，从病性来说，只有两种，一种是寒证，一种是热证，而药物也有寒热温凉之性，他们可以平病性。中医上有"寒者热之、热者寒之"的说法，即对于寒性病证，我们就要选用热药，对于病情较轻的，我们就选用温性药物来治疗；对于热性病证，我们就要选用寒性药，对于病情较轻的，我们就选用凉性药来平病性。

2. 达病位

人体之发病部位，根据辨证的不同，则有不同的说法，如对于伤寒病，病位就有太阳、少阳、阳明、太阴、厥阴、少阴等的不同；对于温病，病位就有在卫、在气、在营、在血的不同；对于内科病症，病位就有在精、在气、在血、在津液的不同；对于伤科病症，病位就有在骨、在脉、在筋、在肉、在皮毛的不同，等等。但是，不管哪种辩证，最后都要归结到脏腑辩证，其病位也就归结到在脏或在腑。

其实，人体之病位，简单地说，只有表里、上下、左右、中间、四肢等的不同，但不管发病部位在什么地方，中药都能达病位，我认为原因如下。

（1）中医有象思维，通过"取象比类"而应用中药治病

对于植物而言，有下面的根、中间的茎、旁达的枝、上面的花叶种子果实、在外的皮等；对人而言，百会穴位处是人的最上部，为天，会阴穴位处是人的下部，为地，下肢相当于地下的根，上肢相当于草木之枝，而人体之表就相当于植物之皮，所以，根类药物就可以治疗腿脚部的疾病，如独活等；枝类药物就可以治疗手臂疾病，如桂枝等；茎类药物就可以治疗腰、腹、胸、背及脖子的疾病，如木通、海风藤、苏木等；植物类药上部的花叶种子果实等就可

以治疗人体头部疾病，如菊花、决明子、益智仁等；皮类药物就可以治疗体表疾病，如桑白皮、大腹皮等。

（2）中药更讲升降浮沉

质地重的药物具有沉降之性，质地轻的药物具有升浮之性。

具有沉降之性的药物可以治疗人体下部和体内的疾病，如决明子虽产收于植物的上部，但质重下沉，故而也可以治疗人体下部疾病，如肠道燥涩的便秘等；桑白皮虽为植物之皮，但质重，故而就可以治疗体内之疾病，如咳吐黄稠痰之证等。

具有升浮之性的药物可以治疗人体上部和体表的疾病，如葛根虽为根类药，但质地轻，故而就具有升浮之性，可以治疗上部疾病，如脖子僵硬等；如麻黄虽为茎类药，但质轻上浮，故而，就可以治疗体表疾病等。

中药的升降浮沉之性，不仅仅取决于质地的轻重，还与四气五味、炮制方法、药物的配伍等有关。

一般来说，凡味属辛甘、温热性的药物大都具有升浮的作用，如桂枝、黄芪等，他们就可以治疗人体上部和体表的疾病；凡味属苦酸咸、寒凉性的药物大都具有沉降的作用，如芒硝、大黄等，他们就可以治疗人体下部和体内的疾病。

《本草纲目》谓之"酸咸无升，甘辛无降，寒无浮，热无沉"更是对味和性升降浮沉的高度概括。

药物经过炮制以后其升降浮沉之性也会发生变化，比如酒炒则升，姜炒则散，醋炒收敛，盐炒下行。如大黄为根类药，可以治疗人体下部的热结便秘之证，但如果用酒炒了以后，就可以借着酒的升浮作用上达头部而治疗目赤肿痛之病症；柴胡生用，升散作用强，常用于解表退热，但用醋炒之后，发散之力减弱，而疏肝止痛作用增强，用于治疗肝郁气滞的胁肋胀痛等病症效果很好；砂仁为行气开胃、化湿醒脾的药物，作用于中焦，但经盐炒之后，可下行温肾，能治疗肾阳虚而导致的小便频数之证。

配伍的不同也可改变药物的升降浮沉作用，如中医里有句话"麻黄配熟地不发汗，熟地配麻黄不滋腻"等。

这里还要说明的是，我们不但要注意升降浮沉的作用结果，更要看升降浮沉的作用过程，如大黄之性沉降，不但能治疗下部的肠道疾病，还可以借沉降之功来治疗胃中食物不下行所致的胀满病症。

（3）五味为五脏所主

肺主辛味、脾主甘味、肝主酸味、心主苦味、肾主咸味，所以，不同味的中药就可以进入不同的脏腑而发挥作用。利用这一点，不同脏的发病，就选用不同味的中药，如肺病，就选辛味药，治疗肺热病症，就选用辛味寒凉之药；治疗肺寒病症，就选用辛味温热之药等。

总之，根据上下表里的病位不同，我们不但要用象思维来确定植物药用部位，是下部的根类药还是上部的花和种子果实类药等，还要选用合适的升降浮沉之性的药物；对于哪脏之病位问题，我们要选用相应之味的中药来直达病所，这样，治疗效果才会更好。

3. 修病态

人体之病态，只有两种，正虚或邪实，所以，中药的功用就是要么补虚，要么去实。

食物如同灯之油，药物如同拨灯芯。人体正常的生理活动都是脏腑功能正常发挥的结果。而脏腑的正常，就需要每一个脏腑的气、血、阴、阳正常，所以，补虚，就是补脏腑的气、血、阴、阳，中药里就有专门的补气药、补血药、补阴药、补阳药，如黄芪补气、当归补血、山萸肉补阴、淫羊藿补阳等，临床上针对不同的虚证可选用相应的补虚药。

对于实证，如血瘀、痰湿、积食、虫积、宿便、结石等导致的疾病，中药都能直接清除，如丹参活血、白芥子消痰、山楂消食、槟榔去虫、大黄通便、金钱草排石等。

4. 消病因

疾病的发生原因，有外感，如风、寒、暑、湿、燥、火所伤等；有内生，如情志内伤等，它们都会对人体造成伤害，由于"外因是通过内因而发挥作用"，所以，人体的直接发病原因更多的是体内的因素，如气滞、血瘀、痰湿、积食、虫积、肠道积滞等，而中药，不但能消除外来之病因，如发散风寒药，就能消除风寒对人体造成的伤害；更能消除体内病因，如活血化瘀药，就可以消除血瘀这个病因。

5. 除表象

表象，就是表现出的征象，包括体征和症状两种。

中药能够有效地消除表象，如元胡止疼、三七止血、杏仁止咳、鸦胆子消疣、白头翁除颈部淋巴结肿大等，具体的、更多的临床应用，我会在后面详谈的。

当然，治病求本，只要消除了发病因素，表象自然也就消失了，比如因感受风寒而出现的头疼，只要发散风寒到位，头疼之不适也就自然消失了。

三、中药的应用原则

1. 安全有效为总则

中药的应用，安全为先，有效为本。猛浪用药，绝非可取。药轻不治病，更是不行。要大剂量的用药，不了解药物的性能及毒副作用是绝对不行的。中药治病，绝对不可导致并发症和后遗症的出现。

2. 护胃原则

胃，在人体中就如汽车的油箱一样重要，所以历代医家都很重视保护胃气，我们在用药时也一定不能伤胃败胃。

3. 开门排邪原则

对于体内之病邪，我们在治疗时需开门排邪，决不可闭门留寇。

病邪外出，有三条道路，一个是口鼻的外出，如口鼻的排浊气、口的呕吐浊物等；一个是皮肤的外出，比如通过发汗而发散风寒之邪；一个是二便的外排。所以，临床上可根据不同的病症而选择不同的排邪途径。

4. 三因制宜原则

三因，就是因时、因地、因人，三因制宜，就是指治疗疾病时要根据时间、地域及患者的体质、性别、年龄等不同而制定适宜的治疗方法。

具体的内容在前面已经谈过了，这里就不多述了。

5. 重拳出击原则

所谓"重拳出击"，就是用比较猛烈之药，并加大其量来做治疗。临床上适用于实证患者。治病如打仗，用药如用兵。如果诊断准确，清楚实证堵塞的性质和部位，就必须要用大剂量的有较猛作用之药物来做治疗，以期迅速修通经络道路。等路修好后，再慢慢调理。特别是邪毒侵入人体后出现的实证，犹如生死对手，要打，就必须重拳狠击，等对方没有反击能力的时候，我们怎么修理都可以。如果不把对方彻底击倒，那么对方就要还击，后果会很麻烦。如有血瘀者，可以用桃仁、红花、三棱、莪术、乳香、没药、水蛭等药物，而不是用柔和的丹参、当归、赤芍、鸡血藤等药物。当然，中药是讲究配伍的，所以，一定要用他药消除或减轻猛药治疗时的副作用。

6. 慢火炖肉原则

所谓"慢火炖肉"，就是要用小剂量的、作用比较温和的药物来做治疗。适用于虚证。一口吃不了个胖子，本虚之人，应该慢慢调理，可不能着急，否则，就"欲速则不达"，不但治疗效果不好，更有可能导致"药物性实证"的出现。当然，由于实证导致的虚证不在此列。

7. 阴阳结合原则

"善补阳者，必于阴中求阳，则阳得阴助，而生化无穷；善补阴者，必于阳中求阴，则阴得阳升，而泉源不竭"说的就是在用药时一定要注意阴阳结合。

所以，对于阳虚之人，在用补阳药治疗的同时少佐点补阴药，则疗效更好。同样道理，对于阴虚之人，在用滋阴药物治疗的同时，少佐以补阳药，则疗效更是很好。

8. 气血结合原则

从气血的关系就可以知道，病人出现血瘀时少佐一些补气理气药则更使血畅；血溢时少佐一些补气药则更使血固；血虚时少佐一些补气药则更使血旺。气虚时佐以补血药使气有所藏，更好补；气滞时佐以补血药，可消除理气药对人体造成的伤害等。

9. 动静结合原则

药有动静之分：理气活血药为动，滋阴养血药为静；补虚药为静，去实药为动。动药易伤人气血，应用之时需佐以静药来补气血；静药进入人体之后不易流通，佐以动药，则取效更快。

10. 补泻结合原则

补为补虚，泻为通利。旧的不去，新的不来。要补虚，不祛浊不行，故而在用补药时少佐以通利药则补虚更快。而通利之药更能伤人气血，所以在用泻法时一定要结合补法，这样就可避免由于治疗原因而导致病人出现的并发症和后遗症。

中医是简单的，只要诊断准确，中药功用熟记，按照以上原则处方用药，则取效迅速。

四、中药的炮制

中草药，一般经初步加工（如清除杂质及没有用的东西，使药物洁净），然后晒干、切片，即可用于临床，但有些药物还需进一步的加工，以清除或降低毒性（如生草乌必须制后才能用）、刺激性（如巴豆去油既能减低毒性，又能减低刺激性）和副作用（如柏子仁养心，去油后可以去其滑肠作用）；有的则需改变药物的性能（如蒲黄生用用破血逐瘀，炒炭则能止血），增加疗效，便于应用。

一般常用的炮制法有以下几种。

1. 焙

焙，是使药物干燥的一种方法。通常是将药物放在火炉旁边焙干，或将药物置于瓦片上，再放在火炉上焙干。

2. 炒

炒，是把药物放在锅内，炒到一定程度即可。有清炒的，就是不加任何辅料，把药物炒到微黄，或炒到能嗅出药物固有气味为止，如炒苍术、炒杏仁、炒白芍等；有炒焦的，即炒到焦黄为止，如炒山楂、炒栀子；有炒炭的，即炒到外面发黑，里面发黄，但又需保持原来的气味（叫炒炭存性），如炒蒲黄炭、地榆炭、槐花炭等。有加辅料炒的，如加麸炒僵蚕、加土炒白术、加砂炒鳖甲等。

3. 炙

炙，是在炒药时根据需要，拌入蜂蜜、盐水、醋、酒等，如蜜炙甘草、盐炙黄柏、醋炙柴胡、酒炙当归、姜炙半夏等。

4. 煅

煅，就是用高温使药物变松亦变脆。一般煅法，是把药物直接放在炉火中，烧成通红，如煅牡蛎、煅龙骨等。但有的不能直接放入火中，需要放在锅内直接加热，如煅阳起石、煅钟乳石等。

5. 蒸

蒸，是把药物放在笼屉或者锅内蒸。蒸时不加辅料的，叫清蒸，拌酒的叫酒蒸，拌醋的叫醋蒸。一般蒸到药物透熟，捏之松软，取出晒干，或晾干即可；有的药物则需蒸后再晒，晒后再蒸，反复多次才行。

6. 煨

煨，是将药物用面块包裹，放在炉旁，或放在火中烤烧，或放在锅内炒至外皮焦黄，或层层隔纸加热，以除去部分油分，如煨木香、煨豆蔻等。

7. 去油

去油，是将药物中含的油分压挤出来，取用剩余的药末，如巴豆去油后叫巴豆霜。

五、中药的剂型

临床上，中药的剂型常用的有以下几种。

1. 汤剂

汤剂是临床最常用的剂型。它是把药物放在砂锅内，加入适量的水（一般以水超过药料二横指为度），放在火上（微火）煎煮后，去药渣即成。由于中药的种类和性质不同，所以煎煮时间的长短、方法也不一样。

质地：质地硬者，应该先煎，即先用水煮20~30分钟，然后再放其他中药，如代赭石、龙骨、牡蛎、龟甲、鳖甲等；质地软者，应该后下，即等其他药物已经煎煮了5~10分钟之后才能放入，如钩藤、薄荷、苏叶等。

形态：根茎类的中药，由于药物有效成分不容易煎出，所以，一般煎煮时间应长一些；而花、粉末之类的药物，药物的有效成分很容易煎出，所以一般煎煮时间应短一些。

毒性：对于毒性大的药物，一般采用先煎、久煎的方法来去掉毒性，如附子等。

功效：解表药长于发散，长时间的煎煮之后，会降低发散的作用，所以，要用武火（即大火）短煎；攻下药的煎煮时间也不能太长，如大黄，久煮也会破坏有效成分；芳香化湿药物，更是不能煎煮时间太长，这是因为这类药物都含有挥发油，煎煮时间一长，有效的挥发油挥发，药效则会减弱甚至消失，如藿香、佩兰等；对于补虚药，一般需要文火（小火）稍长时间的煎煮，这样，有效成分才可全部煎出。

有些药物有黏液或绒毛，如车前子、旋覆花、辛夷等，就必须用纱布包好后才能煎煮；有些药物不能煎煮，只能最后放入，如竹沥、地黄汁、阿胶等。

对于名贵药材一定要另煎之后，兑入汤药中服用，如人参等。

最后，汤药的服用方法也很重要：一般来说，病位在上的，饭后少量多次服用；病位在下的，饭前顿服；发散药需饭后服；补虚药需饭前服；泻下药、杀虫药应在空肚子时服用；安神药需在睡前服用。寒证病人需把药物温热之后服用；热证病人需要凉服，等等。

2. 丸剂

丸剂，就是把药物制成圆球形的大丸或者小丸。先把药研成细末，混合均匀，加入适量的炼过的蜂蜜（炼到红黄色泡沫，用手捻之有黄丝，不生白丝），搅拌，搓成条，再切断，搓成丸子，这叫蜜丸。用水合成的叫水丸。用米糊或面糊合成的叫糊丸。

3. 散剂

散剂，是按配方将要碾成细面，混合均匀即成。有的直接用开水调服，有的直接吹入咽喉、鼻腔内，或加水、醋、油、鸡蛋清等调和后，外敷患处。

4. 膏剂

膏剂分两种。一种是外用膏药即一般外贴的膏药；一种是把药放在锅内，加适量的水，用小火煎熬，取浓汁，过滤去渣，将药汁再煎，使水分蒸发，然后加入蜂蜜或冰糖等收膏，如益母草膏、甘草膏等。

5. 酒剂

酒剂就是把药物切碎或研成粗末，浸泡在 50~60 度的白酒内。经过一段时间，药物的有效成分溶解在酒内，过滤去渣即可；或将浸泡药料的酒剂，坐在开水锅内，加热至水沸，再泡一定时期去渣过滤即可。

另外的其他制剂，这里就不多说了。

六、中药的配伍

对于病情单一的疾病，我们可以用单味药来治疗，如胃寒的呕吐，服用生姜煮后之液就可解决问题；对于病情复杂的疾病，我们就要把中药进行配伍来使用，也就是说把两种或两种以上的药物混合使用，以增强治疗效果。

常用的配伍方法有以下几种

1. 相须

相须即两种性能相近的药物同用，可增强原有疗效，如麻黄配伍桂枝，就可提高发散风寒之力。

2. 相使

相使就是两种性能有某些共性的药物同用，其中一种药物为主药，另一种为辅助，辅助之药能增强主药的功效，如黄芪和茯苓同用治疗水肿时，茯苓可增强黄芪的补气利水作用。

3. 相畏

相畏两种药物同用，一种药物的毒副作用能被另一种降低或消除，如生半夏有毒，可以用生姜来抵消其毒性。

4. 相杀

相杀就是一种药物能消除另一种药物的毒性反应。如防风能解砒霜毒、绿豆能减轻巴豆毒性等。

5. 相恶

相恶就是两种药物配合应用以后，一种药物可以减弱另一种药物的药效。如很多人认为人参能大补元气，配合莱菔子同用，就会损失或减弱补气的功效等。

6. 相反

相反就是两种药物配合应用后，可能发生剧烈的副作用。

相须、相使，是临床用药尽可能加以考虑的，以便使药物更好地发挥疗效，一般用药"当用相须、相使者良"。

相畏、相杀，是临床使用毒性药物或具有副作用药物时要加以注意的，"若有毒宜制，可用相畏、相杀者"。

还有，前面中药应用原则里面谈的阴阳结合、气血结合、补泻结合、动静结合，也是中药配伍应用时的注意点。

七、中药的应用注意及禁忌

1. 应用注意

（1）要注意用量

性味淡薄及体重质坚的药物，剂量要大；性毒味厚及质松体轻的药物，剂量要小。还有，一定要根据病情具体用药，轻病不可用大剂量，重病也不可用轻剂量。

（2）要注意季节

炎热季节，用热药时要注意；寒凉季节，用寒凉药物时也要注意。炎热季节，肌表疏松，用发汗药时剂量要小；寒冷季节，肌表固密，用发汗药时剂量要大。

（3）要注意对象

人体强弱不同，老少不同，男女不同，用药时也要注意。如体质强壮的或青年人就能耐受比较峻猛的药物，但年老体弱的人可就耐受不了；妇女在月经期不能过多地用寒凉药物、破血药或泻下药，等等。

2. 应用禁忌

（1）配伍禁忌

我国古代的医药学家把中药的配伍禁忌总结为十八反歌和十九畏歌。

《十八反歌诀》

本草明言十八反，半蒌贝敛及攻乌，

藻戟遂芫俱战草，诸参辛芍叛藜芦。

这四句歌诀总结了中药的相反，即半夏、瓜蒌（包括瓜蒌皮、瓜蒌子、天花粉）、贝母（包括浙贝母、川贝母）、白敛、白及反乌头（包括川乌、草乌、附子、天雄）；海藻、大戟、甘遂、芫花反甘草；人参、党参、太子参、丹参、玄参、沙参、苦参、细辛、白芍、赤芍反藜芦。

《十九畏歌诀》

硫黄原是火中精，朴硝一见便相争；

水银莫与砒霜见，狼毒最怕密陀僧；

巴豆性烈最为上，偏与牵牛不顺情；

丁香莫与郁金见，牙硝难合京三棱；

川乌草乌不顺犀，人参最怕五灵脂；

官桂善能调冷气，若逢石脂便相欺。

这里总结的相畏药物是：硫黄畏朴硝、芒硝、皮硝、玄明粉；水银畏砒霜、信石、红砒、白砒；狼毒畏密陀僧；巴豆、巴豆霜畏牵牛子（黑丑、白丑）；公丁香、母丁香畏郁金（黑郁金、黄郁金）；牙硝、玄明粉畏三棱；川乌、草乌、附子、天雄畏犀牛角、广角；人参畏五灵脂；肉桂、官桂、桂枝畏赤石脂。

凡有以上配伍禁忌的中药，一般不得同时使用。

（2）**妊娠用药禁忌**

妇女在妊娠期间的用药有慎用和禁用两种。

①禁用的药物大多是毒性较强或药性猛烈的药物，如水蛭、虻虫、牵牛子、大戟、商陆、芫花、麝香、三棱、莪术等。

②慎用的药物大多是有破气、破血或滑利、沉降的作用，如桃仁、红花、大黄、枳实、附子、干姜、肉桂、冬葵子等。临床上根据孕妇的具体情况，斟酌使用。

（3）**服药禁忌**

一般忌食生冷、黏腻等不容易消化和有特殊刺激性的食物，如热证忌食辛辣、油腻的食物；寒证忌食生冷的食物；有疮疡、痈肿等皮肤病的人忌食鱼虾等食物。

八、八纲用药法

因为八纲是临床辨证的基础，所以，根据八纲辨证来确定治法，是最有条理性的。

1. 阴阳用药法

（1）**阴虚证用滋阴法**

①滋肾阴：熟地、元参、山萸肉、枸杞子、女贞子、旱莲草、制首乌、桑寄生、潼蒺藜、紫河车、龟甲、鳖甲等。

②滋心阴：生地、麦冬、百合等。

③滋肝阴：地黄、枸杞子、女贞子、旱莲草、山萸肉、制首乌、潼蒺藜、龟甲、鳖甲等。

④滋脾胃阴：石斛、天花粉、玉竹、沙参、生地、麦冬、乌梅、芦根等。

⑤滋肺阴：天冬、麦冬、山药、熟地、玉竹、黄精、沙参、百合、阿胶等。

（2）**阳虚证用补阳法**

①补肾阳：附子、肉桂、鹿茸、仙茅、淫羊藿、巴戟天、胡芦巴、肉苁蓉、补骨脂等。

②补心阳：桂枝、肉桂、制附子、干姜、薤白等。

③补肝阳：吴茱萸、肉桂、小茴香、橘核、荔枝核、淫羊藿等。

④补脾阳：干姜、附子、益智仁、肉豆蔻、草豆蔻、砂仁、蔻仁等。

⑤补肺阳：干姜、细辛、紫菀、冬花等。

（3）阴实证用泄阴法

仿理气、活血、祛痰、利湿等法，见后。

（4）阳亢证用抑阳法

肝阳上亢一般用菊花、钩藤、天麻、白蒺藜等；潜阳一般用珍珠母、石决明、生龙骨、生牡蛎、磁石等。

2. 表里用药法

（1）表证用发散法和通下法

发散法包括发散风寒，发散风热和排痰三种；通下法包括消食化积、通里攻下和润肠通便三种。

①发散风寒常用的药物：麻黄、桂枝、荆芥、防风、紫苏、生姜、葛根、葱白、香薷等。

②发散风热常用的药物：薄荷、桑叶、菊花、牛蒡子、蝉衣、淡豆豉等。

③排痰常用的药物：苏子、白芥子、半夏、陈皮、杏仁、紫菀、款冬花、桔梗、百部等；清热痰的常用药物有：瓜蒌、枇杷叶、冬瓜仁、桑白皮、葶苈子、海浮石、海蛤壳、贝母、竹茹、前胡、马兜铃等。

④消食化积常用的药物：麦芽、谷芽、莱菔子、山楂、神曲、鸡内金等。

⑤通里攻下常用的药物：大黄、芒硝、枳实、番泻叶等。

⑥润肠通便常用的药物：郁李仁、火麻仁、黑芝麻、蜂蜜、杏仁、桃仁、当归、决明子等。

（2）半表半里用和解法

和解：和解脏腑用柴胡，和解营卫用桂枝、白芍。

（3）里证用消通法

消通法包括活血化瘀、去湿、利水、消痰软坚等。去湿包括化湿、利湿和祛风湿，其中化湿又分为芳香化湿和清热化湿。

①活血化瘀常用的药物：当归、红花、桃仁、三棱、莪术、丹参、川芎、虎杖、泽兰、益母草、王不留行、刘寄奴、石见穿、鸡血藤、五灵脂、地鳖虫、穿山甲、乳香、没药等。

②常用的芳香化湿药：藿香、佩兰、苍术、厚朴、砂仁、草豆蔻等。

③清热化湿常用的药物：茵陈、薏苡仁、苦参、黄连、黄芩、黄柏、龙胆草等。

④利湿常用的药物：玉米须、茯苓、冬瓜皮、车前子、车前草、金钱草、海金沙、萹蓄、石韦、冬葵子、木通、滑石、泽泻、地肤子、萆薢等。

⑤祛风湿常用的药物：独活、秦艽、威灵仙、姜黄、五加皮、木瓜、豨莶草、伸筋草、桑寄生、牛膝、络石藤、桑枝、蚕沙、防己、白花蛇、乌梢蛇等。

⑥消坚化痰常用的药物有：海藻、昆布、山慈菇、天南星、野荞麦等。

3. 寒热用药法

（1）寒证

①表寒用散寒法：常用中药见前发散风寒药。

②里寒用温热法：包括温中散寒和温通经络两种。

温中散寒常用的中药：附子、肉桂、干姜、高良姜、吴茱萸、花椒、荜澄茄、小茴香、丁香等。

温通经络常用的中药：川乌、草乌、细辛、桂枝等。

（2）热证

①实热用清热法

清热泻火常用的药物：蒲公英、地丁草、七叶一枝花、穿心莲、半枝莲、白花蛇舌草、鱼腥草、野菊花、半边莲、黄连、黄芩、黄柏、龙胆草、柴胡、金银花、连翘、石膏、知母、秦皮等。

清热凉血常用的药物：大青叶、马齿苋、生地、牡丹皮、赤芍、山栀子、白头翁、紫草、红藤等。

②虚热用滋阴法

滋阴清热常用的中药：玄参、生地、石膏、知母等。

③郁热用消散法

因血瘀者，用活血药；因痰湿者用祛痰利湿药；因气滞者，用理气药；因虫积者，用去虫药；因结石者，用消石排石药；因积食者，用消食药；因肠积者，用导下药；因水饮者，用利水逐饮药等。同时，加柴胡、薄荷、连翘等，则效果更好。

4. 虚实用药法

（1）虚证

①气虚证用补气法

常用的补气药：黄芪、党参、太子参、白术、山药、扁豆、红枣、甘草、紫河车等。

气虚严重导致气陷的用升提法：

常用药物：黄芪、升麻、柴胡、葛根等。

②血虚证用补血法

常用的补血药：当归、地黄、首乌、枸杞子、桑葚子、白芍、紫河车等。

③阴虚证用补阴法

常用的补阴药：沙参、天冬、麦冬、石斛、百合、玉竹、女贞子、龟甲、鳖甲、旱莲草等。

④阳虚证用补阳法

常用的补阳药：补骨脂、菟丝子、韭菜子、潼蒺藜、杜仲、鹿角、狗脊、续断、仙茅、淫羊藿、肉苁蓉、锁阳、紫河车等。

（2）实证

①气滞证：用理气法。

常用的理气药：香附、川楝子、元胡、木香、乌药、青皮、枳实、枳壳、郁金、路路通、荔枝核、薤白、陈皮等。

气滞严重导致气逆的用降逆法。

常用的降气药：旋覆花、代赭石、枇杷叶、竹茹、前胡、半夏、柿蒂等。

②血瘀证用活血法，严重的用破血法。见里证用药。

③痰湿证用祛痰利湿法见里证用药。

④水饮证用利水逐饮法见里证用药。

⑤积滞证

包括食积、肠积、虫积和结石。

食积，用消食导滞法。常用中药：麦芽、谷芽、山楂、莱菔子、神曲、鸡内金、枳壳、枳实、青皮等。

肠积，用泻下法。包括通里攻下，峻下逐水和润肠通便三种：通里攻下常用的药物：大黄、芒硝、枳实、番泻叶等；峻下逐水常用的药物有：牵牛子、甘遂、大戟、芫花、商陆等；润肠通便的常用药物有：郁李仁、火麻仁、黑芝麻、蜂蜜等。

虫积，包括蛔虫、钩虫、蛲虫、绦虫、姜片虫、疟虫和滴虫等，用祛虫法。常用的驱虫药：苦楝根皮、使君子、雷丸、贯众、槟榔、南瓜子、石榴皮、常山、马鞭草、蛇床子等。

结石，用消石溶石法。常用药物：虎杖、金钱草、海金沙、鸡内金、石韦、桑螵蛸等。

九、五脏用药法

1. 心

①益心气：黄芪、人参、党参、太子参、茯苓、炙甘草等。

②温心阳：桂枝、肉桂、制附子、干姜、薤白等。

③补心血（阴）：当归、白芍、阿胶、丹参、酸枣仁、柏子仁、龙眼肉、紫河车、熟地、麦冬、百合等。

④清心热（火）：黄连、栀子、连翘心、竹叶、木通、莲子心等。

⑤安心神：茯神、酸枣仁、柏子仁、远志、五味子、合欢皮、夜交藤、琥珀、朱砂、牡蛎、磁石等。

⑥开心窍：菖蒲、郁金、远志、麝香、苏合香等。

2. 肝

①补肝血：当归、白芍、制首乌、阿胶、熟地、鸡血藤、紫河车等。

②滋肝阴：地黄、枸杞子、女贞子、旱莲草、山萸肉、制首乌、潼蒺藜、龟甲、鳖甲等。

③理肝气：香附、郁金、柴胡、青皮、川楝子、元胡、白蒺藜等。

④清肝热：桑叶、菊花、夏枯草、青黛、钩藤等；泻肝火：栀子、龙胆草；清肝明目：青葙子、决明子、谷精草、密蒙花、夜明砂等。

⑤温肝寒：吴茱萸、肉桂、小茴香、桔核、荔枝核、淫羊藿等。

⑥平肝：菊花、钩藤、天麻、白蒺藜等；潜阳：珍珠母、石决明、生龙骨、生牡蛎、磁石等；熄风：钩藤、僵蚕、地龙、全蝎、蜈蚣、羚羊角等。

3. 脾

①补脾气：黄芪、人参、党参、白术、薏苡仁、山药、扁豆、炙甘草、大枣等。

②温脾阳：干姜、附子、益智仁、肉豆蔻、草豆蔻、砂仁等。

③理中气：木香、苏梗、枳壳、陈皮、砂仁、厚朴等。

④祛脾湿：藿香、佩兰、苍术、厚朴、半夏、薏苡仁、茯苓、草豆蔻等。

⑤升中气：升麻、柴胡、葛根等。

⑥消食积：神曲、山楂、麦芽、谷芽、鸡内金、炒莱菔子、陈皮等。

4. 肺

①补肺气：黄芪、人参、党参、百合、炙甘草等。

②养肺阴：天冬、麦冬、山药、熟地、玉竹、黄精、南沙参、百合、阿胶等。

③清肺热：桑叶、黄芩、栀子、瓜蒌皮、桑白皮、石膏、知母等。

④温肺寒：干姜、细辛、紫菀、款冬花等。

⑤止咳化痰：温化寒痰的有半夏、天南星、白芥子、旋覆花等；清化热痰的有瓜蒌、贝母、葶苈子、天竺黄、竹茹、胖大海、海浮石、昆布、海藻等；止咳平喘的有杏仁、白前、桔梗、前胡、苏子、百部、枇杷叶、桑白皮等。

⑥敛肺定喘：五味子、白果、乌梅、胡桃肉、诃子等。

5. 肾

①滋肾阴：熟地、元参、山萸肉、枸杞子、女贞子、旱莲草、制首乌、桑寄生、潼蒺藜、紫河车、龟甲、鳖甲等。

②温肾阳：附子、肉桂、鹿茸、仙茅、淫羊藿、巴戟天、胡芦巴、肉苁蓉、补骨脂等。

③壮筋骨：杜仲、续断、狗脊、怀牛膝等。

④涩精缩尿：龙骨、牡蛎、金樱子、覆盆子、莲须、桑螵蛸、益智仁、五味子等。

⑤利水：茯苓、猪苓、泽泻、车前子、冬瓜皮、防己、木通、滑石等。

⑥通淋：萆薢、萹蓄、瞿麦、海金沙、金钱草、木通、滑石、甘草梢等。

十、症状用药法

根据不同的症状选用不同的药物，可以大大缩短取效时间，下面，我简单谈谈常见症状的用药。

1. 止咳

常用的止咳药有：麻黄、蝉蜕、紫菀、冬花、桔梗、百部、枇杷叶、前胡、贝母、杏仁、旋覆花、甘草、五味子、乌梅、白果等。

2. 平喘

常用的平喘药有：麻黄、苏子、地龙、莱菔子、款冬花、紫菀等。

3. 止汗

常用的止汗药有：五味子、糯稻根、浮小麦、麻黄根、煅龙骨、煅牡蛎、山茱萸等。

4. 止泻

常用的止泻药有：五味子、乌梅、赤石脂、益智仁、芡实、金樱子、石榴皮、明矾、炮姜等。

5. 固精

常用的固精药有：五味子、煅龙骨、煅牡蛎、赤石脂、益智仁、山萸肉、芡实、莲须、覆盆子、金樱子、桑螵蛸等。

6. 缩尿

常用的缩尿药有：益智仁、山茱萸、芡实、覆盆子、金樱子、桑螵蛸等。

7. 止带

常用的止带药有：煅龙骨、煅牡蛎、赤石脂、芡实、莲须、覆盆子、金樱子、桑螵蛸、乌贼骨、白果等。

8. 止酸

常用的止酸药有：乌贼骨、煅瓦楞、鸡蛋壳等。

9. 止血

常用的止血药有：紫草、旱莲草、侧柏叶、白茅根、大蓟、小蓟、槐花、地榆、藕节、茜草、棕榈炭、三七、蒲黄、仙鹤草、白及、灶心土、艾叶、姜炭、赤石脂、莲须、乌贼骨、明矾等。

10. 止呕

常用的止呕药有：藿香、生姜、干姜、高良姜、竹茹、丁香、吴茱萸、代赭石、陈皮、柿蒂、伏龙肝、香薷、白豆蔻、草豆蔻、砂仁、草果、苍术、荜茇、花椒、黄连、胡椒、木瓜、乌梅、沉香、枇杷叶、旋覆花、紫苏、香附、槟榔等。

11. 安神

常用的安神药有：酸枣仁、柏子仁、淮小麦、合欢皮、远志、夜交藤、生铁落、朱砂、磁石、珍珠母等。

12. 熄风

常用的熄风药有：钩藤、白蒺藜、石决明、天麻、徐长卿、夏枯草、珍珠母、牡蛎、磁石、羚羊角、全蝎、僵蚕、地龙、蜈蚣、壁虎等。

13. 退乳

常用的退乳药有：炒麦芽、炒莱菔子等。

14. 除烦

常用的除烦药有：淡豆豉、竹茹等。

15. 疼痛

常用的止痛药有：川芎、元胡、姜黄、细辛、五灵脂、乳香、没药、附子、川乌、草乌、吴茱萸、羌活、独活、白芷、防风、山豆根、三七、白芥子、全蝎、蜈蚣、木香、香附、川楝子、乌药、甘草、白芍、威灵仙等，随证选用合适的药物，效果很好。

十一、传统用药法

1. 解表法

解表法主要是采用辛散的药物以解除由于外邪侵袭机表而引起的怕冷、发热、头痛、骨节酸痛、鼻塞、咳嗽等表证的一种治疗方法。一般具有发汗作用，故而又称为"汗"法。

（1）作用

现在认为解表法主要有以下几种作用：①促进汗腺分泌功能及血管舒张反应，以利于祛除病邪，其中可能包括排泄毒素、抑制细菌以及加强身体吞噬细菌的防御能力。②通过发汗和周围血管扩张，以发散体温而起退热作用。③改善全身和局部的循环功能，促进代谢废物的排泄和局部炎症的吸收。

（2）常用药物

①常用的辛温解表药有：紫苏、生姜、麻黄、桂枝、羌活、荆芥、防风、葱白、香薷等。

②常用的辛凉解表药有：薄荷、桑叶、菊花、牛蒡子、葛根、蝉蜕等。

2. 祛风湿法

适用于风寒湿邪侵袭皮肤、经络、筋脉及气血流通不畅而引起的肢体、关节酸痛或运动不便等症。

常用的祛风湿药有：独活、秦艽、威灵仙、姜黄、五加皮、木瓜、豨莶草、伸筋草、桑寄生、牛膝、络石藤、桑枝、蚕沙、防己、白花蛇、乌梢蛇等。

3. 祛寒法

是用温热药祛除寒邪的一种治疗方法。可分为温中散寒和温经通络两类。温中散寒，适用于里寒证；温经通络多用于寒留血脉，气血凝滞，风、寒、湿痹疼痛之证，有镇痛和改善局部血液循环作用。

①常用的温中散寒药有附子、肉桂、干姜、高良姜、吴茱萸、花椒、小茴香、丁香等。

②常用的温经通络药有川乌、草乌、细辛等。

4. 清热法

清热法适用于热证。如热性病，外科感染或肝火、肺热以及血热所引起的出血等证。所用药物都是性质寒凉而有清热、泻火、凉血等作用。

①常用的清热泻火药有：蒲公英、紫花地丁、七叶一枝花、穿心莲、半枝莲、白花蛇舌草、鱼腥草、野菊花、半边莲、黄连、黄芩、黄柏、龙胆草、柴胡、金银花、连翘、石膏、知母、秦皮等。

②常用的清热凉血药有：大青叶、马齿苋、生地、牡丹皮、赤芍、山栀、白头翁、紫草、红藤等。

5. 祛湿法

祛湿法主要包括化湿法与利湿法两种。

（1）化湿法

化湿法包括芳香化湿和清热化湿，主要适用于湿阻和湿热的证候。

①常用的芳香化湿药有：藿香、佩兰、苍术、厚朴、砂仁、草豆蔻等。

②常用的清热化湿药有：茵陈、薏苡仁、苦参、椿根皮等。当然，黄连、黄芩、黄柏、龙胆草等也有清热化湿作用。

（2）利湿法

利湿法是用甘淡渗湿、利尿和苦寒泻火、通淋等药物来排除水湿。适用于水湿停聚与湿热内结等证，通过利尿以排除体内滞留的水分。

常用的利湿药有：玉米须、茯苓、茯苓皮、猪苓、冬瓜皮、车前子、车前草、金钱草、海金沙、萹蓄、瞿麦、石韦、冬葵子、木通、滑石、泽泻、地肤子、萆薢、蟋蟀等。

6. 化痰法

化痰法可分为化痰止咳法和化痰软坚法两类。

（1）化痰止咳法

化痰止咳法又有温化寒痰和清化热痰的不同，适用于支气管炎、支气管扩张、哮喘、百日咳、肺炎等病引起的咳嗽痰多等病症。

①常用的温化寒痰药有：苏子、白芥子、半夏、陈皮、苦杏仁、紫菀、款冬花、桔梗、百部等。

②常用的清化热痰的药有：瓜蒌、枇杷叶、冬瓜仁、桑白皮、葶苈子、海浮石、海蛤壳、川贝母、竹茹、前胡、马兜铃等。

（2）化痰软坚法

化痰软坚法多用于瘰疬、甲状腺肿块以及肿瘤等病症。

常用的化痰软坚药有：昆布、海藻、山慈菇、黄药子、天南星等。

7. 消导法

消导法能帮助消化、促进食欲、导行积滞，适用于消化不良、食积停滞之证。

常用的消导药有：麦芽、谷芽、莱菔子、山楂、神曲、鸡内金等。

8. 驱虫法

驱虫法是指祛除和杀灭人体内寄生虫的方法。

常用的驱虫药有：苦楝根皮、使君子、鹤虱、雷丸、贯众、槟榔、南瓜子、石榴皮、常山、马鞭草、蛇床子等。

9. 泻下法

泻下法除可通便以清除肠内积滞外，因兼有泻热作用，所以又可用于热毒、肝胆湿热等实热里证，也可以用以排除体内积水以改善水肿症状。

根据泻下的作用和程度上的不同，泻下法又分为通里攻下、峻下逐水和润肠通便三类。

①常用的通里攻下药有：大黄、芒硝、番泻叶等。

②常用的峻下逐水药有：牵牛子、甘遂、大戟、芫花、商陆等。

③常用的润肠通便药有：郁李仁、火麻仁、黑芝麻、蜂蜜等。

10. 理气降气法

（1）理气法

理气法适用于气滞病证。

常用的理气药有：香附、川楝子、元胡、木香、乌药、青皮、枳实、枳壳、郁金、路路通、荔枝核、薤白等。

（2）降气法

降气法适用于气逆之证。

常用的降气药有：刀豆、柿蒂、代赭石、金沸草等。

11. 活血止血法

（1）**活血法**

活血法适用于血瘀病证。

常用的活血药有：红花、桃仁、三棱、莪术、丹参、川芎、虎杖、泽兰、益母草、王不留行、刘寄奴、石见穿、鸡血藤、五灵脂、地鳖虫、穿山甲、乳香、没药等。

（2）**止血法**

止血法适用于出血病证。

常用的止血药有：墨旱莲、侧柏叶、蚕豆花、白茅根、大蓟、小蓟、地榆、藕节、茜草根、三七、仙鹤草、白及、灶心土、艾叶、炮姜等。

12. 熄风与安神法

（1）**熄风法**

熄风法是用具有平肝、镇静、解除痉挛作用的一类药物来治疗头晕、头胀、耳鸣、眼花以及震颤、手足痉挛、抽搐等症的方法。

常用的熄风药有：钩藤、白蒺藜、石决明、天麻、徐长卿、夏枯草、珍珠母、牡蛎、磁石、羚羊角、全蝎、僵蚕、地龙、蜈蚣、壁虎等。

（2）**安神法**

安神法是用具有镇静、安神、催眠作用的药物来治疗失眠、心悸、心烦不安等症的方法。

常用的安神药有：酸枣仁、柏子仁、淮小麦、合欢皮、远志、夜交藤、生铁落、朱砂等。

13. 开窍法

开窍法是用气味芳香辛烈的药物来通窍开闭、苏醒神志的一种治疗方法，适用于惊风、癫痫、中风等突然昏厥或热性病所引起的神志昏迷等症。

①常用的凉开（即药性为寒凉的开窍药）中成药有：安宫牛黄丸、牛黄清心丸、至宝丹、紫雪、神犀丹等。

②常用的热开（即药性为温热的开窍药）中成药有：通关散、玉枢丹、行军散、苏合香丸等。

14. 收涩法

收涩法是应用于收敛固涩的药物来治疗"滑脱"证候的一种方法。适用于自汗、盗汗、久咳、胃酸分泌过多、久泻、遗尿、遗精、白带过多等症。

常用的收涩药有：五味子、浮小麦、麻黄根、乌梅、龙骨、赤石脂、益智仁、山茱萸、芡实、莲须、覆盆子、金樱子、桑螵蛸、乌贼骨、煅瓦楞、鸡蛋壳、白果、明矾、牡蛎、石榴皮等。

15. 补法

补法适用于虚证。

①常用的补气药有：党参、黄芪、人参、太子参、白术、淮山药、扁豆、红枣、甘草、紫河车等。

②常用的补血药有：当归、地黄、首乌、枸杞子、桑椹子、白芍等。

③常用的补阴药有：沙参、天冬、麦冬、石斛、百合、玉竹、女贞子龟甲、鳖甲等。

④常用的补阳药有：补骨脂、菟丝子、韭菜子、潼蒺藜、杜仲、鹿角、狗脊、续断、仙茅、淫羊藿、肉苁蓉、锁阳等。

十二、中药剂量的把握

（一）掌握用量原则

1. 安全有效为总则

中药的应用，安全为先，有效为本。猛浪用药，绝非可取。药轻不治病，更是不行。要大剂量的用药，不了解药物的性能及毒副作用是不行的。

2. 掌握常用剂量

更多的书上都标有常用量，我们的教科书上更是如此，这些常用量要记熟。某些时候，打官司就是看你的用量啊。

3. 鲜药、单味药的用量可以适当增大

《陕西中医函授》1992 年第二期上谈到：有人常用鲜马齿苋 500~1000g 加适量白糖水煎服治疗急性菌痢；鲜蒲公英 250g 水煎服治疗急性扁桃体炎；鲜

白茅根 500g，鲜生地 100g 水煎服治疗鼻衄；鲜竹叶 150g 水煎服治疗热淋；鲜白菊花 150g 泡茶饮治疗风热头疼等均获较好疗效。

常用元胡 30g 水煎服治疗胃脘痛，生姜 30g 加适量红糖水煎服治疗风寒咳嗽，夏枯草 30g 水煎服治疗肝火头疼，炒酸枣仁 60g 睡前煎服治失眠等效果满意。

4. 急症时用量要大

比如高热患者退热用的生石膏，有时就可以用到 200g，金银花可以用到 100g 等。

5. 治疗主症的药物用量要大

比如止疼，元胡可以用到 30~90g，细辛煎汤内服时可以用到 30~60g，甚至更大。消疮疡时金银花可以用到 90~150g（见陈士铎《洞天奥旨》）。

而且，陈士铎在《本草新编》中也谈道更多的用量大的药物治病的病例。

菟丝子治病：遇心虚之人，日夜梦精频泄者，用菟丝子三两，水十碗，煮汁三碗，分早、午、夜各一服即止，且永不再遗。他如夜梦不安，两目昏暗，双足乏力，皆可用至一二两。

甘草解毒：当分上、中、下三法。上法治上焦之毒，宜引而吐之；中法治中焦之毒，宜和而解之；下法治下焦之毒，宜逐而泻之。用甘草一两，加瓜蒂三枚，水煎服，凡有毒，一吐而愈。和之奈何？用甘草一两五钱、加柴胡三钱、白芍三钱、白芥子三钱、当归三钱、陈皮一钱，水煎服，毒自然和解矣。泻之奈何？用甘草二两、加大黄三钱、当归五钱、桃仁十四粒、红花一钱，水煎服，毒尽从大便而解矣。

玄参治病：况玄参原是君药，多用始易成功，少用反致偾事，不妨自一两用至五六两，以出奇制胜。倘畏首畏尾，不敢多用，听其死亡而不救，冀免于无过难矣。吾愿行医者，闻吾言而重用玄参，以治胃、肾之二火可也。

蛇床子治阳痿：益绝阳不起，用蛇床子一两，熟地一两，二味煎服，阳道顿起，可以久战，大异平常。（修和丸散，尤有久力。）

双花治痈：如发背痈，用至七八两，加入甘草五钱，当归二两，一剂煎饮，未有不立时消散者。其余身上、头上、足上各毒，减一半投之，无不神效。（或嫌金银花太多，难于煎药，不妨先取水十碗，煎取金银花之汁，再煎当归、甘草，则尤为得法。）

白术治腰疼：如人腰疼也，用白术二三两，水煎服，一剂而疼减半，再剂而痛如失矣。等等。

我也常在临床上用大剂量之药治疗某些病症。如习惯性的便秘：玄参 60~150g，生地 30~60g，升麻 6~10g，杏仁 10g，效果不错。万一取效不佳，可加用赭石 60~180g，玉片 30g，厚朴 30g，则一般都可取效。当然，更多的病人需要辨证用药。

6. 顽症痼疾用量要大

《陕西中医函授》1992 年第二期中谈道：张仲景用炙甘草汤治虚羸少气，心动悸，脉结代，全方用量二斤有余。有人以小量治室性早搏而无效，增大剂量：生地 250g，麦冬 45g，桂枝 45g，党参 30g，麻仁 60g，炙甘草 60g，生姜 45g，大枣 30g，阿胶 30g，加水 1600ml，酒 1400ml，煎至 600ml，分 3 次服，服后无不良反应，次日早搏消失，随愈。

渠敬文治郭兆信肾病综合征，阴水弥漫，全身浮肿如泥，用《济生方》实脾饮加重其量，方中附子、干姜各 120g，服药 70 多剂，仅二药各用近 20kg 而获愈，至今 30 年仍健在。有一老中医治刘汝周失眠，月余目不交睫，疲惫烦躁欲死，百治罔效，投以熟地 500g，肉桂 6g，服后酣睡如雷，而病如失。

李建国曾重用海金沙 60g，金钱草 90g、鸡内金 30g 临床治愈 2 例泌尿系结石病人。

苻明珠大夫重用白芍 60~80g，治疗过敏性紫癜、胆道蛔虫、习惯性便秘及坐骨神经痛的患者，最多 10 剂，最少仅 2 剂而病去身安。

冯恒善大夫重用细辛 160g、制附子 30g、豨莶草 100g，治疗类风湿性关节炎 100 例，使治愈率达到 76%。

我最近治过的一个失眠病人：男性，来诊时刚从监狱里出来 3 天。自述临出狱前 10 天就睡不好觉，这一个礼拜更甚。思之：兴奋过度，肝之疏泄太过，使肾藏精能力下降所致。看其舌红少苔，脉细稍数。药用：生地 150g，玄参 120g，白芍 60g，黄芪 10g，升麻 10g。当天即睡，3 天则安。我的经验是：只要是亢奋或兴奋导致的不能入睡，用大量的生地或熟地配白芍，效果不错。当然，还要结合辨证，比如有人用血府逐瘀汤治疗顽固性失眠，又有人用黄连阿胶鸡子黄汤治疗顽固性失眠等等。

我在临床上的药物用量也相对的大点，因为现在的药材大多为人工种植，不如野生的疗效好，量应该大；现在的人有耐药性，过去的人没有，量更应该大。综合之，现在的用量应大于古时之用药量。

7. 毒性药物应用要慎重

某些时候，毒性药物治疗效果还真不错。比如，我在临床上治疗风湿类风湿性关节炎，病性属寒的，就用炙马钱子和血竭研末内服，花钱不多，效果很好。但马钱子为剧毒药，用量过大，有可能要伤及生命。巴豆止寒咳，效果不错：将苹果纵向从中切开，取籽，在空处放入去壳的完整巴豆仁21粒，之后用细绳绑紧后放锅中蒸至苹果熟，取出苹果，解开细绳，将巴豆仁彻底取出后扔掉，只食苹果。日1次，一般一次即愈。注意：如果不将巴豆仁从苹果中取除干净，使其残留过多，则会导致严重腹泻。万一出现这种情况，就要赶快喝点凉的绿豆汤或大豆汁、黄连水等来解救。

对于毒性药物的应用，中医大夫在了解其功用的同时，一定要知道中毒的处理。没有特殊情况，尽量不要应用这类药物。

对于患者而言，绝对不能擅自应用，如果需用，一定要在临床大夫的指导下用药。

8. 体弱之人用药要慎重

小儿、孕妇、年老体弱者，用药时一定注意，不能犯药物性的"虚虚"之戒，也不可导致"虚不受补"的异常结果。

9. 辨证不清时用药更需慎重

有时会遇到一些病症诊断不是很明确，我们就要进行"治疗性诊断"，用量一定要轻，绝不可心存侥幸，妄投重剂。

总之，不管量大量小，疗效是关键，而且对处方而言，一定要做到有方有药，绝不能有方无药或有药无方。有的医生或患者，治病心切，急于求成，总认为药物用量越大越好，有的处方开写就二三十种药，甚至更多。曾见过一个处方八十多味药。也许是由于辨证不清、散弹打兔的心理，但验之临床，收效甚微，更有的会产生变证。通过我在临床上多年的观察，好多人出现的疑难病都是由于服用药物不当而引起的。

（二）把握中药处方的用量

临床用药，剂量是关键，下面我就谈谈对处方剂量的把握。

1. 根据质地用药

质轻的用量小，如薄荷、灯心草、苏叶等花叶类药物。

质重的用量大，如赭石、磁石、龙骨、牡蛎等金石矿物类药物。

2. 根据病情用药

表证，用药量宜小。吴鞠通曰："上焦如羽，非轻不举。"所创桑菊饮，全方八味药共计 39g，且明确告诫："轻药不得重用，重则必过病所"。玉屏风散治虚人外感，每服 6~9g，如大剂煎服，不仅无效，反增胸闷不适。

里证，用量可以稍大点，甚至很大。治疗半表半里病症的小柴胡汤，其为麻黄汤、桂枝汤药量的两倍多；大柴胡汤用量更重，两方中柴胡的用量均为 130g。邪入阳明，清气方之白虎汤中石膏、知母、甘草三药的用量就 390g，其中石膏一味就有 260g。

慢性病，用量宜小；疑难杂病，药味宜多，药量宜小；正虚之人，用量宜小。

新病、急症，用量宜大；危重病，药味宜少，药量宜大；邪实之人，用量宜大。

3. 根据功效用药

比如，我们要用甘草调和诸药，就用小量；用甘草清热解毒，则用大量。

对于脾虚导致的便秘，可以用大量的白术。对于寒湿所致的腰部不适，可用 90~180 克生白术，黄酒煎服，效果很不错。我在临床上常用。但对于脾虚的泄泻，却要用小量的白术，且最好是用土炒过的。

4. 根据主次用药

处方中的主药，用量宜大；辅药，用量宜小；佐使引经药，用量更小。

5. 根据个人临床经验用药

由于医生所处的环境不同，其用药经验亦不相同。如对黄芪而言，有人的常规量为 10g，有人的常规量就为 30g。我在临床上，只要见到需黄芪的病人，一般都是 30~60g，有的病人用量更大。如曾治过一个经常头晕的女性病人，伴全身困乏无力，不思饮食，舌淡，脉弱。应病人求速效的要求，我给的黄芪量为 300g，当归 30g，白芍 30g，川芎 10g，柴胡 10g，熟地 30g，服药当天，腹泻严重，日 7~8 次，但无腹痛等其他不适，第 2 天，腹泻 2~3 次，第 3 天，无腹泻。用药 3 天，头晕即消失。接下来的 3 剂药中，黄芪的量变成 120g。最后的 3 剂药中，黄芪的量变成 60g，诸症消失，后一直未复发，直到现在。（因为柴胡有劫阴作用，上方中柴胡的量应该用 6g 左右，但因为现在柴胡的质量不是很好，故而加大了用量。）

（三）药量与药效之间的关系

过去有一句话："中医不传之秘在于量"，可是为什么不传？

我想，原因只有一个，就是不好传，因为中药由于产地、质量、炮制等的不同，相同的量有不同的疗效。

1. 量效成正比

一般来说，量小则效小，量大则效大。

清热解毒类药物临床应用时：对一般感冒、发热，则用常量；对疫邪侵入，其用量则大，甚则是常量的好几倍，其效显著。

治疗症状的药物大多更是如此：发汗的麻黄，量小则出汗少，量大则出汗多；止疼的元胡，30g 和 90g 的疗效就有很大的区别。

但对某些药物来说，要达到预期的效果，就要具体问题区别对待，再此，仅举数例如下。

①量大了不行：如用玉屏风散防治感冒，就要小量常服。

②量小了不行：如《中医杂志》1996 年第八期上一篇文章称："紫草用量，是治疗银屑病的关键。通过临床验证，紫草用量，9~15g 偏于清热透疹；15~30g 偏于凉血活血；30g 以上偏于解毒化斑。但用治银屑病，唯有用至 90~120g，其解毒化斑之力最捷，若在进行期，需用 120g；在静止期，需用 90g，方为妥当。"1996 年第四期上："紫草对消退红斑狼疮红斑有特效：在对系统性红斑狼疮的研治过程中发现方中无紫草，皮肤红斑需 60~90 天渐可消退，方中有紫草只需 20~30 天既可消退。说明服用本方加用紫草较不加疗效要好，而且应用紫草越早越好。本方需煎煮 2 次，第 1 次煎煮时间要短，以煮沸后 10~15 分钟为宜；第 2 次煎煮时间要长，文火煎煮时间不得少于 60 分钟。紫草用量 30~60g 为宜，如少于 30g，其凉血解毒，退热化斑之力逊，疗效欠佳。"（处方：生地 30~60g，知母 6~10g，炙甘草 10g，山药 30g，紫草 30~60g。）

2. 量效分歧

由于更多的中药具有多种功效，故而随着用量的不同，其疗效也不同，如我们常用的如下。

①益母草：小量活血调经；大量消水肿、降血压。

②白术：小量止泻；大量通便。

③丹参：小量宁心安神；大量活血化瘀。

④大黄：小量清热凉血；大量通里攻下。

⑤枳壳：用量 10~12g，消痞散结，治疗腹痛、痞闷、大便不通等；用量 30~60g，补气升提，治疗子宫脱垂、脱肛、脏器下垂、低血压、休克等。

⑥柴胡：解表退热用 10~30g；疏肝解郁用 5~10g，升举清阳用 2~5g。

⑦槟榔：6~15g 主要用于消积、行气、利尿；用以杀灭姜片虫、绦虫时需

用至 60~120g。

⑧甘草：补益心脾用 10g 左右；清热解毒则需用 30g 以上；解毒物中毒则需 60g 以上；调和诸药只需 3g 左右。

⑨防己：祛风湿止痛，利水消肿，少量使尿量增加，大剂量则使尿量减少。

⑩艾叶：温经止血，散寒止痛。3~5g 可开胃；8g 左右温经止血、止痛；大剂量则可引起胃肠道炎症。

附 录

访谈实录

中医薪火有传人

——记淄博市周村领会中医诊所姬领会先生

刘世峰（中医药论坛）

姬领会先生是曹东义教授的学生，20世纪90年代毕业于陕西中医学院，毕业后不久自主创业开办中医诊所。经过近20年的打拼，把诊所办得风生水起，红红火火。近几年又频频出版中医科普著作，并且开课授徒，引起了业界人士关注。在中医药发展遭遇瓶颈，复兴之路维艰的今天，姬领会先生创业成功对我们到底有何示范作用呢？为此笔者采访了姬先生。

问：姬先生你怎样和中医结缘的？从医经历及其感悟是什么？是否曾经迷茫过？

答：我在《其实中医很简单》一书中曾经谈到过自己的从医经历，用中医治病救人是我小时候的一个梦想，与中医的情结源于我的母亲。我生于20世纪70年代初的一个农民家庭，儿时处于"文化大革命"时期，等我上小学，动乱也结束了，但它对大人们的伤害却没有结束。那时，帮派还在，我现在也记不清楚村里唯一的一个中医大夫到底是属于哪一派，到底是怎样被整垮的，只记得他给我母亲看过病，效果很不错，但就在这个时候他仙去了。后来我的母亲找了好多西医大夫治疗，就是不见好。

母亲的病，就是在右手手腕处有一个疮，遇到冷水或受凉之后是相当的疼。由于生活所迫，还是照样在生产队干活挣工分，照样在家里洗衣服做饭。在我的记忆里，"黄纱条"用了好多好多。至今想起，眼里仍然有泪。

转眼到了1989年，一直学习成绩很是不错的我却没有考上大学，很是伤心、生气，随后在邻村的砖瓦窑上干了一个暑假，那个累，只有经历过的人才知道。

补习的1990年，更加勤奋，终于考上了大学，在填报志愿时，除了军校之外，其余的全部都是医学院校，最后，我进了陕西中医学院，在医疗系临床专业就读。

上了大学后不久，我就带着母亲到我们学院的附属医院，找到了李晓群大夫，治疗了不到 1 个月，病就痊愈了。当时看到母亲的那个高兴，我哭了。现在还清楚的记得母亲当时说的话："我的这个病比你的年龄时间还长啊"。

感谢李晓群大夫！感谢中医！此后，我更喜欢中医。

在学习大学课程的同时，我经常去图书馆、阅览室，翻阅老师们提到的中医名著和记录别人的临床经验，这些记录的东西很多到现在都还有很好的临床价值。

现在回想起来，真正引导我走入中医的应该是医案。从医案里不但可以看到中医的思维，更可以看到诊断、处方用药的经验。记得我上大二时，有次在西安走亲戚，遇到一个 30 多岁的女病人，病了 3 年多了，能站、能躺，就是不能坐和蹲，否则就疼得要命，看了很多医生，就是不见好。也许是有病乱投医，知道我是陕西中医学院的，就让我帮着找老师给她治疗。那时的我不会诊脉，只能看舌头，将舌诊情况记录后回到学校，由于当时和其他的老师也不太熟，班主任也很忙，所以就自己查看医案书，在朱进忠老先生编写的《难病奇治》中找到一个医案，和这个病人的症状差不多，舌象相符合，就把原方抄录后寄了过去。2 周后，病人寄来感谢信，说是病已好。当时真是十分高兴。现在回想起来，我的胆子还真大。

谈到对中医的感悟，我不能用具体的词语来描述，说中医深奥，其实中医很简单；说中医简单，其理又深奥之极。为什么这么说？

很多民间的中医人没有什么高深的文化知识，但是，谈起中医治病的水平，当地的很多人都会翘大拇指。从这里，我看不出中医到底有多深奥；又有很多人，我不知道他们的文化水平情况，但是，只凭一个药方子，就养活几代人，这里，我看不出来中医到底有多深奥。

中医深奥吗？不深奥，你能从上面的现象来看出中医深奥吗？但中医也确实不简单。

那么，中医到底是深奥还是简单？

巴普洛夫说过：有生产活动，就有医疗活动。中医起源于古时，来源于生活，中医之理就是生活之理，当你懂得了生活之后，也就能理解了中医的简单与深奥。这，也许就是我对中医的感悟吧。

要谈对中医是否迷茫过，说真的，这个不用想就能回答：曾经有好多次的迷茫。

1990 年，我上陕西中医学院，刚进学校时，我还给高三学生辅导数学和物理，有次，到这个学生家里去了之后，看见他躺在床上，其母告诉我说是感冒了，还腹泻，问我用什么药比较好。大一的学生，医学知识尚有限，不过，处处留心皆学问，我听到班主任曾经说过感冒加胃肠道的症状，就用藿香正气水，于是，我就告诉他母亲说可以用藿香正气水。第二天辅导时，这个学生和他的母亲都很高兴，因为用药之后不久，这个学生就有精神了，服药两三次之后，就完全康复了。

从此，我更喜欢学中医了。但是，就在这一年春节过后的一个同学聚会上，却让我对中医很迷茫。

面对学习各种热门专业的同学，我所学的中医，显得"落后"，又不先进。大家都疑惑："树叶子、烂木头，还有那些动物的粪便能治病？"于是，更多的人就说西医如何如何的好。回到学校之后，我反复思考：这些东西真能治病吗？动物的尸体，和死肉没什么区别，它们就能治病？

这是我第一次对中医的迷茫。不过，不久之后，我治好了西安患者的一个疑难病症，这种迷茫则消失殆尽。

大三，也就是 1993 年，对中医知识更多了解的同时也了解了中医毕业生的前景，用现在的一句话来说就是"像趴在玻璃上的苍蝇，前途光明，但没有出路"。毕业后怕没有好单位，这是我的第二次迷茫。

不过，1995 年，我幸运地被分配到西安，于是，这次的迷茫也就消失了。

分配到西安的一个职工医院，虽然月工资不高，但依然快乐。然而，中医则在医院里却没有地位。

虽然我们医院里也有中医科，但是，病房里不用中药，全部上的是西药，当你谈到中医中药的时候，病人不大信，西医大夫大不信。

这就是我对中医的第三次迷茫。

有一次，住院部里住进了一位老人，70 岁左右，双下肢水肿，还有肺结核，由于这个老太太是一位经理的母亲，西医大夫自然不敢怠慢，用尽自身之能，还请外面的医生会诊，病情依然如故。没招之后，想起了中医，让我去住院部进行诊治，3 剂真武汤之后，水肿消失，全身有力，精神顿增。

此后，中医在医院里就具有了一定的地位，这样，我对中医的第三次迷茫也就没有了。

在医院上班 3 年之后，我毅然放弃铁饭碗，回归民间。至此，迷茫不在。因为，只要你能治好病，就有人找你。民间，是任鱼跃和鸟飞的地方，你的能力有多大，你就能飞跃多高。

问：在临床上怎样才能使医患关系和谐？医患关系和谐对提高临床疗效，开展中医工作是否会更加有利？

答：我们经常都能听到有人说医患关系如何不好处理，说真的，在我的印象中感觉不到这是个问题。因为，虽然也遇到过一些不讲理的病人，但是，只要讲究一下方式方法，应该就会没有什么问题。

我认真地记录病例，不但防止医患纠纷，而且还可作为经验总结的有效资料。

说句额外话，现在的一些患者，价比三家之后，在最便宜的药店里抓的中药，生虫子的有，假药有，和处方对不上的更有。

我给学生也经常说：不是能看好病就可以做大夫的。

人非圣贤，孰能无过？医生非神仙，不可能把每个病都能治好，十治八九，就很不错了。只要有治不好的病，就会有医患之间的矛盾，这就需要我们讲究方式方法。

至于处理好医患之间的关系，是否有利于开展临床工作，这是肯定的。

信其医者信其药。临床上，对于患者，尽量地把道理讲明白，把病情讲清楚，把可能需要治疗的时间告知患者，实事求是，给患者留有思考的时间，让患者做主是否在你这里进行治疗，这样医患关系就和谐多了。

一个巴掌拍不响，只有让患者配合，取效才更好。比如你给患者补虚，而患者还是整宿整宿的不睡觉，效果能好吗？

外因是通过内因而起作用的。你不告诉病人有关用药后的情况，病人喝了之后大便有点稀，虽然肚子不疼，但是，因害怕而不服药，想想看，病能好吗？

问：中医是否只能看慢性病？

答：中医书籍和杂志，我们经常能见到中医治疗急重病症的案例。比如中暑、晕针、癫痫的急性发作，比如高血压的头晕、急性腰扭伤、急性胃痛等等。

举个我在《中医师秘藏的小验方》中谈到大蒜治疗人体上部出血的案例，这就属于急症，我把资料拿过来。开门诊时间久了，好多病人都成了朋友。有次，以前的病人、现在的朋友来到门诊为他的女儿取药。药已包装好，直接到药房取就是，可他取完药后就是不走，等我看完病后就问："还有什么事？"

"你刚才看的病人是胃部出血，是吧？"

"对，怎么了？"

"我给你说个方法，对于上消化道出血效果很好。"

"好。"我半信半疑地说到。

"1993 年，我父亲得了胃出血，咯吐血特别厉害，去医院后赶快打止血针，近乎半个小时，还是没有止住，血还是一口一口地出，很是急人。这个时候，我就想起了一个单方，用大蒜捣烂敷脚心。于是，赶快回家，剥大蒜，捣，纸包后跑到医院，给父亲的两个脚心上都敷上大蒜。也许你不信，仅仅两三分钟的时间，就不再吐血了，当时医生都说效果太神奇了。"

"后来，父亲的这个病又犯了几次，我都是用大蒜敷脚心治好的。"

"你以后遇见这类病人，也可以试试这个办法。"

"好的，谢谢你。"

这个方法我是记住了，但门诊多年，却没有碰到上消化道大出血的病人，不过，有一个病人的出现却让我知道了这个办法的神奇。

夏季的一天，一个 30 多岁的男子来门诊看病，说是鼻子经常出血，看了好多西医，没有什么太好的办法，听别人说中医能治，就找到了我，正说话的时候，病人手捂鼻子，问洗手间在什么地方。我用手指了后面，说："那就是。"话音未落，病人已经跑了过去，我也紧跟着，只见病人手一松，鼻血立刻涌出，病人一边洗，一边说："糟了，你能给我打止血针吗？我的鼻血每次流得都很厉害，一般的办法根本没用。"

我迟疑了一下，猛然间想到了大蒜敷脚心的办法，就说："我给你先治一下，好吗？""行，行，行。"病人回答道。

我跑到二楼，取出大蒜，直接捣烂，皮都来不及剥，用手抓着来到一楼洗手间，把捣烂的蒜放在地上，分成两份，刚好病人也没穿袜子，就让病人直接把脚踩到蒜上。我一边看着手表，一边看着病人的血流情况。半分钟之后，出血减少，3 分钟之后，出血基本停止。

清洗完毕，病人说："中医太神了，以前打针一二十分钟都不一定能止住，你给我几分钟就止住了，真是不简单。"

我笑了一下，说道："只要你觉得中医有效就好。"

后来，我又试用了几例，效果总体满意。如前一段时间治疗的一个肺部出血的病人，咯血特别严重，有时咯出一大口全部是血。按照这个方法，用大蒜敷脚心，两三分钟后就止住了。后来，病人自己还在不咯血的时候也用大蒜敷脚心，每天 2 次，每次 10 分钟左右，预防咯血，效果很好。

最后，我要说两点：①用大蒜敷脚心治疗上部出血病症时，一定要注意外敷时间，由于大蒜外敷能灼烧皮肤，所以，一般以 3~15 分钟为宜，时间不能太长；②用大蒜敷脚心治疗鼻出血病症时，如果两个鼻孔都流血，那么，两个脚心都要敷，如果一个鼻孔流血，则需外敷对侧的脚心，即左鼻孔流血敷右脚心，右鼻孔流血敷左脚心。

这里，我再说说算作是学生的一个网友给我发的帖子，内容如下。

上次课姬老师教了我们"十秒针刺"法，为了感谢姬老师无私地给我们传授中医，我也分享一个简单的急救方法。

话说上个月的一个周末去浦东办事，在电梯里，听说一个老太太早上起来小便，摔倒了，脑血栓，然后就送进医院，昏迷不醒，靠着液体从鼻腔供养生命。如今的年代，昏迷在生活中越来越常见了，我觉得有必要分享一个简单的急救方法。希望更多人知道，在需要的时候，能帮助有需要的人。

当有人昏迷时，双手拇指和食指用力掐耳垂，很快人就被掐醒了。通常面部会有冷汗排出。如果旁边还有帮手，可以用力梳头，从前额梳到百会穴。

去年夏天的一个早上，达人在上海人民广场地铁站转地铁，碰到个不吃早餐昏倒的女孩，达人就用双手使劲地掐那个女孩的耳垂，很快那女孩就被掐醒了。

我的一些养生朋友，在很多关键时候都用这种急救方法，并且收到很好的果效。比如晕针、晕血、抽搐、病倒、中风。

问：中医如果要疗效好，是否在用药的同时配合针灸，及其他方法？

答：一把钥匙开一把锁，只要诊断准确，处方到位，药物质量没问题，那么，临床上的疗效就是相当得好。类风湿性关节炎，临床很常见，它是一种病因尚未肯定的、具有关节炎性的、慢性全身性疾病。其发病与细菌感染、神经调节障碍、内分泌紊乱有一定的关系。病变可延及构成关节的各种组织，如滑膜、软骨、韧带、肌腱和骨骼等，早期有游走性的关节肿痛和运动障碍；晚期则出现关节僵硬和畸形，并伴有骨和骨骼肌萎缩，造成脑动力丧失，生活不能自理的严重后果。

翻开更多的杂志和书籍，我们能看到类风湿性关节炎的疗程都很长，动辄需要治疗八个月、一年的时间甚至更长。且不说治疗所需的费用，但就喝服中药汤剂来说，更多的患者都接受不了。

我没有秘方，也没有效验方，但是，我有一个经验，可以快速的提高疗效，缩短疗程。这个经验就是在辨证论治的处方中加入大剂量的葛根。

葛根，味甘性平，有升阳解肌、透疹止泻、除烦止渴的作用，通常用来治疗伤寒、温热头痛项强，烦热消渴，泄泻，痢疾，斑疹不透，高血压，心绞痛，耳聋等病症。

由于《本经》中谓葛根"主消渴，身大热，呕吐，诸痹，起阴气，解诸毒"，且类风湿性关节炎本身就属于中医学中痹症的范畴，故而，应用葛根来治疗本病，无论病性寒热，均收效快捷。

中医不传之秘在于量，把握好用量是关键。

这里，我先说个资料："在《南方医话》中谈到陈建新重用葛根取奇效：余用葛根治外感风热之头痛、项背强痛、肌肉痉痛和湿热泻痢或脾虚泄泻、热病口渴等症均以量大取效，每每下笔即120g一剂，药房中人因量大曾质询于余。葛根甘、辛、凉，归脾胃经，辛味虽有发散之力，使本品具发表、解肌、升阳透疹之功。但甘味重而辛味轻，其升透力并不强，兼之性凉并不甚寒。而脾虚泄泻则葛根宜炒，世人有土炒，余用米汁浸润后炒至老黄，与方中诸药同煎亦获其效，米汁有健脾胃作用，炒后葛根凉性减，升发清阳之力增。

我用葛根大量取效来自三证：以生活中实例证之，世人每用塘葛菜或生鱼煲葛汤，一家四口每用1000~1500g葛煲汤。四人平均分之，每人250~270g，诚然为鲜品，但葛根120g仅及一半或1/3而已，故虑其升散太过或过凉诚属多余之虑。其次证之古人：仲景《伤寒论》葛根芩连汤证"喘而汗出"用葛根250g。《梅师方》治热毒下血用生葛根1000g。三证之今人：有郭姓患者，女，33岁。1983年2月来诊，连日头项痛不能转侧，微恶寒，舌淡苔薄，脉浮紧，前两诊4剂均用桂枝加葛根汤（葛根初诊15g，二诊30g），证如故。三诊葛根改用120g，上午服药下午头项痛即止，转动自如。

1983年秋，有李姓患儿，男性，2岁。患秋季泄泻3天，日下十数行，前医以葛根芩连汤（葛根12g），我以同方葛根30g，按上法处理。下午服药，当晚泻即止。

由此看来，葛根可重用而取奇效，无论从生活饮食或长期临床实践都说明葛根重用得当，可药到病除。"

鉴于此，我在治疗类风湿性关节炎时，葛根的用量均在120g以上。

比如最近治疗的一个女性病人，裴某，40岁，2013年9月1日初诊。自述患有类风湿性关节炎2年多，现在全身关节不适，特别是左手的关节和左膝疼痛更甚，一直在其他地方服用中药，偶尔用点西药以止疼。由于效果不明显，经人介绍后来我这里。舌质淡，中间有裂纹，苔薄白。脉滑紧，重按则虚。

处方：制附子（先煎）30g，麻黄 10g，细辛 10g，生黄芪 120g，葛根 120g，茯苓 30g，姜黄 30g，木瓜 30g，威灵仙 30g，桑寄生 30g，独活 30g，川芎 30g，肉桂（后下）30g。10 剂。

2013 年 9 月 12 日复诊时，病人关节疼痛明显减轻，自述前两天变天时，也没有以前那种加重的感觉。

2013 年 7 月 29 日也治疗过一个患者，刘某，女，78 岁。自述患有类风湿关节炎已经 10 多年了，中药也吃过，西药也用过，但效果不明显。现在手指关节和膝盖疼痛严重，脖子非常僵硬，手腕和脚踝处特别肿胀，变天加重。看其舌：舌质红，苔稍黄干，脉滑紧，重按则实。

处方：生地 90g，丹参 30g，当归 30g，生乳香 10g，生没药 10g，桂枝 30g，白芥子 30g，车前子（包煎）30g，滑石 30g，牵牛花 10g，白芍 30g，元胡 30g。10 剂。

2013 年 8 月 13 日二诊时，自述病情变化不大，还是以前的疼和肿。

思之，上方中的丹参、当归、乳香、没药是张锡纯有名的"活络效灵丹"，具有很好的止疼作用，且还加有止疼的元胡，何以疼痛如故？以桂枝和白芥子配伍，是仿《燕山医话》中孙伯扬的经验，治疗痰瘀互结之证，效果不错；以车前子、滑石和二丑除湿消肿；生地和白芍滋阴养血，且白芍还有利尿之性。诸药配伍，标本兼治，怎么能无功？

理论终归是理论，现实就是患者的病情无明显改善。这时我在上次的处方中加入了葛根 120g，又开了 15 剂。

2013 年 8 月 28 日三诊，患者自述疼痛减半，脖子变软，肿胀明显消退，仅剩有左脚踝处稍肿胀。于是，将前方中的葛根剂量变为 150g，并加入生黄芪 10g。

2013 年 9 月 11 日四诊疼痛明显减轻，在诊室中自行走动，能较自如地坐立起身。处方将前方的黄芪改为 30g。

应用葛根治疗类风湿性关节炎，效果确实不错，不过需注意一下几点。

①剂量一定要大，临床观察得知，一般需用到 120g 以上。

②要用柴葛根，而不能用粉葛根。

③有是证，用是药。由于葛根的品质干燥，故而，如果没有葛根的适应证时，若误用葛根，则会导致口干舌燥之证。我在大剂量应用葛根前，先自己试服葛根 120g、150g、180g，余无不适，就是口干，这点，和我们中药学里的"葛根生津"是不相同的。

最后，我要说的是，诸法合用，当然效果更好。不过，这要取决于你掌握的方法多少和这个方法的适应证。比如在临床上过来一个颈椎病人，脖子僵硬疼痛，头晕头疼。此时，针灸见效更快，在耻骨上的反应点和后溪穴上针刺几秒钟之后，病人立刻感觉轻松，此时再配中药调治，标本兼治，疗效当然更好。对于下焦寒凉导致的脸上红疹或者顽固性口疮患者，在用中药调治的同时，嘱咐病人用艾条来灸两个脚心，也就是涌泉穴处，取效更捷。

问：你在诊疗之余著书立说，授徒是出于什么考虑？

答：一花独放不是春，百花齐放春满园。我虽然是乡间小路旁的一颗小花，但是，能引来更多更好的花来开放，岂不更好？

中医要发展，离不开老百姓。只有让老百姓懂得中医之理，他们才能相信中医。所以出书以科普中医是最好的选择。

关于授徒，这是我的恩师曹东义先生的"命令"。某年5月份到湖南长沙参加国学国医岳麓论坛会议时，老师对我说现在该收徒了，我很是推辞。因为我还是学生，不管是理论还是临床，都需要曹老师的更多指导，自己都不会飞，还带别人飞，我的能力不足。

回来之后，仔细地想一想，老师说的是对的，有一分光，就发一分热，看看我的恩师，为了中医的发展，付出了太多太多，这次湖南相见，身体明显消瘦了好多。

于是，带徒就这样开始了。

非常感谢姬领会先生将自己的从医经历，对中医的感悟和经验与大家一起分享。中医薪火贵在传承，他们处江湖之远，心系中医命运，百姓安康。他们挺起了中医的脊梁！